百草拾珍 系列丛书

杏林碎金录

30年皮外科秘典真传

徐 书◎编著

U0301409

中国科学技术出版社

·北京·

图书在版编目（CIP）数据

杏林碎金录：30年皮外科秘典真传 / 徐书编著. ——
北京：中国科学技术出版社，2016.12（2024.6重印）
ISBN 978-7-5046-7328-2

Ⅰ.①杏… Ⅱ.①徐… Ⅲ.①皮肤病—中医临床—经
验—中国—现代 Ⅳ.①R275

中国版本图书馆CIP数据核字（2016）第312195号

策划编辑	焦健姿
责任编辑	焦健姿　黄维佳
装帧设计	长天印艺
责任校对	龚利霞
责任印制	徐　飞

出　　版	中国科学技术出版社
发　　行	中国科学技术出版社有限公司
地　　址	北京市海淀区中关村南大街16号
邮　　编	100081
发行电话	010-62103130
传　　真	010-62179148
网　　址	http://www.cspbooks.com.cn

开　　本	710mm×1000mm　1/16
字　　数	226千字
印　　张	14
版　　次	2016年12月第1版
印　　次	2024年6月第5次印刷
印　　刷	河北环京美印刷有限公司
书　　号	ISBN 978-7-5046-7328-2/R·1961
定　　价	49.00元

内容提要

　　作者从医三十余年，先后师从国医大师朱良春先生，河北名老中医李士懋、田淑霄夫妇，苏北家传三代中医外科名家陈瑞山先生，河北中医外科名家林为雄先生及南京中医药大学黄煌教授，并尽得真传。本书内容包括屡用屡效方、十五味药物心得、外科疑难病治疗经验、医话、杂说五部分，阐述了作者多年行医之心法，并通过大量病案实例，详细介绍了中医皮外科临证过程中对方药的使用方法及疗效，对相关疑难病的独特诊疗经验及心得感悟等。本书内容丰富，医案真实可信，理法方药兼备，具有重要的临床意义和较高的学术价值，是一部难得的原创中医皮外科临证经典力作，适合广大中医师借鉴参考。

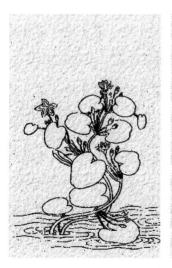 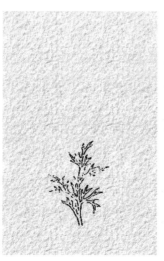 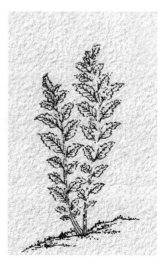

南通市良春中醫藥臨床研究所

　　徐先生早年畢業于北京中醫學院，從醫近30餘載，內外婦兒均有涉獵，尤擅皮科醫理，而于中醫皮外科尤為專注。沈通紡外科名老中醫虞城孝師壁受又，又廣搜博采，勤于實踐，善于总结经验，創行新方，提高療效，患者诸證咸为临事鉴……成为当代研究皮膚外科之专家，值得称道。

　　皮膚病古稱外科，我國在中醫外科之陣地，逐漸萎缩，尚从事中医外科者，屈指可数，中医外科之特色优势日未继承，无所皆失，实令人自挠。

　　今徐先生挟其数十偏著之《杏林碎金录——30年皮外科秘典真传》一书给予审来索序翻阅之，余深赞赏之也！因其内容丰富，均从实践中得之实，故於外传之精华，施之临床，疗效单著，……凡此纂述，李物两条，李凑成章之条例规例，而确是皮膚外科之秘典真传，临证之律字，私鉴揣悉，公之于众，弘揚中医皮外科之特色优势，为推发中医外科之术，作出卓越之贡献，殊足壮之心。

　　令人赞颂，率爾以序。

　　　　　　　　　朱良春 于甲午秋月

朱 序

　　徐书同志早年毕业于北京中医学院，临证30余载，内外妇儿均有涉猎，堪称全科医生。而于中医皮外科尤为专精，既遍访外科名老中医，虔诚拜师求教，又广搜博采，勤于实践，善于总结经验，创制新方，提高疗效，患者接踵求治，声誉卓著，成为当代不可多得之中医外科专家，值得称道。

　　自西洋医学传入我国后，中医外科之阵地逐步萎缩，而从事中医外科者多已西化，中医外科之特色优势、学术精髓无形消失，实令人痛惜。

　　今徐书主任携其精心编著之《杏林碎金录——30年皮外科秘典真传》书稿，前来索序，翻阅之余，令余赞赏不已！因其内容丰富，均为实践省得之言、秘不外传之精华，施之临床，疗效显著，并附医案以验证，非泛泛叙述、东抄西录、杂凑成章之陈词滥调，而确是中医皮外科之秘典真传。今毫不保留，和盘托出，公之于众，弘扬中医皮外科之特色优势，为振兴中医外科学术做出卓越之贡献。诚仁义之心，令人赞颂，乐而为之序。

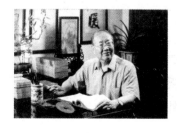

　　朱良春，著名中医内科学家，国医大师，全国500位名老中医之一。先生从医70余载，治学严谨，医术精湛。因擅用虫类药治疗疑难杂症，饮誉医坛，有"虫类药学家"的美称。

自 序

余毕业于北京中医学院，是一名副主任中医师。临证30余年来，一直对中医有着特殊的感情，至今仍坚持每天白天上班，晚上看书学习。

回顾往昔，师恩难忘。

余早年跟随国医大师朱良春先生学习，受益匪浅。朱老医术高超，医德高尚，多年来一直影响着我。他不仅治疗风湿病是国内一流水平，治疗萎缩性胃炎、肿瘤、尿毒症也有独特经验。后有幸随国医大师李士懋、田淑霄夫妇学习。李老看病，以脉学为中心，特别是在心血管病诊治方面成绩斐然，做到"法无定法、方无定方"。田老以补肾调经法治疗不孕证，取得很好的疗效。

在中医外科方面，20世纪80年代，余闻苏北家传三代中医外科名家陈瑞山先生善治疮痈肿毒、乳腺癌，名方小金丸、麻蛇散是其传家宝，故慕名随师学习陈师家传治疗外科病的秘方。1992年又随河北省中医院外科名家林为雄先生学习，林师偏于外科外治法的治疗，余有幸得其真传。两位恩师各有所长，技术精湛，在学习二老经验时，更加激发起我学好外科的动力。

2000年后，有幸随南京中医药大学黄煌教授学习经方。黄师善用体质学说，活用经方。他一直强调学习经方应有"但求其真，不求其全"的务实求真精神，鼓舞着我们这一代中医。

现在人们对中医外科多有偏见，认为外科疾病应该由西医治疗，选择手术的很多，对中医外科则漠然置之。其实，中医外科具有简、便、易、廉的特点，如急性阑尾炎、下肢静脉炎，早期中药治疗配合针灸，见效很快。中医外科还有很多特色经验，如丹剂的制作与应用、臁疮膏的制作、外科的箍法等。中医外科人才严重匮乏，能够熟练运用中医外科诊疗方法的人越来越少，有些外科绝技基本失传。中医外科处于断层之边缘，所以积极总结老中医的经验，防止其失传，已迫在眉睫。

鉴于目前的状况，余把30年来的中医外科实践经验收集于此。所录经验是余在临床中使用效果好的，或是前辈的经验，或是笔者临床总结的经验，以"不求其全，但求实效"为原则，尽一己微薄之力，抛砖引玉，期望中医外科能更好地传承下去。

徐　书

丙申年早春于无锡

杏林碎金录
30 年皮外科秘典真传

屡用屡效方 · 十五味药物心得 · 外科疑难病治疗经验 · 医 话 · 杂 说

001　第一篇　屡用屡效方

> 　　千方易得，一效难求。本篇所辑录之方，皆为余多年来收集并亲自验证过的奇效良方。虽言屡用屡效略嫌浮夸，但其效确为难得的十发九中。方中不乏千金难觅、秘而不发者。今不吝呈现，愿诸君珍之重之。

051　第二篇　十五味药物心得

"授人以鱼，不如授之以渔。"遣方用药，倚重于思路，也就是辨证论治。此篇以十五味中药为题，详述各药性味归经及治病秘方，总结余临证多年之用药经验、心得。

079 第三篇　外科疑难病治疗经验

　　疑难病最能检验一位中医师的临证水平。每诊必有独特的用方之诀、施方之窍。此篇是笔者多年来治疗外科疑难病的经验实录及独有心得。每病附有代表性医案，并附详细解说、辨证诊疗思路及方药功用。真实有效，可资借鉴。

159 第四篇 医 话

　　临证间，常常有些想法，值得深入琢磨。此篇是笔者多年积淀下来的随笔，其中不乏对诊疗过程中某些问题的探索、体悟，以及我所敬重的授业恩师传授的临床经验。不忍私藏，谨录于此，望能抛砖引玉，供广大同仁一并参详。

杏林碎金录
30年皮外科秘典真传

189 第五篇 杂 说

平日偶有心得、感想，常录于笔端，集结为篇。此篇虽杂，也见眼目，是为以上诸篇的补充。

第一篇　屡用屡效方

千方易得，一效难求。本篇所辑录之方，皆为余多年来收集并亲自验证过的奇效良方。虽言屡用屡效略嫌浮夸，但其效确为难得的十发九中。方中不乏千金难觅、秘而不发者。今不吝呈现，愿诸君珍之重之。

 夺痒散主各类皮肤瘙痒

[组成] 川椒30g，滑石30g，冰片3g。

[功效] 清热解毒，收湿止痒。

[用法] 上三味碾成极细末，绢布包，在痒的皮肤表面外擦，1次数分钟，1日1次。近年来余对此方进行了改进，在原方基础上加上锌氧（氧化锌）粉、苯海拉明片，使原方止痒效果更强，因此更名为五味夺痒散。

[主治] 皮肤各类瘙痒如痱子、湿疹、皮肤瘙痒症等。

痱子又称"热痱"，是夏季或炎热环境下常见的表浅性、炎症性皮肤病。多发生于暑热夏季大汗之后，中医认为系由湿郁腠理、热蕴肌肤，肌腠不得发泄所致。余常用此方治疗，常常药到病除。

[考辨] 川椒性辛温，是皮肤瘙痒和疼痛的特效药。《医级》（即《医级宝鉴》）云："治妇人阴痒不可忍，非以热汤泡洗不能已也。"

我们经常看到带有椒目的处方，这与川椒有什么区别？川椒来源于芸香科花椒的果皮，别名红椒、大红袍，外观呈紫红色或棕红色。川椒的种子叫椒目，很多药房把二者混用，这是不符合《药典》要求的。两者的功效也有区别：椒目苦、辛，有小毒。《本草从新》云："专行水道，不行谷道。消水蛊，除胀定喘。"本品以利水消肿、祛痰平喘见长，治疗痰饮病引起的咳嗽、气喘，伴清稀痰者。余常用小青龙汤加椒目来治疗，临床可见很好的疗效。川椒以止痛、止痒见长，临床多用来治疗蛔虫腹痛、脾胃虚寒冷痛、呕吐泄泻、牙龈疼痛、阴痒带下、湿疹、皮肤瘙痒，川椒煎水外洗对关节疼痛有佳效。

滑石性味甘、淡、寒。内服能解肌行表，统治表里及三焦，热满烦渴皆效；外用清热、收湿、敛疮。

冰片性味辛、苦、微寒。外用不仅能止痛而且止痒效果极佳。古代书中经常看到梅片，在验方中经常出现，那与冰片有什么区别？二者功效相比，梅片更强，另外颜色不同，冰片是无色的，梅片呈淡红色；气味也不同，梅片不如冰片刺鼻。梅片晶体比较大、味浓，外观似梅花，故称之为梅片，梅片是上等的冰片。如果能买到梅片，以梅片最佳，可惜现在药房无梅片。三药合用，共奏清热解毒、收湿止痒之功。

[发现之旅] 此方来源于二十世纪四五十年代。尚义堂记《痘科选诀集录》，此书系手抄本，来源于民间老中医之手，是治疗痘疮的专书。余开始没有重视书中的秘验方，后来发现本书有很多配伍精妙的好方，夺痒散即是其中的一个。原方治疗痘疮后期皮肤瘙痒，余试用于临床治疗湿疹、皮肤瘙痒、痱子有佳效。

[临床心得]《黄帝内经》（以下简称《内经》）云："风者，百病之始也。"风者善行而数变，腠理开则洒然寒，闭则热而闷。瘙痒一般是由风湿热毒引起，但风邪易与寒、湿、热、火、毒邪相互为奸而致病。"风淫与内，治之辛凉。"此方就是根据这个理论配伍出来的。临床只要见皮肤红斑、丘疹、抓痕、皮肤增厚等皮肤病，伴有瘙痒者皆可应用。对于湿疹流水，可以中药外洗后，用干粉撒之；若为干性皮肤，可以用散剂和甘油制成膏剂外用。

 疝气丸主治疝气

[组成] 黄附片15g，木香15g，醋延胡索15g，党参6g，没药15g，乳香15g，小茴香15g，山楂核15g，川楝子12g，全蝎15g。

[功效] 温阳散寒，行气止痛。

[用法]上方成细末，黄酒调成丸，每次1g，1日2次，以黄酒送服。忌生冷食物，勿受潮湿之气，百日忌房事。

　　[主治]1～2年内小肠疝气，睾丸肿痛，腰痛，腿酸，小腹疼痛及偏坠等症。

　　本方系陈瑞山先生家传方。

　　[案]季某，男，66岁。2012-10-20初诊。

　　病史：左边小腹坠胀伴睾丸疼痛1个月。患者1个月前因劳累后，左边小腹坠胀伴睾丸疼痛，在多家医院诊断为疝气。建议手术治疗。患者未予同意，在某中医院中医治疗一个月未见明显效果，经朋友介绍来我处治疗。予以疝气丸1份，口服1g，1日2次，20天后，电话随访，已经痊愈。

　　[按]疝气又名小肠气，是腹内脏器由正常位置经腹壁上孔道或薄弱点突出而形成的包块。特别是咳嗽、便秘、劳累、排尿困难等因素引起腹腔压力突然增高，冲破疝环腹膜所致。表现为站立时突出，仰卧后消失，按压即可回入腹腔。小肠疝易发生粘连和嵌顿。传统中医辨证主要从气虚和肝寒两个方面来用方。

　　气虚为主，用补中益气汤加橘核、山楂核、乌药。

　　肝寒为主，以《芷园医话》治疝方：熟附子、大黄、荔枝核、山楂核、橘核、川楝子、青皮、延胡索。上述治法有一定疗效。

　　[考辨]疝气产生的病机与厥阴肝经关系密切，一般以肝经虚寒多见，主要的症状以小腹下坠和疼痛为主要表现。疝气丸以温经散寒、补气升提、散结止痛为大法，以黄附片、茴香温肾暖肝散寒，附子温通肝肾经脉。茴香，《本草汇言》："茴香，温中快气之药也。"方龙潭曰："此药辛香发散、甘平和胃，故善主一切诸气，如心腹冷气、暴痛心气、呕逆胃气、腰肾虚气、寒湿脚气、小腹弦气、膀胱水气、阴癫疝气、阴汗湿气、阴子冷气、阴肿水气、阴胀滞气。其温中散寒，立行诸气，乃小腹、少腹至阴之分之要品也。倘胃、肾多火，得热即呕，得热即痛，得热即胀诸证，与阳道数举、精滑梦遗者，宜斟酌用也。"川楝子配醋延胡索组成金铃子散，善疏肝泻热，行气止痛。乳香配没药，《本草纲目》载：乳香活血，没药散血，皆能止痛消肿、生肌。故二药每每相兼为用。木香理气，山楂核散结，佐以党参补中气、建中土，防止攻邪而伤正。全方寒热并用，攻补兼施，是一个不可多得的良方。全方最妙之处在于全蝎。陈老经验，全蝎乃祛风之要药，特有强韧神经和制止痉挛之效。对腹壁松弛、小肠坠脱之疝有收、提之功。用之疗效大增，减之则效差。

[发现之旅] 此方配伍精妙之处是在理气、散寒、止痛基础上妙用参、附,附子雄壮之质,有斩关夺将之功,能引补气入络,达到补气固脱之效。多年来,余一直喜用此方,效果肯定。

[注意点] 不可以随便增减方药、剂量。

[临床心得]《金匮要略》云:"论疝者主寒。"治疝之法以疏肝理气、温散肝寒为大法。从病位来看,下焦乃肝肾二经及奇经所经之处,故治在厥阴、少阴及任脉。《黄帝内经》云:"任脉为病,男子内结七疝,女子带下瘕聚。"水疝一般在治疗大法基础上加车前子、茴香、砂仁、葱白。癞疝相当于附睾炎,以大黄附子细辛汤、吴茱萸汤、四逆散治疗。狐疝以疏肝理气为大法。所以在汤药辨证基础上加用疝气丸,疗效更佳。

 ## 黑豆丸治疗白发

[组成] 黑豆250g,童尿250ml,枸杞子60g,何首乌60g,生地黄30g,熟地黄30g,核桃12个。

[功效] 滋肝益肾,乌须生发。

[制法] 先将枸杞子、生地黄、熟地黄、何首乌用水600ml浓煎去渣取汁,再将核桃去壳取仁切碎炒香,同黑豆放入药汁中煎煮,至核桃仁稀烂,药汁全被黑豆吸收为度,取出阴干,后用七岁以下男孩去头尾之中段尿250ml,拌浸1~2天,以吸收为度,晒干备用。

[用法] 每日服黑豆丸,早晚空腹服用,每次10g。

[主治] 中青年男女白发症。

[案] 王某,女,31岁。2011-11-22初诊。

病史:患者头发变白5年余。初期仅见前顶少许,后因家庭变故,头发渐白甚,约三分之一,新生之发皆白色,同时伴头晕失眠,记忆力减退,发焦少荣易脱落,有渐转全白之势。曾在多家医院诊治,给予金施尔康、维生素、首乌生发片等药,治疗无效。后求治于余。余以黑豆丸加味治之,制法服法同前。2个月后,除脱发头晕稍好,余无其他感觉,患者失去信心,认为无药能治好她的病,经过再三劝说,愿意再配三份续服,又历3个月,白发已有少许变黑,记忆改善，精神爽快。因此坚持服用。连续服药10个月，间断服药一年余，共服20余份，查白发已变黑。发根皆黑，仅发尖余白未了，发量增多。后又治疗一例中年白发妇女，其势较本例轻，头部白发仅有数百根，坚持服药近一年，也获效验。

[考辨] 黑豆味甘、性平、无毒。有解表清热、养血平肝、补肾壮阴、补虚黑发之功效。《本草纲目》云："豆有五色，各治五脏，惟黑豆属水性寒，可以入肾。治水、消胀、下气，治风热而活血解毒，常食用黑豆，可百病不生。"童尿味咸、性寒。功效：滋阴降火，凉血散瘀。余常用童尿在临床中治疗血症特别有效，如轻度胃出血、肺咳血，取童尿200ml，顿服。20世纪90年代在苏北农村治疗红眼病，皆取童尿外洗眼睛，一般1～2次即愈。治疗阴虚发热，在辨证的基础上加用童尿为引，退热很快。何首乌滋养肝血；枸杞子、熟地黄、核桃仁甘温补肾，以添精血；生地黄滋阴养血，生地黄配何首乌古人早有经验。诸药相伍，滋肝益肾，乌须生发。本方来源于《新中医》1976年6月验方（方名自拟）。

[临床心得] 中青年白发为平素常见，虽无大碍，但影响美观，尤为青年患者所苦恼。至今病因尚无法论定。《素问·上古天真论》载："女子七岁，肾气盛，齿更发长……六七三阳脉衰于上，面始焦，发始白；丈夫八岁，肾气实，发长齿更……六八阳气衰竭于上，面焦，发鬓斑白。"另有"齿乃骨之余，发乃肾之华"之说。据以上记载，白发与肾关系至为密切。因肾气虚衰，齿发失养故发堕齿槁；肾精足则血旺，血旺毛发得以充分润养，故发又有血余之称。在青壮年时期，精气充足，气血旺盛，应该是发黑而荣润。就临床所见，青中年白发患者，身体尚实，大多无明显衰竭症象。笔者认为其一肾气本虚，无其他见证，只是表现之程序不同而已；其二白发还与虚火上灼有密切关系，这个虚火与肾阴亏虚有关；其三除肾而外还应责之于肝，肝为藏血之脏，有调节血量之功能，发之不荣而白，与肝之不能调节正常血量以荣其发有关。黑豆丸滋补肝肾、滋阴降火、生津乌发，故能获效。因本方治愈病例尚少，加之疗程较长，故嘱患者坚持治疗是关键。供同道验之。

血竭散治附骨疽

[组成] 土鳖虫12g，血竭12g，全蝎12g，蜈蚣12g，三七12g，腊梅花12g。

[功效] 祛腐生肌，消肿止痛，续伤接骨。

[用法] 研成细末，分成40包，每天两次，1次1包，开水送服。一个疗程结束后，休息一周再服用第二个疗程。

[注意点] 忌腥，辣，海鲜，公鸡，红鱼。

[考辨] 方中土鳖虫味咸、寒，有小毒。既能续伤接骨，又能活血消肿止痛。血竭味甘、咸，性平。功效活血散瘀，止血，止痛，生肌。临床多用于溃破久不收口之症。全蝎、蜈蚣，味辛，有毒。味辛散结，以毒攻毒。三七，甘、微苦，温，归肝、胃经。能化瘀止血，活血定痛。本方妙在应用腊梅花，能解毒、生津，诸花皆升，能引邪外出。诸药同用能拔毒生肌，消肿止痛。治疗时可以先用刀法清除碎骨，后用疏经活血七味汤即桑枝30g，艾叶30g，透骨草30g，骨碎补30g，伸筋草30g，炙乳香15g，炙没药15g，葱白15g为引。水煎外洗，可帮助功能恢复。此方用于一切阴性疮疡的专用外洗方。破溃、未破溃皆可使用。阴证经过一段时间外洗后，疮面由紫暗变成鲜红肉芽，疮口由阴转阳，有利于疮口早日康复。然后用海马拔毒生肌膏油纱条外敷。1日1次，10次为1个疗程。

[案] 王某，男，39岁。2009-04-20初诊。

病史：右踝关节外侧疼痛伴流脓2个月。患者2个月前，因外伤引起踝关节骨折，住院手术后，创面不愈合，一直流脓水。医院要求二次手术，患者拒绝手术。遂来求治于中医。当时伤口溃烂、流脓水，疮面周围肿胀，皮肤紫暗。口不干苦，舌淡苔白，脉沉弱。

诊断：慢性骨髓炎。

治疗：血竭散一料。同时外用洗剂疏经活血七味汤外洗，1日1次，10剂，再用海马拔毒生肌膏油纱条外敷患处，1日1次。10天后复诊：疼痛减轻，创面分泌物减少，共治疗56天痊愈。

[临床心得] 附骨疽属于"阴疽"范畴，即现代医学的慢性骨髓炎。因其局部窦道经久不愈、反复发作、容易致残等特点，历来受到医家的重视。隋《诸病源候论》中把本病分为"附骨痈"和"附骨疽"两类，本病以血虚寒凝多见，一般可归属于"附骨疽"或"流注"之中。在《千金要方》《外科正宗》等著作中均载有"附骨疽"。《疡科心得集》描述本病的病因、症候更为详细。在历代中医文献中，随患病部位而异，尚有不同的名称，如生于大腿外

侧称"附骨疽"；生于大腿内侧称"咬骨疽"；破溃出朽骨的称"多骨疽"或"骨胀"；发于足踝的称"穿踝疽"；窦道多支，经久流脓的称"蜣螂蛀"等。在治疗上，历代医家积累了丰富的经验，如《疡科会粹》中即总结了一套包括洗药、拔毒、去死肉、去腐骨、开口除脓、贴膏、收口、生肌等在内的外治之法，对今天临床仍有重要参考意义。陈瑞山老中医，善用家传方血竭散治疗本病，效如桴鼓。

［发现之旅］血竭散配方要点是善用虫类药。附骨疽是疮毒因误治、失治，深入髓腔引起局部化腐成脓。一般草木之品难以到达髓道，虫类药能入髓搜剔。根据国医大师朱良春老师经验，虫类药具有攻坚破积、活血祛瘀、搜风解毒之功效。方中的全蝎、土鳖虫、蜈蚣善入髓道，攻坚散结；血竭一般用龙血竭，据《本草纲目》记载，龙血竭性温、平，味甘、咸，无毒，入血分，归肺、脾、肾三经，具有活血化瘀、消肿止痛、收敛止血、软坚散结、生肌敛疮等功效，特别在止痛方面有独特疗效，余在很多疑难病中广泛应用，如肿瘤引起的剧痛，子宫腺肌症引起的痛经，效果很好。由于此药价格昂贵，一般药店以次充好，致疗效下降，或无效果，故我们应辨伪求真。具体从以下几个方面来鉴别：血竭精制品呈片状，表面紫褐色，具有光泽，断面平滑，有玻璃样光泽。无气味，味微涩，嚼之有粘牙感。研成粉末为血红色，用手碾之粘手指，用冷水不容易洗去，但在热水中可以洗去。伪制血竭，质地不及正品硬，研成粉末粉红色，火燃之，冒浓黑烟，并有明显的松香气味。

三七与田七的区别：三七别名田七，明代李时珍称为"金不换"。所以人们把三七作为中药材中一颗明珠，清代药学家赵学敏的《本草纲目拾遗》载："人参补气第一，三七补血第一，味同而功亦等。"后人一般把三七称为参三七。

古诗有"宝剑锋从磨砺出，梅花香自苦寒来"的佳句，意思是好的剑要经过多重的打磨才能锋利，梅花经过腊月严寒才能飘香。腊梅经过严寒盛开，把香气带给世人。故梅花有解毒清热，理气开郁之效。主暑热烦渴、头晕、胸闷脘痞、梅核气、咽喉肿痛、百日咳、小儿麻疹、烫火伤。以开郁和中，化痰，解毒。用于郁闷心烦，肝胃气痛，梅核气，瘰疬疮毒。它与绿萼梅的区别？都是梅花中的一种，腊梅花开花一般以黄色为主，且在1月份开花较多，得冬天寒凉之气，故清热毒之力较强；绿萼梅以白色为主，开花在3－4月份，最大特点是理气、调理脾胃、疏理气血，但却不会伤阴，非常难得。故在临床中用来治疗梅核气，痰湿者常与半夏厚朴汤同用，寒凝者常与当归四逆汤同用。一般用量10g为佳。治疗复发性口腔溃疡，余也常与人中白同用，在辨证基础上加用。

[临床心得] 附骨疽治疗比较慢。一般病程短、疮面小的治疗很快，所以早期治疗非常关键。病程长、疮面深，可以中西医结合，积极用外科刀法祛除死骨，然后采取中医中药治疗，效果比较好。另外，个别患者吃药时出现过敏性皮疹，这与虫类药有关，可以用徐长卿15g，白鲜皮15g，生甘草15g，煎水口服即可。另外忌腥、辣、海鲜、公鸡、红鱼等食物。关于忌口，余查了很多古代的外科书，古人非常重视，《金匮要略》云："所食之味，有与身为害。"就是因为这些食物之性不同，人的体质不同，乱食之，容易造成寒者更寒，热者更热。如疮痈之人，如果食猪肉，会造成阻滞气机，引起病情加重。

 ## 独特雪水膏专治银屑病

[组成] 腊月雪5kg，生石灰50g，山柰10g。

[配法] 先把生石灰和山柰研成细末，放入盛有雪水的瓦罐中，浸泡一周，外用。

[方法] 先用一竹筷中间劈开后夹5层布，用线扎紧，用前先用筷子在药液中搅拌均匀，在皮损处涂上一层薄的药膏，然后用手在皮损部位搓至局部感觉发热为度，1周1次。

此方来自上海民间陶祖兴家传方，20世纪四五十年代治好数百例银屑病患者，分文不收，后人无从医者，此方散失。五年前，陶老的媳妇患高血压在我处治好。为了感谢，送此方于我，笔者在此感谢陶老一家。

[考辨] 雪，味甘，大寒，李时珍《本草纲目》曰："腊雪甘冷无毒，解一切热毒。""治天行时气瘟疫，小儿热痫狂啼，大人丹石发动，酒后暴热，黄疸仍小温服之。藏器：洗目退赤；煎茶煮粥，解热止渴。"在民间，人们常在冬天用陶罐贮藏雪水，到了夏天，用雪水搽痱子，有良好的疗效。雪水对红眼病、皮肤烫伤、冻伤都有效果。尤其对于轻患者，只需3～4小时涂洗一次，

可不用药，4～5天就能痊愈。

治疗脚汗。陈瑞山老经验方：苍术100g，白矾6g，共研为细末，投入储藏有雪水的瓦罐中，浸泡2个月后取出温洗双脚，一般1次即愈。

银屑病大都是血热型体质，热者寒之，可以清其血热。

生石灰性辛，温，有毒。入肝、脾经。功效为燥湿，杀虫，止血，定痛，蚀恶肉。治疥癣，湿疮，创伤出血，汤火烫伤，痔，脱肛，赘疣。内服止泻痢，崩、带。《神农本草经》云："主疽疡疥瘙，热气恶疮，癞疾死肌堕眉，杀痔虫，去黑子息肉。"《日华子本草》云："生肌长肉，止血，并主白癜、疬疡、瘢疵等，疗冷气，痔瘘疽疮瘿瘤疣子。又治产后阴不能合，浓煎汁熏洗。治酒毒，暖水脏。"

山柰性辛，温，归胃经。功效为行气温中，消食止痛。《本草纲目》云："暖中，辟瘴疠恶气，治心腹冷痛，寒湿霍乱，风虫牙痛。"其根、叶与甘松、良姜俱可做香料。本方用之，防止大寒、大热之品伤胃，其次香味走窜，引诸药入皮。

三药合用共奏清热凉血，燥湿蚀恶，杀虫之功。是治疗银屑病外用良药。本方药源广泛，价格低廉，适宜于基层医生使用。

[发现之旅] 银屑病一般以血热多见，内服中药以凉血解毒为主。雪水膏以雪水为主，配合外用手掌搓之，让药膏充分渗入皮肤，发挥其解热毒之效，而且局部应用直达病所。

[临床心得] 银屑病早中期，皮损一般以红斑伴瘙痒为主。可用赵炳南老师法：用黄芩、黄连打粉与凡士林成膏外用，有一定疗效，但本方取雪水清解热毒力甚强，从临床观察疗效来看，本方取效较赵老芩连膏更快。

[附] 陈瑞山老中医应用石灰经验

①治疗烧烫伤：雄黄散（即陈石灰、鸡蛋清、生地榆、明雄黄等量），香油调涂。

②治疗顽癣：生石灰50g，大蒜瓣200g，柳树头100g，番谷菜100g，煎水外洗患处，一般1～3次即愈。

③治疗带状疱疹：老墙上陈石灰块15g打粉，醋适量，把石灰放入醋中搅拌成糊状外搽患处，1日1次。此方治疗效果很好，余在20年前喜用此方。我们农村在20世纪80年代以前盖房子，内装修皆以石灰与麻混合披墙，经过多年风化后，

取下陈石灰块最好。可惜今日，因陈石灰块难以寻到，故在临床中已经少用。

头疽克星三星汤

[组成] 金银花120g，蒲公英60g，生甘草18g。

[功效] 和营托毒，利湿消肿。

[用法] 头煎、二煎内服，第三煎外洗疮面，先熏后洗，效果佳。

三星汤原载于《辨证录》。原方治疗对口疽。患对口疽之后，忽生小疮，先痒后痛，随至溃烂，妇人乳疳，乳头腐烂等。原方为金银花五钱，蒲公英一两，生甘草三钱。余在临证中增加原方的剂量，改金银花120g，蒲公英60g，生甘草18g。同时根据病变部位，上面加桔梗，中部加川芎，下部加牛膝。三星汤治疗疮痈肿毒，阴证、阳证皆可使用。

[疗效] 对于早、中期的有头疽大多数能消、能散。较仙方活命饮的效果来说，此方效果较快，因为此方解毒透表力甚强，疽毒往往一汗而解。

有头疽相当于现代医学的痈，是发生于肌肤之间的急性化脓性疾患。此病特点：初起皮肤上即有粟粒样的脓头，灼热，红肿胀痛，容易向深部及周围组织扩散，脓肿可向深部扩散。溃后状若蜂窝，由于脓液不能一时畅泄，肿块可能逐渐扩大，一般可达3～4cm。《外科理例·疮名有三》云："疽者，初生白粒如粟米，便觉痒痛，触着其痛应心，此疽始之发兆……"本病根据患病部位不同而有不同病名，如生于项部的，名脑疽、对口疽、落头疽；生于背部的，名发背、搭手；生在胸部膻中穴处的，名膻中疽；生于少腹部的，名少腹疽。

[病因病机] 内有脏腑蕴毒兼之外感湿热，凝聚于肌肤，以致营卫不和、气血凝滞、经络阻塞而成。

[诊断要点] 好发于项后、背部等皮肤厚韧处，多发于中老年人。

根据病程演化，临床可分为三期。

初期：患处起一肿块，上有粟粒样脓头，肿块渐向四周扩大，脓头增多，色红灼热，高肿疼痛。伴发热恶寒、头痛纳差。

溃脓期：肿块进一步增大，疮面渐渐腐烂，形似蜂窝，肿块范围常超过10cm，甚至大于30cm。伴壮热、口渴、便秘、溲赤等。

收口期：脓腐渐尽，新肉开始生长，逐渐愈合。

整个病程约1个月，病情初期在第1周，溃脓期在第2周到第3周，收口期在第4周。

[外治法] 早期用芙蓉散外敷。中期用火针排脓法，排出脓液。收口期用去腐生肌散为主。如果有空洞的久不收口可以用京红粉外用。京红粉系河北省中医院林为雄老中医家传秘方，轻易不外传，老师看我勤奋好学，遂把家传方告诉了我，在此要非常感谢我的老师们，有这些德高望重老前辈的无私奉献，中医才能更好地传承。

京红粉的组成：轻粉30g，朱砂9g，血竭花12g，琥珀9g，麝香3g，冰片6g。研成极细末外用，适用于疮口破溃，无论是哪一期，有脓或无脓皆可使用。阴疮可以转化为阳疮，阳疮可很快收口。但对汞制剂过敏，禁用。

[案] 唐某，男，51岁。2011-04-25初诊。

病史：背部结块伴红肿热痛45天。患者自3月起，右上背部无明显诱因突发一结块红肿，上有粟粒样脓头，痒痛兼作。自服抗生素后未能控制，恶寒发热，肿势渐大后住院治疗。行右背部切开排脓术，术后局部疼痛未减，肿势未消，后自动出院。刻诊：右上背部潮红肿块，大小约30cm×25cm，肤色黯红，上有多个黄白色脓头，状如蜂窝，按之有黄色质稠的脓液溢出，中有约3cm×5cm大小疮面，口干，纳呆，便秘溲黄。舌质黯红，苔黄腻，脉弦数。

诊断：有头疽。

辨证：湿热壅滞，瘀阻肌肤。

治法：清热化湿，和营托毒。

方药：三星汤加味。

金银花120g，蒲公英60g，生甘草18g，川芎6g。7剂，外用京红粉。

二诊：药服7剂及外用药后，脓液明显减少，疮面肉芽增多，上方加太子参10g，当归10g，丹参20g。共治疗50天，局部疮面愈合。

按：有头疽是局部红肿热痛，并有多个脓头，易向深部及周围扩散的急性化脓性疾病。三星汤是治疗此病的专方，取效的关键是剂量。

[考辨] 三星汤三星同辉齐耀。方中金银花，又名忍冬、银花、双花等，自古被誉为清热解毒的良药。它甘寒、气芳香，甘寒清热而不伤胃，芳香透达又可祛邪。金银花既能宣散风热，还善清解血毒，用于各种热性病，如身热、

发疹、发斑、热毒疮痈、咽喉肿痛等症，均效果显著。另外，金银花还善于退热，一般量小无明显效果，60～120g效果最明显。根据余在临床中观察，大量金银花服后30分钟即可以出汗，究其原因系花类皆有透表之功，治疗儿童风热感冒发热初期，余常用金银花30g，芦根15g，白茅根15g，煎汤口服，不仅口感好，而且无伤阳之弊，孩子都比较喜欢。

蒲公英性平，味甘、微苦。可清热解毒，消肿散结。有显著的催乳作用，治疗乳腺炎十分有效。无论煎汁口服，还是捣泥外敷，皆有效验。蒲公英还有个外号叫利尿草，治疗急性淋证常用蒲公英配车前草，利水消炎解毒，治疗胃及十二指肠溃疡引起的糜烂，对于幽门螺杆菌感染者余常以蒲公英30g配牡蛎30g，在辨证基础上加用效果极佳。余常开玩笑，你有青霉素，我有蒲公英。

生甘草泻火解毒。

要想三星汤发挥最大功效，必须按照余的剂量去使用。很多好的方剂，如果把握不好量，效果相差甚远，所以自古就有"不传之秘在于剂量"之说。另外，在外科方面特别重视引经药的使用，今天的中医最起码说是重视不够。一般用药规律，若在头面部加桔梗，胸胁部加川芎，腰腿部的加牛膝。

[临床心得]三星汤虽然只有三味药，但在临床中，余广泛应用于各种感染性疾病，如疖、疮、乳蛾、肠痈、银屑病等，或单用或合方，其中主要原因，应用本方无苦寒伤胃之弊，而且金银花量大能发汗、透邪外出。有人要问为什么要这么大剂量？根据临床观察，量大力专，直捣病灶，取效较捷。

引经药的应用首推张仲景的金匮肾气丸，方中肉桂是一味引火归原之品，在虚阳上越之时常用之。其次是王清任的血府逐瘀汤，以桔梗载诸药上行，以除胸中之瘀。张锡纯的镇肝熄风汤重用牛膝为君，引血下行。后世医家也总结很多，并在临床中广泛应用，如上肢痛用桂枝、桑枝、羌活，下肢痛选牛膝、独活等，均为实践所得，已为医者习用。

消疣汤治疗扁平疣

[组成]薏苡仁80g，鸡内金15g，玄参10g，大青叶15g，板蓝根10g，紫草15g，桃仁10g，红花6g，郁金10g，牡蛎30g。此方系连云港市人民医院李静

老师的效方。多名患者在此处治愈，余早有耳闻，正巧人民医院有个化验学专业的研究生，一个月之前刚患此疾治愈，来我处求治咳嗽，我和她提及此事，她回去后电话告余经验方。在临床上使用二十多年，比较应手，对于扁平疣无证可辨时就用本方来治疗，也能取得不错的效果，在此感谢李静老师。

［功效］解毒散结。

［主治］扁平疣。

［案1］梁某，男，25岁。2005-06-29初诊。

病史：面部出现扁平丘疹1年余。患者一年前面部出现散在性扁平丘疹，呈紫红色，时而微痒，在他院诊断为扁平疣，用多种内服、外用药效果不明显。刻下见口干，口苦，大便干，舌质红，苔白腻，脉弦滑。

辨证：热郁少阳。

治法：清肝泻火，化痰散结。

方药：大柴胡汤合消疣汤。

柴胡15g，黄芩10g，半夏12g，大黄6g，枳壳10g，白芍15g，芒硝5g，甘草6g，薏苡仁80g，鸡内金15g，玄参10g，大青叶15g，板蓝根10g，紫草15g，红花6g，郁金10g，桃仁10g，牡蛎30g。10剂。

外用洗方：木贼草10g，狗脊10g，板蓝根20g，甘草5g，地肤子20g，细辛5g，鸦胆子10g，白鲜皮20g。煎水200ml，1日2次，外洗面部。10剂。

二诊：颜面部丘疹有少许脱落，口中和，大便畅，原方去芒硝，继续原方内服加外洗治疗。

三诊：上方又服14剂后，面部丘疹大部分脱落，无新生丘疹。继续上方口服及外洗。

四诊：上方又服20剂后丘疹全部脱落，以薏苡仁100g、三七30g打粉，每次3g，1日2次，巩固治疗。

［案2］孙某，女，29岁。2009-04-10初诊。

病史：面部起扁平丘疹6年余。患者6年前发现面部起扁平丘疹数枚，无瘙痒，在多家医院诊断为扁平疣。用中西药治疗未见明显效果。刻诊：面部出现多枚扁平丘疹，色淡，伴形寒肢冷，口不干苦，二便正常，舌质淡红，苔白，脉沉细弦。

辨证：寒毒凝聚。

治法：温阳散寒，软坚散结。

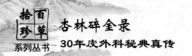
方药：麻黄附子细辛汤加消疣汤。

麻黄8g，附子10g，细辛6g，薏苡仁80g，鸡内金15g，大青叶15g，板蓝根10g，紫草15g，桃仁10g，红花6g，郁金10g，牡蛎30g。10剂。

外用洗方：木贼草10g，狗脊10g，板蓝根20g，甘草5g，地肤子20g，细辛5g，白鲜皮20g。煎水200ml，1日2次，外洗面部。

二诊：上方服14剂后，面部扁平丘疹有所回缩，色变淡，患者精神佳，脉较前有力，继用上方口服及外洗。

三诊：上方服14天后，面部丘疹大部分脱落，舌淡红，苔白，脉缓。上方去桃仁、红花，继服14剂，痊愈。

[按] 疣之病名首载于《灵枢·经脉》，"手少阳之别，名曰支正……虚则生疣。"《外科正宗》曰："枯筋箭及忧郁伤感，肝无荣养，以致筋气外发。"《薛氏医案》指出："疣属肝胆少阳经，风热血燥，或怒动肝火，或肝客淫气所致。"古代医家认为此病多在肝胆，由气血失和，腠理不密，热毒聚结所致……

现代中医认为本病病机以邪热郁于少阳的多见。但在临床中观察寒毒郁结于少阴也不少。余辨治扁平疣是从少阳和少阴二经来辨治，以皮损色质来定方。

一种表现为面部皮肤扁平疣色深，同时伴有口干、口苦，舌红苔白，脉弦滑。选方以大柴胡汤为主方，疏解少阳郁火。

另外一种为面部扁平疣色淡，同时伴有口中和，畏寒肢冷，舌淡苔白，脉细弱。选方以麻黄附子细辛汤为主方，病毒内陷，通过温阳，托毒外出。我在临床中，特别强调一点，经方是治疗疑难病的核武器，我们在临床中治疗，尽量用六经来辨证，在这基础上加用经验方，这样能取得佳效。

[考辨] 消疣汤的配伍精妙在于利湿清热、解毒散结合用。纵观历代治疗疣证之方皆以薏苡仁为主药。薏苡仁之效在于上能清肺热，下能理脾湿，取效之关键在于剂量，一般30～80g效果最佳，或生薏苡仁打粉，每次5g冲服，开水送下，也有一定效果。据张锡纯经验，鸡内金善化瘀积、化经络之瘀滞。玄参能清肺消火、滋阴散结。郁金辛散苦降，入肝胆二经，乃血中之气药，能横行利窍，使血流气行。牡蛎味咸而涩，性微凉，能软坚化痰、善消疣赘之效。大青叶与板蓝根，具有良好的清热解毒、凉血作用。桃仁，苦泄下行，既活血化瘀，又能润肠通便。红花性温，辛散温通，又能化斑消肿，治痈肿疮毒、脱

疳、斑疹。诸药相配，痰湿得化，气血得调，疣赘得消。

[临床心得]《灵枢·九针十二原》："疾虽久，犹可毕也。言不可治者，未得其术也。"每种疾病发病皆有一定规律，这个规律就是此病的病机。所以，认识病机是治疗疾病的法宝。扁平疣的病机主要是气血失和，凝滞于肌肤，或少阳、阳明郁热相伴，或少阴寒凝气滞引起。余治疗此疾，皆以二法治之，不效者，可结合外洗法治之，能疏通腠理、通利气血，有利于加速疣赘的脱落。在治疗过程中，颜色深的扁平疣治疗效果较快，这个与少阳胆火易清有关，颜色淡者、寒毒郁结者治疗效果较慢，若治疗过程中出现皮损发红，不要惊慌，这是治疗出现的佳象，皮损很快痊愈。

三味洗药疗疮疡

三味洗药是陈老常用的经验方之一，临床使用30年效果特佳，现介绍如下。

[组成]黄柏10～30g，蒲公英60g，白矾10～20g。

[用法]水煎外洗。三药剂量：黄柏、蒲公英根据疮面的红肿程度来决定用量的大小。红肿甚，用黄柏30g，蒲公英60g，反之则量小。白矾则是根据疮面渗出的程度来决定用量。

[功效]解毒敛疮，消肿止痛。

我在临床中常用来治疗以下几种病症。

①外痔炎性水肿，常用三味煎水外洗30分钟，1日1次，一般3～5次即消。

②外洗疮疡，无论是阴疮，还是阳疮，都常规外洗。洗后阴疮变阳疮，很快收口。

③外洗湿疹，对于急性的效果佳。

④药物性龟头炎。

⑤甲沟炎。

[考辨]黄柏在《本草经述义》一书中载："主五脏肠胃中结热，湿热，黄疸，肠痔，女子漏下赤白，阴伤蚀疮。"现代药理成分表明黄柏对痢疾杆菌、伤寒杆菌、结核杆菌、金黄色葡萄球菌、溶血性链球菌等多种致病菌均有抑制作用，对于真菌、钩端螺旋体、乙肝表面抗原也有抑制作用。我在外科方

面常用，只要是创面流黄水的必用它，取其以黄治黄之效。是皮肤科之要药。

蒲公英《本草经述义》中载：治肿核恶疮，五淋热毒，湿热郁结，乳痈肿痛。相传大医学家孙思邈夜挥手触庭树，中指极痛，肿如红豆，五十余日，甚苦。常闻长者论此方，用蒲公英捣汁，手入痛止，疮也及平，十日痊愈。

白矾，酸、辛、寒，具有解毒敛疮、祛腐收湿、涌吐痰涎之功。本品外用，有祛腐敛疮作用。以外用治疗皮肤疮疡为主。如《圣济总录》用本品煅研外敷，治胬肉疼痛；《仁斋直指方》以之与雀屎同用，研末点疮，治肿毒不溃。

三味药同用，具有解毒敛疮、消肿止痛之功。

[案1] 汤某，男，37岁。2009-10-23初诊。

病史：龟头处出现2枚水疱2天，伴疼痛。患者因为便脓血数日，自服复方磺胺甲噁唑，服后第2天龟头处出现2枚水疱，在人民医院虽经抗感染治疗，但效果差，遂来我处诊治。刻诊：龟头处已经破溃、疼痛，二便正常，舌淡苔白，脉细弦。诊断：药物性龟头炎。治疗：黄柏10g，蒲公英60g，白矾10g，白鲜皮15g。水煎外洗。3日后龟头处水肿消失，继以2剂善后。

[案2] 患儿王某，男，5岁。2012-08-13初诊。

病史：右手示指指甲下黄白色脓液伴红肿2天，患儿因为不慎损伤右示指甲，局部发生红、肿、热、痛，指甲下面还发现有少量的黄白色脓液，用手触碰时，疼痛加重。诊断：甲沟炎。予以三味洗药3剂，肿痛消，甲下仍有少许脓液，给予火针排脓治疗，仍以三味洗药外洗，3剂，痊愈。

[考辨] 黄柏乃黄柏树之皮，皮肤湿毒用之有以皮达皮表之效，既能治疗在表之湿热，又能治疗脏腑之湿毒，其性苦、寒，归肾、膀胱、大肠经。白矾我们比较熟悉，也称明矾，主要作用为燥湿止痒，而有的医书载枯矾外用治疗中耳炎、痔等；枯矾是取拣净的白矾，置砂锅内加热熔化并煅至枯干，取出，为不规则的结晶体，大小不一。《医林纂要》云："明矾生用解毒，煅用生肌却水。"高度概括出二者的功效。

[临床心得] 古人云："千方易得，一效难求。"能筛选出好方是我们临床医生的追求。三味洗药，组方简单，功效很佳，凡是临床见到疮痈肿毒，见红肿疼痛或者破溃流脓者。如湿疹红斑继发感染、糖尿病引起的坏疽等皆有良效。

龙芙膏妙用举隅

[组成] 生草乌10g，军姜10g，赤芍10g，白芷10g，生天南星10g，肉桂10g，生大黄10g，芙蓉叶10g，红小豆10g。

[功效] 消肿散结，活血化瘀，回阳止痛。

[用法] 上方研成细末，每次取20g与凡士林适量调成膏备用。用时取龙芙膏于纱布上，大小可以根据局部硬结而定，一般外敷范围要大于硬结范围。每24小时更换一次。除个别患者长时间外敷出现局部皮肤作痒外，未见其他不良反应。

治疗以下病症，效果良好。

臀部肌内注射引起的硬结

[案] 黄某，男，40岁。2010-03-01初诊。

病史：注射破伤风疫苗后臀部红、肿、热、痛。给予龙芙膏外敷一次后疼痛消失，第二天再敷一次，红肿全部消退。

对于肌内注射后引起的硬结，一般3～5天治疗，肿块基本消失。但时间较长的硬结，外敷药物需10天左右。对于多年的纤维硬结，单纯的外敷效果差。可以用温针治疗后，再外敷，有一定效果。

急慢性软组织损伤

[案] 杨某，男，31岁。2010-12-21初诊。

病史：踝关节扭伤疼痛2个月。医院诊断：软组织损伤。经过吃药、针灸后症情缓解，但仍然夜间疼痛。刻下：踝关节处色暗，活动疼痛加重。予以龙芙膏外敷一周后，疼痛明显好转，继续使用一周痊愈。

乳房结块

[案] 李某，女，29岁。2011-06-21初诊。

病史：左乳房结块伴疼痛2个月。在多家医院诊断为乳房小叶增生伴肿块，性质待定。刻下：左乳房外侧可触及2cm×4cm肿块一枚。给予中药内服的同时，外用龙芙膏外敷。一周后已无疼痛。治疗28天，检查已无乳腺增生和肿块。

[按] 龙芙膏是由回阳玉龙膏和芙蓉膏等量调匀而成。回阳玉龙膏出自陈实功的《外科正宗》，治疗背疽阴病，不肿高、不焮痛、不发热、不作脓，寒湿流注，鼓风久损，诸湿顽麻，筋骨疼痛，以及一切皮色不变，漫肿无头，鹤膝风等，但无皮红肌热者，一概用之，具有特殊功效。此方专为阴毒而设，而芙蓉膏专为阳毒而设。根据《内经》"留者散之""坚者消之""逸者行之"，二方合用，消肿散结力强，从而达到通者不痛的目的。使用龙芙膏外敷不但能解除肌肉痉挛，还能改变局部血液循环，促进炎症结节吸收。

[考辨] 草乌辛、苦，大热。《本草从新》载：治顽疮，以毒攻毒，颇胜川乌，搜风胜湿，开顽痰。川乌祛风止痛力较强，草乌毒性较川乌大，以化痰解毒力较强。军姜即黑姜也，即干姜炮黑为黑姜。其性辛、苦，大热。能去脏腑沉寒痼冷，能去恶生新，能散气走血。南星味辛而苦，能治风散血；气辛而燥，能胜湿除痰；性紧而毒，能攻积拔毒。白芷色白味辛，能通窍发汗，除湿散风。赤芍散邪，行血中之气。肉桂辛、甘，大热，益阳消阴，治痼冷沉寒。芙蓉散见下篇介绍。

[临床心得] 龙芙膏回阳散结力甚强，在临床中见阴性肿块，外敷皆有一定疗效。近年来余在本方基础上加血竭、麝香、冰片外敷胸背部，治疗肺癌、肝癌引起的疼痛有良效，对缩小肿块也有一定作用。

疗疮就用拔疔丹

拔疔丹出自《疡医大全》，经过百年的临床应用，疗效显著，现将应用经验介绍如下。

[组成] 巴豆霜6g，蟾酥6g，轻粉6g，白丁香6g，制蜂房6g，雄黄12g，制乳香4g，麝香0.6g，制没药3g，朱砂3g，上梅片3g。

[功效] 拔毒祛腐，解毒疗疮。

[主治] 一切疔疮，无名肿毒初起，已成已溃，阴疽，对口。

[制作方法] 先把白丁香、雄黄、制乳香、没药、蜂房、梅片、朱砂碾

细，过120目筛，蟾酥、轻粉、麝香、巴豆霜研成极细粉，然后与上药共研极细末，加蒸熟之糯米粉适量拌，捣制成麦粒大小，呈尖头钉状之药丸，晒干后瓷罐密储备用，勿受潮、泄气。

[使用方法]

①疗疮初起疮面周围出现红肿疼痛处，先用芙黄膏外敷；出现脓头，在常规消毒后，挑破粟粒样脓头，然后将拔疗丹置放疮顶上，纱布盖贴，隔日揭开，争取消散。

②疗疮三四日，疮型已成，脓头增大而不宜脱者，取丹一粒放疮上，脓血即被拔出。

③贴药后24～36小时待脓外溢，肿痛及全身症状好转，方可揭开换药，一般脓栓可随膏药拔出，未出者可用镊子轻轻取出。

④阴疽或者对口疽重症，可用10粒铺疮面上，外用膏固定，24小时换药一次。

使用此丹一般无不良反应，但也有个别患者局部轻度疼痛，多伴有药物本身反应。

[考辨] 巴豆为大戟科常绿乔木植物，为巴豆树的成熟种子。巴豆霜具泻下逐水、劫痰、蚀疮之功。巴豆的毒性主要是巴豆油，巴豆油为剧毒之品，有腐蚀作用。巴豆霜的制法：①将巴豆去壳研成粗粉，用吸油纸包好，榨去油，隔日换纸一次，至油净为度。②将巴豆用布包好，麻绳扎好放火上烤存性，不烧焦为度。

蟾酥是蟾蜍科动物中华大蟾蜍或黑眶蟾蜍的干燥分泌物，性辛、温，有毒，归心经。具有解毒，止痛，开窍醒神之功效。

轻粉是水银、白矾、食盐等经升华法制成的氯化亚汞结晶性粉末。轻粉的功效与作用有杀虫，攻毒，祛腐，止痒，祛痰，逐水，通便等。《本草纲目》载："治痰涎积滞，水肿臌胀，毒疮。"

白丁香即麻雀粪，《本草纲目》载：有决痈疗作用，即有腐蚀作用。

蜂房有攻毒，杀虫，祛风的功效。在治疗上，炒蜂房多用于痈疽、瘰疬、牙痛、癣疮；生蜂房多用于风湿痹痛、瘾疹瘙痒及多种癌证。

雄黄，辛、温，有毒，归肝、胃、大肠经。内服以毒攻毒，治疗痈肿疗疮、虫蛇咬伤。近年来治疗肿瘤，镇痉、止痛作用明显。用量6～10g内服，内服时间一般一周，以后停一周再用。

乳香有调气活血，定痛，追毒之功。治气血凝滞，心腹疼痛，痈疮肿毒，跌打损伤，痛经，产后瘀血刺痛。没药有活血止痛、消肿生肌等功效，治疗胸腹瘀痛、痛经、经闭、癥瘕，跌打损伤，痈肿疮疡，肠痈，目赤肿痛。

麝香《本草纲目》载："麝之香气远射，故谓之麝。"为鹿科动物林麝、马麝雄性香囊中的分泌物。具有开窍醒神，活血通经，止痛，催产的功效。朱砂功效安神，定惊，明目，解毒。治癫狂，惊悸，心烦，失眠，眩晕，目昏，肿毒，疮疡，疥癣等证。上梅片即上等冰片，功效通诸窍，散郁火，去翳明目，消肿止痛。诸药相伍，共奏拔毒祛腐、解毒疗疮之效。

[临床心得]何谓疔疮？疔疮是好发于颜面和手足部的外科疾患。本病开始有粟米样小脓头，以发病迅速、根深坚硬如钉为特征。病机由脏腑积受热毒邪风，相搏于经络之间，以致气血凝滞，注于毛孔手足头面，各随五脏部位而发也。其形如粟米，或疼或痒，以致遍身麻木，头眩寒热，时生呕逆，甚则四肢沉重，心悸眼花。故治疗上也区别于其他疮痒。早期以解毒为先，中期出现脓头即以拔疔丹祛腐拔脓，后期托毒生肌。拔疔丹是专病专药，且效果快，我们应将这些好的经验传承下去。

秘方麻蛇散

麻蛇散出自陈瑞山老师家传秘方，经过上百年的临床应用，疗效确切，特别是治疗外科疑难性疮疡，功效卓著。

[组成]白丁香15g，血余炭15g，土蜂窝30g，炙蛇蜕10g，珍珠粉5g，冰片3g。

[功效]拔毒，去腐，生肌，敛疮。

[用法]上药共研成极细末，过120目筛，收玻璃瓶密贮。或取麻蛇散4份加凡士林6份调成膏，即麻凡膏。

[主治]

①急性创伤性出血。创面小的，外敷麻蛇散5分钟之内止血，3日伤口愈合。

②疮疡脓已尽或未尽而生肌不速者。

③一度、二度烫伤。

[使用方法] 视创面大小，将药膏匀摊于纱布上敷贴患处，隔日1次；局部渗液多时，将药粉直接撒于创面上；如死肌或脓腐多而不易脱落，可先去除后，再盖上本膏效果更佳。治疗期间均停用一切抗生素。

[案1] 王某，男，26岁。2010-12-01初诊。

病史：患者右小腿外侧创伤性慢性溃疡半年余，因起初清创不彻底，处理不当，虽经全身、局部中西药治疗仍未好转。就诊时，溃疡面约2.0cm×2.5cm大小，采用过氧化氢洗溃疡面，外用麻凡膏，一周后创面脓性分泌物显著减少，溃疡面逐渐缩小，4周后全部治愈。

[案2] 陈某，男，35岁。2012-12-26初诊。

病史：右手示指外伤后出血伴疼痛3个小时。患者3小时前因不慎示指被压，当时出血，疼痛较甚，急来我处诊治。手指端指骨暴露，余清创后予以麻蛇散外用，同时用纱布加压止血，10分钟后出血止，疼痛减轻，患者坚持换药1周，痊愈。

[案3] 患儿孙某，女，4岁。2012-11-15初诊。

病史：患儿因不慎被沸水烫伤手臂，局部红，水疱，脱皮。因疼痛，患儿哭闹不止，家人颇为恐慌，求治于余，当时给予麻蛇膏外敷患处，5分钟后孩子停止哭闹。经5天治疗，痊愈出院。

[案4] 江某，男，35岁。2012-12-10初诊。

病史：前胸及后背烧伤后，疮面久不收口一个月。患者一个月前在美容院做火疗时，不慎将前胸及后背烧伤，当时去无锡某医院治疗好转，残留前胸一块大约5cm×5cm大小，后背见7cm×8cm大小疮面，上面附着脓液。患者经别人介绍来我处治疗。患者见面急问："多长时间能治愈？"我答："10次。"患者半信半疑。经过麻蛇膏治疗5次后，创面无明显脓性分泌物。又治疗5次后，痊愈，无任何瘢痕残留。

烧烫伤，中医称为烫火伤、火烧疮。早在两千年前的武威汉代医简中已有治疗烫火伤的记载。烫火伤的特点：轻者仅出现伤面红、肿、热、痛，给患者带来痛苦；重者常因热毒燔灼，伤阴耗血，而伤损脏腑，致其终生留疤致残，甚则危及生命。先贤提出清热、解毒、益气、养阴及补气养血等法。尤以外治药物主之，能直接达于伤处，发挥治疗作用，故备受历代医家重视。笔者认为：火热烫伤，表卫受损，皮毛不全，灼伤经脉，营卫不和，患处焮红起疱，渗液流津，甚则创面干燥，皮焦肉烂。但凡火毒为患，必致气血凝滞，而出现疼痛。表卫损，经脉伤，则毒邪内侵，火热炽甚，易传脏腑。外治之法，应以活血定痛、解毒泻火之法为宜。尤应以止痛为快，解毒力强，修复皮肤，愈后不留瘢痕，而且药源易寻，药价低廉。回顾30年来，治疗数十例使用"麻蛇散"患者，对于轻度烫伤、较大面积的二度烫伤，止痛效果快，解毒生肌力强。治愈时间短的一两天，最长的5周，一般10天痊愈。

[考辨] 白丁香，又名麻雀粪，《本草纲目》载有决痛疗作用，即有腐蚀作用。血余炭既有止血作用，又有通瘀之功（此药取女性头发，油性头发最佳）。土蜂窝能疗疔肿疮毒，此药和药房里的蜂窝不同。土蜂窝一般在农村桥洞里多见，是泥土做成的，根据陈瑞山老的经验，此药散毒力大于普通的蜂窝，且止血力甚强。蛇蜕烧之能疗恶疮疔肿。珍珠粉生肌之功甚强。冰片有清热止痛，生肌之功。疮疡溃后无论新久，腐不去则新不生，拔毒生新是外科疮疡主要治法。上方六药合用，共奏拔毒祛腐生新之功。

[临床心得] 麻蛇散是陈瑞山老中医家传方，此方外用治疗疮痈肿毒疗效甚好。后在临床中试用于烧烫伤患者同样取得不错的效果。烫伤后疼痛明显，此方一般用后5分钟止痛，水疱经过敷药2～3天即消，是个不可多得的妙方。

芙蓉膏

芙蓉膏系江苏省南通市中医院已故名老中医陈鸿斌家传方。余20世纪90年代在南通中医院学习，幸得此方。

[组成] 芙蓉叶、生大黄、赤小豆各等份。

[功效] 散瘀清热，箍药消肿。

[用法] 三味碾成细末，过120目筛，用时取药粉3份，凡士林7份，调成膏备用。也可取芙蓉散与如意金黄膏等份混合，据疮形大小摊布在消毒纱布上敷贴，1日1次。

[主治] 一切疮疡伴红、肿、热、痛，痛风，痄腮，外伤血肿红肿热痛者。

[注意点]

①对疗、疮、痈、疽红肿使用时，药物摊布厚度要均匀，太薄则药量少，起不到治疗作用。

②脓成或溃后仍然红肿，宜在四边围箍，可以使毒聚不容易扩散。

③对跌打损伤伴血肿者，外敷可以凉血消肿、散瘀止痛，但皮肤破溃处应避开。

[考辨] 芙蓉叶早在《民间常用草药汇编》中载："清肺凉血，解毒消肿。主肺热咳嗽，目赤肿痛，痈疽肿毒，恶疮，缠身蛇丹，脓疱疮，淋证，水火烫伤，毒蛇咬伤，跌打损伤。"

生大黄具有泻下攻积，清热泻火，凉血解毒，逐瘀通经之功效。本品外用能泻火解毒、凉血消肿，治疗热毒痈肿疔疖，与甘草研成粉，可治乳痈，在《妇人大全良方》早有记载。

红小豆具有利水消肿，解毒排脓的功用。用于水肿胀满，脚气浮肿，黄疸尿赤，风湿热痹，痈肿疮毒，肠痈腹痛。三味合用，共奏清热消肿、散瘀活血之功。

[发现之旅] 芙蓉膏原方出自《验方新编》。方为赤小豆四两，芙蓉叶四两，香附四两，菊花叶四两，白及四两。为细末，每次用一两入麝香一分，米醋调涂。因麝香价格贵，故陈老对原方进行调整，改为芙蓉叶、生大黄、赤小豆各等份。

[临床心得] 凡是疮疡见红肿疼痛者皆可以芙蓉散加白醋外敷，化脓者用凡士林等量调成膏外用。近年来，余在临床中用此方治疗痛风引起的红肿疼痛，效佳。

 当归饮子疗唇炎

[组成] 荆芥10g，防风10g，白蒺藜15g，当归10g，川芎6g，赤芍10g，白芍10g，生地黄15g，何首乌15g，黄芪15g，甘草6g。

[功效] 养血祛风润燥。

[方歌] 当归饮子脓疥久，痒添血燥不能除，四物黄芪首乌草，荆防藜入风自消。

唇炎也称唇风，是唇处黏膜慢性炎症性疾病，是各种致病因素所引起的唇部炎症性疾病的总称。根据其临床经过可分为急性唇炎和慢性唇炎两大类。急性唇炎一般发病急，主要可见唇部急性肿胀、充血、水疱、渗出、糜烂、破溃等，甚则出现浅表性溃疡，且感疼痛、刺痒灼热。急性唇炎一般从脾胃积热来治疗。慢性唇炎一般病程较长，嘴唇干燥、脱屑、皲裂、疼痛。慢性唇炎，反复发作，严重地影响患者的工作和生活。余早年接触这类患者，按照传统中医辨证方法，都无明显效果。此后多年，一直留心此病的治疗。近几年来，又有多名患者来我处求治此病。余常苦苦思索治疗方法。有一次，饭后突然又想到此问题。慢性唇炎是以丘疹、脱皮、角化、皲裂为主症，可以归纳为中医的血虚风燥。心中豁然开朗。那么何方能治疗血虚风燥呢？余首先想到《严氏济生方》中的当归饮子这个经典方，通知第一个慢性唇炎的患者来试用。十日后，患者嘴唇干燥、脱屑、皲裂、疼痛明显好转，继续以本方加减治疗一个月痊愈。后又用本方治疗数例，皆取得明显效果。特写出来供同道参考。

[案]孙某，女，44岁，护士。2012-10-15初诊。

病史：反复口唇干燥脱屑，微痒5年，再发1个月。患者五年前食辛辣刺激后出现口唇干燥脱屑，反复发作。在多家医院治疗，给予口服多种维生素、外用皮炎膏，效不佳。逢食辛辣刺激、天气干燥时加重。1个月前无明显诱因再次发作，口服激素及抗过敏药效果差。刻下：口唇干燥、脱屑、起痂皮，口角皲裂、疼痛，伴口干欲饮，大便干燥，舌质淡红，少苔，脉细弦。

辨证：血虚风燥。

方药：当归饮子加味。

当归10g，生地黄30g，熟地黄15g，赤芍10g，川芎6g，防风3g，荆芥3g，白蒺藜15g，玄参15g，麦冬15g，黄芪10g，甘草6g，决明子10g。10剂。

二诊：唇干燥、皲裂明显缓解，患者纳眠可，二便调，舌淡红，苔白稍滑，脉细。上方去决明子，继服14剂。

三诊：皮损基本消退。随访半年，无不适。

[考辨]当归饮子是由四物汤合荆芥、防风、黄芪、白蒺藜、何首乌组成。方中当归、生地黄、何首乌凉血活血，滋阴养血；防风、荆芥、白蒺藜祛风邪，止风痒；黄芪、甘草补中益气。诸药合用，可养血润燥，凉血祛风，止痒。治疗血虚风燥所致的皮肤粗糙、肥厚，色呈淡褐色，不时瘙痒，或手足皮

肤皲裂。久用可减少皮肤皱纹，使皮肤红润。故想学好中医，不仅要下苦功，而且要勤于思考，小思小悟，久思大悟。这样才能在临床中取得好的效果。

[临床心得]唇炎，属于中医学的"唇风"。据《诸病源候论》记载："脾胃有热，气发于唇，则唇生疮，而重被风邪，寒湿之气搏于唇，则微肿湿烂，或冷或热，乍瘥乍发，积月累年，谓之'紧唇'。"《医宗金鉴·外科心法要诀·唇风》云："此病由阳明胃经风火凝结而成。"故脾胃积热、外感风火、脾经阴虚血燥为本病主因，治疗以泻黄散为主方；对于慢性唇炎，余以血虚风燥作为病机来诊治，以当归饮子作为慢性唇炎的主方。在临床使用本方时，可以适当加减，伴流液者加茯苓，伴红肿加金银花。

 败毒汤治蝼蛄疖和银屑病

[组成]生大黄30g，陈皮24g，木鳖子0.5g，当归6g，赤芍6g，乳香3g，没药6g，牡丹皮6g，金银花60g，天花粉18g，蒲公英30g，芒硝5g，全蝎2个，蜈蚣2条，蝉蜕3g，干蟾5g。

[功效]活血祛风，解毒疗疮。

[主治]蝼蛄疖、银屑病。

[案]陈某，男，32岁。2012-06-20初诊。

病史：后头枕部毛囊性丘疹，疼痛作胀有脓头15日。半月前患者在某医院诊断为毛囊炎。给予输液治疗5天，效果不明显。后中医治疗10天，无明显效果。刻下：后头部有散在性大小不一结块5～6枚，局部皮肤微红，2枚有脓头，按之疼痛。口干，苔薄腻，脉滑数。

诊断：蝼蛄疖。

治法：清热泻火，凉血败毒。

方药：败毒汤。

二诊：后头部红肿疼痛全部消失，患者大便稀，1日2次，原方去大黄、芒硝，继用原方2剂善后。

[按]蝼蛄疖亦名曲蟮拱头、蝼蛄窜穴，系皮肤所生疮疖如蝼蛄窜穴状者，是头皮常见疮疖之一。该病因暑热生疖失治所致，多发于20—40岁的青

壮年。症见：初起为毛囊性丘疹，逐渐增大如黄豆至梅子大小之疖肿，根底坚硬，继之形成脓肿，多自溃脓出。因治疗失时，致使脓泄不畅，根底坚硬不易消退，疮内隔膜相裹，故疖肿多愈而又发；亦有疮口经久不敛，甚者能使头皮串空。病因病机主要是湿毒之邪郁结引起。

[考辨] 方中当归、赤芍、乳香、没药、牡丹皮活血凉血止痛；大黄、芒硝清热泻火通下；金银花、天花粉、蒲公英清热解毒；全蝎、蜈蚣、蝉蜕、干蟾解毒消肿，能化络脉之脓毒，以绝其根。全方具有清热泻火，凉血败毒之功效。临床使用本方剂量不可擅自改变，否则效果差。

[临床心得] 此病最大特点是发病部位多见于头部和臀部。从表面看，有一两个脓头，里面可有多个脓腔，相互串通，治疗比较棘手。余用陈瑞山老家传方败毒汤治疗多发性疖病效果非常显著，对血燥型银屑病也有一定效果。

 银花土茯苓汤治梅毒

[组成] 土茯苓45g，金银花60g，川牛膝9g，槐花30g，山慈菇10g，白蒺藜20g，甘草6g。

[功效] 清热透邪，败毒疗疮。

[案1] 吕某，男，30岁。2010-11-25初诊。

病史：龟头溃疡伴疼痛3个多月。患者3个月前有不良性接触病史，发现阴部不适，后龟头出现溃疡伴疼痛，在市二院确诊为二期梅毒。因为青霉素过敏，皮肤科给予阿奇霉素治疗，效果差。刻下：患者精神紧张，恐惧，睡眠差，龟头可见2枚溃疡，伴分泌物，舌淡红，苔白，脉弦细。

辨证：肝经湿热。

治疗：清热透邪，败毒疗疮。

方药：银花土茯苓汤。

土茯苓45g，金银花60g，川牛膝9g，槐花30g，山慈菇10g，白蒺藜20g，甘草6g。10剂。外用三味洗药：黄柏15g，土茯苓60g，白矾15g。每日1次，后外用去腐生新膏。

二诊：药后龟头溃疡面缩小，分泌物消失，患者精神佳，余无不适，继用原方治疗。

三诊：患者服上方20剂后，龟头溃疡愈合。电话随访半年未复发。

[按] 梅毒也称杨梅疮，以外生殖器破溃、脓疮，久不收口为特点，是性传播疾病中比较严重的一种，一般以西医治疗为主，但有部分病人西药效果差，改中医治疗，一般中医习惯于从肝经湿热和血热瘀毒来辨证治疗，常选龙胆泻肝汤、黄连解毒汤加减，效果不甚理想。

余常用陈老家传的经验方：银花土茯苓汤，此方药味平和，但疗效甚佳。

[考辨] 金银花性甘、寒，归肺、心、胃经。具有清热解毒，疏散风热之功效。《本草纲目》载："一切风湿气，及诸肿毒，痈疽疥癣，杨梅诸恶疮。散热解毒之功。"《本草纲目拾遗》载："主热毒，血痢，水痢，浓煎服之。"

土茯苓，甘、淡、平，归肝、胃经。《本草正义》："土茯苓，利湿去热，能入络，搜剔湿热之蕴毒。其解水银、轻粉毒者，彼以升提收毒上行，而此以渗利下导为务，故专治杨梅毒疮，深入百络，关节疼痛，甚至腐烂，又毒火上行，咽喉痛溃，一切恶症。"另外，余在临床中应用土茯苓治疗湿热引起的头痛也有佳效。

槐花，苦、寒，归肝、大肠经。具有凉血止血，清肝泻火之功效。《日华子本草》载："治五痔，心痛，眼赤，杀腹胀虫及热，治皮肤风，及肠风泻血，赤白痢。"《药品化义》载"槐花味苦，苦能直下，且味厚而沉，主清肠红下血，痔疮肿痛，脏毒淋沥，此凉血之功独在大肠也，大肠与肺为表里，能疏皮肤风热，是泄肺金之气也。"

山慈菇，辛、寒。具有清热解毒，消肿散结之效。主治湿热性痈肿，痈疽发背，疔毒疮疖，瘰疬痰核，无名肿毒。

白蒺藜，辛、寒。《药性论》云："治诸风病疬，破宿血，疗吐脓，主难产，去燥热。"

川牛膝，苦、甘、酸，平，归肝、肾经。具有活血通经，补肝肾，强筋骨，利水通淋，引火（血）下行之功效。《本草纲目》载："治久疟寒热，五淋尿血，茎中痛，下痢，喉痹，口疮，齿痛，痈肿恶疮，伤折。"

生甘草解毒，调和诸药。

七药相配，宣透发散力甚强，无苦寒伤胃之弊，共奏解毒疗疮之效。

[临床心得] 梅毒的治疗早在明代陈实功的《外科正宗》就有记载。书中解

毒天浆散方专门治疗梅毒，遍身溃烂及筋骨疼痛者，无论新久。方中以土茯苓为君，天花粉为臣，防风、防己、皂角刺、白鲜皮、连翘、当归、川芎、海风藤、木瓜、金银花、蝉蜕、薏苡仁为佐，甘草为使。细观陈瑞山老的方，土茯苓、金银花、川牛膝、槐花、山慈菇、白蒺藜、甘草，配方与陈实功的方有异曲同工之妙。不同点在于妙用山慈菇，据《中药材手册》载："行血，解百毒，消肿，下石淋。治痈疽，产难，胞衣不下。"故在治疗梅毒过程中加用山慈菇5～10g，能缩短病程，防止并发症。本方配伍精妙，味少力专，是治疗梅毒之妙方。

加味三生饮——肿瘤外科的克星

[组成] 生天南星10g，木香7.5g，生川乌5g，生附子10g，半夏10g。

[功效] 化痰散结，消肿止痛。

[主治] 卒中，昏不知人，口眼㖞斜，半身不遂，痰气上壅，咽喉作声，或六脉沉伏，或指下浮盛；兼治痰厥气厥，及气虚眩晕等证。余在临床中应用本方常加生半夏、人参治疗疑难重证颇为应手。现介绍如下。

[案1] 胃部肿瘤案

顾某，男，58岁。2012-12-22初诊。

病史：胃部经常反酸，胃胀，胃痛半年余。经过中西医治疗无明显效果。在上海某医院胃镜示：胃部肉瘤、食道多发性白斑、萎缩性胃炎伴糜烂、十二指肠球部溃疡。医生建议手术治疗，患者拒之，求治于中医。刻下：反酸，胃胀，胃时痛，口干，舌淡，苔白腻，脉沉弱。

辨证：脾胃虚寒，痰气互结。

治疗：温阳散寒，化痰通络。

方药：附子理中汤合三生饮。

黄附子10g，白术10g，干姜5g，红参10g，甘草10g，生天南星10g，生天半夏10g，生川乌3g，木香7g，莪术20g，生姜20g，红枣10个。10剂。

二诊：患者自诉服用本方5剂后，症状大减，10剂吃完，胃胀、胃痛全部消失。舌苔已退大半，脉较前有力。继续以上方加减治疗3个月，胃镜复查，全部正常。

［按］胃部肉瘤属于疑难病之一，其病因虽然复杂，但不外乎阳气虚衰、痰瘀互阻，故以附子理中汤合三生饮加味治疗，效果较快。二方合用，一方面温阳建中固本，一方面化痰瘀绝其根。

［案2］胆囊息肉案

姜某，女，36岁。2013-05-21初诊。

病史：右上腹不适3年，加重1年。经无锡、上海多家医院诊断为胆囊息肉，经过中西药治疗，疗效不佳。某医院外科建议手术治疗，患者惧之。遂求治于余。

刻诊：右肋不适，痛连肩背，时伴头晕目眩，乏力，无口干，但口苦，腹胀等症状，大便正常。B超示：重度脂肪肝、胆囊多发性息肉（最大一个为1.0mm）、慢性胆囊炎。血压：170/100mmHg（22.7／13.3kPa），血脂三项均高。舌质淡，苔白腻，脉弦滑，两尺弱。

辨证：阳气虚衰，痰浊瘀滞。

治法：温阳散寒，化痰祛脂，升清降浊。

方药：大黄附子细辛汤合三生饮加味。

大黄5g，黄附子10g，细辛10g，天南星10g，木香7g，制川乌5g，茯苓30g，泽泻20g，水蛭5g，穿山甲（代）10g，三七10g，乌梅10g，生姜20g，红枣10个。1天1剂，水煎服。治疗1个月后，复诊：全部症状消失，苔白，脉较前变缓。效不更方，继服前方治疗2个月后，彩超示：胆囊息肉2个，最大一个为0.5mm。血脂已在正常范围。继续以散剂消囊丹散巩固治疗。

［按］胆囊息肉是临床常见病，一般的治疗方案无明显效果，患者大多选择手术切除。该患者证属于阳气虚衰、痰浊瘀滞，治疗上采用温阳与化痰并举，采用大黄附子细辛汤合三生饮同时加用穿山甲、水蛭、三七消积散结；乌梅系胆道疾患的引经药。诸药合用，共奏温阳、化痰、散结之功。

从以上二例来看，体现了中医的异病同治的思想。凡是痰壅气滞之顽固性疾病，皆可以本方加减治疗。本方中生川乌、附子为大辛大热之品，散寒助阳、温经通络；生半夏、生南星峻逐痰浊；木香理气祛痰，使气旺而无凝滞之弊。痰是多种疑难病的致病因素，特别是肿瘤。正如朱丹溪曰："凡人体上、中、下有块者多为痰。"《类证治裁》云：结核经年，不红不肿，坚而难移，久而痛肿者为痰核，多生耳后、项、腋下等处。故痰是多数肿瘤的致病因素。

因此，当代很多医家在肿瘤治疗中多重视采用化痰散结法。而本方正是涤痰散结的主方，余在临床中采用，常常取得佳效。如治疗乳癖重症，肿块较大者属于痰湿凝结，瘀血阻滞，余常用经验方如下。

生川乌10g，海藻25g，甘草10g，昆布20g，牡蛎30g，白芥子15g，生半夏10g，生天南星15g，茯苓30g，陈皮10g，郁金15g，丹参20g，延胡索10g，生姜20g。此方化痰散结力甚强。只可暂用，不可久用。

三生饮在临床上除治疗以上病种外，还常用来治疗中风后遗症，也取得很好的效果。

[案3]颜某，男，50岁。2013-06-12初诊。

病史：患者一个月前突然晕厥，随后在无锡某医院CT诊断为脑血栓。给予抗血栓治疗，1个月出院。刻诊：左侧肢体活动不利，口角流涎，全身无力，二便不能自理，舌苔白厚，脉沉细。

辨证：阳气虚衰，湿痰阻络。

治法：温阳，化痰，通络。

方药：四逆加人参汤合三生饮加味。

制附子10g，干姜5g，甘草6g，人参10g，天南星10g，半夏10g，川乌5g，木香7g，生姜20g，竹沥水100ml为引煎服。5剂后证情大有好转，全身较前有力，肢体活动较前明显好转，二便正常，舌淡苔白，脉较前有力。因本病久虚，改补血通脉法。药用当归补血汤加味。药用：当归10g，黄芪24g，川芎10g，白芍9g，熟地黄12g，桂枝10g，鸡血藤20g，巴戟天10g，淫羊藿30g，甘草6g。10剂。药后进步，继续以上方治疗1个月痊愈。

[按]中风后遗症在临床中比较常见，其病因比较复杂，但把握病机是治疗本病的关键。此例病因在经络，故以三生饮合四逆加人参汤治疗，取效较快，后期以当归补血汤调理正气，恢复了肢体功能。

[考辨]生天南星苦、辛，温，有毒。归肺、肝、脾经。功效燥湿化痰、祛风解痉、消肿止痛。历代医家认为生南星具有较强的毒性，而选用制天南星。上海中医药大学胡建华教授认为生天南星经过煎煮后，毒性即消失。上海中医药大学为此做了动物实验也证明了天南星生用安全。生天南星特别在消肿止痛方面效果很佳，但制南星无明显效果，这与现代的炮制漂洗有关，有效成分经过炮制随之流失。一般用量20～40g，效果最佳。余在临床中大剂量用生天南星时一般

和防风配伍，防风能解南星的毒性，此经验来源于古方玉真散。古人非常聪明，用一味防风解南星、白附子的毒性。生天南星与生半夏合用能化顽痰、老痰、风痰。故治疗脑瘤、淋巴瘤、甲状腺瘤等能消肿散结。但要先煎一个小时。

生附子祛风痰，止痉力强。用于回阳救逆，补火助阳，散寒止痛。制附子为加工过的附子，其毒性降低，用于补火助阳、散寒止痛。对于附子一个重要的原则是要善用，不要滥用。现在国内中医们因为受火神派的影响，大量使用附子的很多，而出现多例中毒事件。刘力红、卢从汉教授都在疾呼不要大量滥用附子，30g无效，改60g、120g等。余之观点，诊断为虚寒证候者可以用制附子，且应该从小剂量开始，可以逐渐加量。余一般用量在10～30g。如果出现心肾衰危等证候，可以大量附子来回阳救逆。如李可老先生的破格救心汤对于急慢性心力衰竭有非常好的效果。

［临床心得］三生饮来源于《太平惠民和剂局方》由天南星（生用）10g，木香7.5g，川乌（生，去皮）、附子（生，去皮）各15g组成。原方主治卒中，昏不知人，口眼㖞斜，半身不遂，痰气上壅，咽喉作声，或六脉沉伏，或指下浮盛；兼治痰厥气厥，及气虚眩晕等证。考《明医杂著》和《医方集解》载："本方系行经治痰之剂，斩关夺将之力，但服用本方必加人参两许，驾其邪而补助真气……否则不惟无益。"本方另一个亮点是运用大辛大热的剧毒药。《尚书·说命上》云："若药不瞑眩，厥疾弗瘳。"其意为服药后，若人体没有明显的药物反应，则疾病难以被治愈。因此《黄帝内经》中云："齐以毒药攻其中。"对于恶性肿瘤、风湿免疫性疾病、难治性皮肤病、疑难性呼吸系统和循环系统疾病，常规用药难以取效。灵活运用有一定毒性的峻烈药，所谓"非常之病必得非常之药"。对于本方的使用范围，一般见苔腻，脉缓伴痰浊者较佳。若肿瘤患者经过放疗、化疗后出现伤阴证候，可与天花粉、牡蛎、玄参、生地黄等养阴生津药同用。

 ## 熏洗效方二十首

中药熏洗法是中医学外治法中的一种，通过热气熏或烟熏达到疏经活络，消肿止痛，祛风止痒等功效。外治法与内治法一样，也要根据病情的变化来选择适当的药物，正如清代医家吴谦所云："外治之理，即内治之理，外治之药亦内治之药，所异者法耳。"所以在临床中必须辨证施治，才能达到很好的效果。

常用药物：黄柏、蒲公英、白矾、金银花、紫花地丁、花椒、生地黄、牛黄、雄黄、重楼、芒硝、白鲜皮、苦参、蛇床子、地肤子、生姜、葱白、大蒜等。

下面介绍常用药物的功效与作用。

黄柏，性苦，能清热燥湿，泻火解毒。凡是疮面流黄水，脓液皆可选用。如《青囊秘传》石黄散即黄柏与石膏等份成细末，外敷或者油调搽患处治疗湿疹瘙痒。

白矾，性燥，味酸、涩，收敛祛湿止痒，解毒杀虫，兼有穿透作用。外用治疗疮疡，尤宜用来治疗疮面湿烂，或者瘙痒者。

芒硝，性寒，能清热，咸能软坚，主要消水肿效果好。常用于痔、痔漏引起的水肿，单味药外洗即效。丹毒出现红肿疼痛者，可单用芒硝250g外敷即效。

苦参，性苦寒，能清热燥湿，杀虫，利尿。凡皮肤溃疡出现渗液伴痒者可用本药。是皮肤科内服外用要药。

花椒，味辛，性温，是皮肤瘙痒和疼痛的效药。在《医级》中云："治妇人阴痒不可忍，非以热汤泡洗不能已也。"民间治疗关节扭伤疼痛，常用花椒煎水外洗，止痛效果明显。

地肤子单味药外洗能起到脱敏作用，对于顽固性荨麻疹，余常用地肤子500g，纱布包煎外洗。

金银花，味甘，性寒，是清热解毒之要药，但花类有发散作用，量大可以发汗，可以消水肿，局部外洗、熏洗治疗湿疹、皮炎、皮肤瘙痒、慢性溃疡、足癣等，效果佳。余在临证中常用的二十方，有的是别人的经验，经过笔者的临床实践证明疗效很好的，有的是笔者的临证经验的总结，现介绍如下。

舒经活血七味汤

[组成] 桑枝30g，艾叶30g，透骨草30g，伸筋草30g，骨碎补30g，制乳香、没药各15g。葱白10根为引。

[功效] 舒经活血，通络止痛。

[主治] 关节屈伸不利，局部疼痛，色素沉着，风湿痹证，损伤性关节炎以及软组织损伤，血栓闭塞性脉管炎引起的疼痛，以及一切阴性溃疡、无红肿疼痛的疗效皆佳。

[用法] 水煎外洗，每次半小时，慢性病10天为1个疗程。

[注意点] 温度要适中，特别是脉管炎患者及老年患者，防止因敏感度差而烫伤。

[案1] 汤某，男，50岁。2011-10-12初诊。

病史：左踝关节经常性疼痛1年。患者左踝关节上下楼疼痛，询问病史有多次损伤史，经某院X线片检查为骨质增生。经西医治疗无效，给予舒经活血七味汤加减：桑枝30g，艾叶30g，透骨草30g，伸筋草30g，骨碎补30g，制乳香、没药各15g，苏木30g。熏洗两天后疼痛好转，连续熏洗15天疼痛完全消失。

[案2] 王某，男，72岁。2010-10-02初诊。

病史：左上肢前臂处出现1.0cm×1.5cm大小的溃疡面30天。患者于30天前左上肢前臂处发现肿块，自行土法治疗后出现1.0cm×1.5cm大小的溃疡面，在某医院治疗1个月无好转，医生建议手术切除，老人拒之，来我处治疗，开上方3剂外洗后疮面缩小，继续用上方外洗7天，外用麻蛇散。一周后痊愈。

[考辨] 桑枝味苦、性平，能通利关节，行津液，祛风利水，散治风寒湿痹诸痛，是手足疼痛之引经要药，其性以枝达枝也，散消水气、脚气。艾叶性辛、苦。辛宣可理气血，纯阳之性，可通十二经。其逐寒湿之力甚于他药。伸筋草微苦、辛，温，归肝经。祛风湿，疏筋活络，消肿止痛。

透骨草有两种。

一种为大戟科植物地构叶的全草。性苦、辛，温。入肺、肝二经。

功效主治：

①祛风除湿：该品辛温，辛能行散，温化寒湿。入肝经，故能祛风除湿。

②舒筋活络：该品辛散温通，入肝经，而肝主筋，故该品具有舒筋活络之功效。对于外感风寒之邪，经气失宣，症见肢体筋脉收缩抽急，不能舒转自如。可选用透骨草祛风散寒，舒筋活络治之。

③活血止痛：该品辛散温通，入肝经血分，故能活血止痛。对于一身上下，心腹腰膝，内外各种疼痛，均可选用该品治之，取其辛温善走，活血利气之功，血气通则不痛。

另一种为凤仙科一年生肉质草本植物凤仙花的全草。性温，味辛、苦。入肺、心经。

功能：祛风除湿，活血通经，散瘀消肿。用于风湿骨痛，跌打损伤，月经闭止，痈肿疔毒等病症。

在治疗风湿病中，余常将透骨草、伸筋草作为一对药，广泛应用。透骨草偏于活血，伸筋草偏于消肿，二者合用止痛力甚佳。用量：透骨草15g，伸筋草30g。乳香、没药，二药并用，为宣通脏腑、流通经络之要药。乳香行气舒筋，没药活血散瘀，气血兼顾，取效尤捷。内服一般3～5g，外用一般15g。苏木能活血祛瘀，消肿定痛。临床中体会，苏木功效类似红花，小量1～3g，养血和血，大量则能破血。治疗外伤疼痛，血瘀闭经，余常用30g。骨碎补可补肾强骨，活血化瘀，疗伤止痛。另外两个重要作用：第一，治疗肾虚耳鸣、牙痛，牙齿松动有殊效，一般用量30g。第二，治疗脾肾阳虚型腹泻，表现为腹泻稀水便，伴手足冷，口中和，舌淡脉弱者。在四逆汤基础上加骨碎补100g。能补肾温阳止泻。诸药相伍，共奏舒经活血，通络止痛之效。

雄黄苍耳子汤

[组成] 苍耳子60g，雄黄15g，白矾30g。

[功效] 清热解毒，消肿散结。

[主治] 发际疮。

[用法] 水煎15分钟，每天洗4～5次。同时可配合耳尖放血。

[案] 王某，男，24岁。2011-06-20初诊。

病史：后发际处见数枚脓头，伴疼痛20天。患者于20天前，后发际部起一白头，形若粟米，渐大若黍豆，质硬而突起，根部微红赤，痛痒明显，破溃后有少许黄脓，一疮将愈，其旁一疮再起。在某院治疗1周效果差。刻下：疮面见数个脓头，疼痛，口干，舌红苔白腻，脉弦偏滑。诊断：发际疮。予以雄黄苍耳子汤外洗后给予麻凡膏外用，同时给患者耳尖放血，左右交替，2日1次。一周后痊愈。

[考辨] 发际疮系痈疽疮疖之发于项后发际部位者，见《外科证治准绳》，多因湿热内结，复受风火外袭而发。一疮将愈其旁一疮再起，往往缠绵难愈。治宜清热解毒，祛风化湿。余用雄黄苍耳子汤外洗。苍耳子味苦，性

温，有小毒。《神农本草经》："主风头寒痛，风湿周痹，四肢拘挛痛，恶肉死肌。"《日华子本草》："治一切风气，填髓，暖腰脚，疗癣及瘙痒。"雄黄味辛、苦、平。有毒。归心、肝、脾、胃、大肠经。功效败毒抗癌，祛痰镇惊，杀虫疗疮，消炎退肿。《本草纲目》云："能化腹中瘀血。"《名医别录》云："疗积聚。"故治疗肿瘤，余常用。一般用量一天1g。注意点：不能与诸药同煎。雄黄遇热后分解为三氧化二砷，即砒霜，有剧毒。白矾性酸涩，外用能解毒杀虫，燥湿止痒；内用止血，止泻，化痰。主治：中风，癫痫，喉痹，疥癣湿疮，痈疽肿毒，水火烫伤等。三药相伍能解毒散结，消肿排脓。

解毒消肿止痛汤

［组成］黄柏30g，蒲公英30g，白矾15g，红花6g，芒硝100g，川芎15g，白芷20g，秦艽15g，五倍子10g，瓦松10g。

［功效］解毒消肿止痛。

［主治］痔。无论是内痔出血，还是外痔肿痛皆有良效。

［用法］煎汤坐浴，20分钟，每天1次，一般3～5天消肿止痛。同时可配田螺水外用。

田螺水方系民间方。处方：田螺2个，加冰片2g化成水。外搽。此方用于外痔肿痛，内痔出血。

［案］王某，男，35岁。患外痔10年，喝酒劳累后容易出现肛周肿痛。10天前因饮酒后出现疼痛，在医院给予输液3天无好转，求治于我处，给予解毒消肿止痛汤。5天后肿痛即消，随访5年未作。

［考辨］解毒消肿止痛汤系余在原来的三味洗药基础上加味而成。黄柏、蒲公英、白矾清热解毒消肿；秦艽、白芷止痛；芒硝善消痔疮水肿；红花、川芎活血，可破恶瘀；五倍子收敛止血，收湿敛疮；瓦松清热解毒，止血，利湿，消肿。诸药同用，解毒消肿止痛效佳。

降血压外洗方

［组成］桑枝30g，桑叶30g，茺蔚子30g，明矾15g，淘米水2000ml。

［功效］凉血平肝，活血通络。

［主治］高血压。

[用法] 用淘米水2000ml煎诸药30分钟，泡脚，1日1次，每次30分钟，15次为1个疗程。本方是国医大师朱良春先生常用的外洗经验方。轻度高血压患者，恒用此方外洗，1～2个疗程会有明显效果。中度高血压配合中药治疗。

[考辨] 桑叶以散为主，桑枝以通为要。二药伍用，疏通兼备，清热疏风解表，祛风通络止痛益彰。明矾具有解毒杀虫，燥湿止痒，止血止泻，清热消痰的功效；茺蔚子凉血，平肝，活血；淘米水有清热解毒的功效。诸药相伍凉血平肝，活血通络。

雄黄散

[组成] 雄黄15g，冰片10g，蜈蚣2条，乌蛇20g。

[功效] 解毒，止痛，消肿。

[主治] 带状疱疹。

[用法] 将四味打粉放入75%乙醇内浸泡一周，备用。用时用棉签蘸药液涂患处，也可用上药粉香油调涂。

[案] 秦某，女，39岁。2011-04-24初诊。

病史：右胸部出现水疱伴疼痛3天。刻诊：右胸、背部可见密集成簇的大小不等的水疱，疼痛，无发热，舌淡苔白，脉细弦。予以雄黄散外用，1日数次，7天痊愈。

[考辨] 雄黄治疗带状疱疹，见于《医宗金鉴·外科心法要诀》。雄黄配合胆矾，名二味拔毒散。味辛，性温，有毒。能杀百毒，化血为水，燥湿杀虫。在乙醇中溶解，有效成分容易吸收。注意，雄黄不能以火煅烧，因煅烧后便分解氧化为三氧化二砷As_2O_3（即砒霜），毒性大增。蜈蚣《医学衷中参西录》："蜈蚣，走窜主力最速，内而脏腑，外而经络，凡气血凝聚之处皆能开之。性有微毒，而善解毒，凡一切疮疡诸毒皆能消之。"冰片辛、苦，微寒。归心、脾、肺经。功效开窍醒神，清热止痛。冰片不溶于水，但溶于乙醇中，外用止痛力强。

附验方：冰片止痛酒[摘自《新医学》1974，5（3）：124]

[药物组成] 冰片（上好的更佳）一两，白酒一斤。

[功能主治] 止痛，用于晚期癌症的疼痛。

[用法用量] 将溶液涂擦在肿瘤放射疼痛剧烈处，开始用药时，每日可擦10次以上，以后随疼痛减轻，1日擦数次即可。余在临床中广泛应用于治疗蚊虫

叮咬继发皮炎疼痛，疮痈肿毒早期的疼痛。乌蛇《开宝本草》云："主诸风瘙癫疹，疥癣疮毒，皮肤不仁，顽痹诸风。诸药相伍，祛风解毒止痛消肿。"

痛风止痛方

[组成] 苏木30g，细辛8g，千斤拔30g，羌活15g，独活15g。

[功效] 祛风解毒止痛。

[用法] 诸药同煎30分钟，先熏后洗患处，每日一次，5次为一个疗程。

[主治] 痛风。

[案] 孙某，男，45岁。2012-06-21初诊。

病史：患者有痛风病史6年，左脚蹑指关节红肿疼痛5天，自服英太青及抗生素，疼痛好转，但脚趾仍然红肿，给予痛风止痛方5剂，肿消痛止。

[考辨] 苏木归肝、胃、大肠经。功效活血祛瘀，消肿定痛。

千斤拔性凉、淡，无毒。疏筋活络，祛风活血。治风湿脚气，四肢关节酸痛。《植物名实图考》："治筋骨，行脚气。"《药材资料汇编》："去风湿，止痛。"

细辛性辛、温。功效祛风，散寒，行水，开窍。治风冷头痛，鼻渊，齿痛，痰饮咳逆，风湿痹痛。

羌活、独活同源于伞形科，而辛散苦燥温通，均善祛风散寒、胜湿止痛、发表。主治风寒湿痹，风寒表证，表证夹湿及头风头痛等证。但独活药力较缓，主散在里之伏风及寒湿而通利关节止痛，主治腰以下风寒湿痹及少阴伏风头痛；羌活则作用强烈，主散肌表游风及寒湿而通利关节止痛，主治上半身风寒湿痹、太阳经（后脑）头痛及项背痛。

痛风病的表现：脚趾关节处出现红、肿、热、痛，功能障碍等一派阳热实证的表现。临床以清热解毒药治疗。余独辟蹊径采用辛温祛风药来治疗，为什么？什么是风药？风药是指一类性味辛温或辛凉，具有祛风发汗、通经活络、升阳解表、燥湿醒脾、散火解郁之药。风为六淫之首，其性能胜湿、能解郁、能消肿。古方八味大发散就是应用风药的典范，它出自《眼科奇书》。由麻绒、蔓荆子、藁本、羌活、防风、川芎、细辛、老生姜、白芷组成，方中老姜为引，余八味，故名八味大发散。余使用本方治疗多例红眼病，皆获效果。故风药散火消肿力强。

[临床心得] 本方在痛风急性发作期，外洗消肿止痛，但不能降低尿酸。余一般内外同治。内服方：苍术、萆薢、防己、通草、薏苡仁、寒水石、地龙、牛膝、土茯苓、甘草。若痛甚，触之灼热者加苏木、蒲公英；若肿甚，加金银花、连翘。痛风之病机为湿毒入络。治疗以清热祛湿，通经活络为大法。本方脱胎于三妙丸、加减木防己汤、苍术防己汤。三妙丸功效清热燥湿，主治湿热下注，脚膝红肿。加减木防己汤是辛温辛凉复法，功效清暑祛湿，主治暑湿痹证。苍术防己汤功效清热祛湿，通经活络，主治湿热痹。方中苍术甘温微辛，有健脾胃，发汗除湿之力；防己苦寒，为利尿镇痛药，能通腠理，利九窍，清十二经之湿热；通草性寒味淡，为消炎性利尿药，能去湿热利小便；薏苡仁甘、淡、微寒，为滋养利尿药，能健脾渗湿；地龙性味咸寒，能泻热利水，通络祛湿；牛膝补肝肾，通络散恶血，能引药下行；甘草调和诸药而缓中；寒水石辛、咸、寒，《本经》云："寒水石主身热，腹中积聚邪气，皮中如火烧。"国医大师朱良春亦云："寒水石不同于生石膏，此药善祛经络之热，故在风湿病治疗中见红肿疼痛者即用之。"用量一般30g。诸药相伍清热祛湿，通经活络止痛。结合外用洗剂，双管齐下，取效较速。

牙痛外用专方

[组成] 蜂房10g，防风10g，白芷10g，细辛10g。

[功效] 解毒祛风止痛。

[用法] 同煎30分钟，药液口内含漱，一般1～2次即愈。

[主治] 各类原因引起的牙痛。

[考辨] 蜂房甘，平，有毒。李时珍云："阳明经药也。取其以毒攻毒，兼杀虫之功尔，止风虫牙痛，煎水含漱。"细辛性辛，温，归肺、肾经。功效散寒解毒，祛风止痛，温肺化饮。细辛善治牙痛是因其祛风止痛为其长。早年治疗牙痛难忍，取少许细辛为末放牙痛处，即可止痛。疼痛缓解后再辨证治疗。对于神经性或者过敏性牙痛，余用定痛散，即细辛3g，制川乌2g，乳香3g，白芷3g。诸药成极细末，每次取少许放患处。细辛止痛，是因含有挥发油，具有局部麻醉作用。对传导麻醉、黏膜麻醉、浸润麻醉都有很好效果，多用于牙科麻醉。细辛10g，浸泡乙醇中，一周后应用。用于拔牙、牙周脓肿切开局麻用。防风辛、甘、微温。具有祛风解表，除湿止痛，疏肝解痉，杀虫止痒的功效。白芷性温，

味辛。祛风湿，活血排脓，生肌止痛。四味中蜂房、白芷入阳明经；防风入太阳经；细辛入少阴经。故这三经病邪引起的牙痛，皆有明显效果。

[临床心得] 牙痛的治疗，实火以清胃散加味，虚火以潜阳丹治疗，效果佳。后来通过临床摸索，用这几位药口内含漱，效果理想。简、便、易、廉，特写出来供大家验证使用。

阴道炎外洗方

[组成] 黄柏15g，蒲公英30g，白矾10g，艾叶30g，花椒10g，苦参30g，地肤子50g。

[功效] 消肿解毒，杀虫止痒。

[用法] 水煎30分钟。坐浴20分钟。1天1次。

[主治] 各类原因引起的阴道炎，红肿、疼痛、流脓、黄带。

[考辨] 本方来源于三味洗药，在此基础上加艾叶、花椒、苦参、地肤子而成。艾叶，性辛、苦，温。《名医别录》载："止下痢，吐血，下部疮，妇人漏血，利阴气。"花椒，辛，温，温中止痛，杀虫止痒。地肤子，辛、苦，寒。清热利湿，止痒。《神农本草经》：主膀胱热，利小便。苦参，苦，寒，清热燥湿，杀虫，利尿。苦参清热燥湿，是治疗湿热阴肿、带下之良药。诸药同用清热消肿，杀虫止痒。

手足癣外洗方

[组成] 生大黄9g，白鲜皮30g，苦参30g，地肤子30g，丁香9g，蜂房15g，斑蝥7个。用2斤陈醋浸泡一周后外洗患处。一剂药可用7～8天。一般一个月可愈。

[注意点] 斑蝥，皮肤接触容易起疱，但洗药不会引起皮肤过敏。避免接触眼睛。如对斑蝥畏惧，也可不用，加大蜂房剂量，同效。

手足癣的并发症：

①手足干裂，裂口可以先以上方外洗后加用猪板油川椒膏外搽，可以使皮肤脱皮，变薄。方法：猪板油2两，切成细片加川椒10g，加热融化后，去油渣后收瓶备用。

②手足出汗，特别是脚汗，脚容易生臭味，用干姜散外用效果也特佳。

方药：干姜30g，白矾30g，王不留行30g。

方法：将上药打成细末，用开水泡药后洗脚，每天半小时，3～4天可愈。

切忌：此方勿多用，否则手脚终身无汗。

［案］郝某，男，30岁。2010-05-26初诊。

病史：脚趾脱皮伴瘙痒10天。患者每年夏天发作。刻诊：双脚趾掌散在水疱，瘙痒伴脱皮，予以上方治疗7天后而痊愈。

［考辨］苦参、地肤子，清热燥湿止痒；大黄，泻热通肠，凉血解毒。

白鲜皮，苦、咸，寒，清热燥湿，祛风止痒，解毒。临床治疗风热湿毒所致的风疹、疮毒、黄水淋漓、湿疹、黄疸尿黄。《药性论》：治一切热毒风，恶风，风疮，疥癣赤烂，眉发脱脆，皮肌急，壮热恶寒；主解热黄、酒黄、急黄、谷黄、劳黄等。此药在湿热型皮肤病中广泛应用，一般与白蒺藜同用，用量20～30g。

丁香为桃金娘科植物，丁香的花蕾。处方名为丁香、公丁香，其果实名母丁香。味辛，性温。功效：理气降逆，温中止痛，暖肾。主治脘腹冷痛，呃逆，恶心，呕吐；肾阳不足的阳痿，以及寒湿等证。《本草再新》："开九窍，舒郁气，去风，行水。"

蜂房，味甘，性平，归胃经。功效祛风，攻毒，杀虫，止痛，抗过敏。

斑蝥，辛、热，有大毒。功效破血消癥，攻毒蚀疮，引赤发疱。用于癥瘕肿块，积年顽癣，瘰疬，赘疣，痈疽不溃，恶疮死肌。用法用量：0.03～0.06g，炮制后入丸散用。外用适量。

［临床心得］手足癣与文献中记载的"臭田螺""田螺疱"类似。如《医宗金鉴·外科心法》记载："此证由胃经湿热下注而生，脚丫破烂，其患甚小，其痒搓之不能作，心搓至皮烂，津腥臭，小觉痛时，其痒方止，次日仍痒，经年不愈，极其缠绵。"又记载："田螺疱，此证多生足掌而手掌罕见。初生形如豆粒，黄疱闷胀，硬疼不能着地，连生数疱，皮厚难于自破，传度三五成片湿烂，甚则足跗俱肿，寒热往来。"病机：由脾胃两经湿热下注而成。或久居湿地，水中工作，水浆浸渍，感染湿毒所致。病久湿热化燥，伤血则肌肤失养致皮肤粗糙、干裂，经久不愈。主要与湿、热、风、毒有关。此方清热祛风，解毒止痒。对手足癣有良效。

阳痿外洗方

[组成] 蛇床子120g，罂粟壳30g，肉桂3g。

[功效] 温肾兴阳起痿。

[主治] 功能性阳痿。

[用法] 煎汤15分钟，临睡前外洗阴部或热敷肾俞穴，每日一次，7日为一个疗程，一般1~2个疗程。男性35—50岁，性功能减退是生理转变期，来自工作的压力、家庭的压力很多，乱投医，乱开壮阳药的很多，疗效不太满意。运用此方一般外用1~2剂起效。2个疗程没有明显效果即改其他方法治疗。

[考辨] 蛇床子，味辛、苦，温，归肾经。功效：杀虫止痒，燥湿祛风，温肾壮阳。其杀虫止痒作用我们比较熟悉，但温肾壮阳之性，一般医生都很少重视。此药温补肾阳之性，甚过淫羊藿。孙思邈甚赞此药，他在《千金方》30首治疗肾虚阳痿精冷方中，用蛇床子方达半数之多，且内服、外用皆有。张景岳的赞育丹也用蛇床子配当归、枸杞子、淫羊藿等治疗阳痿无子。罂粟壳，味酸，性平。功效敛肺气，涩肠，固肾气。先辈张锡纯老善用此药治疗久咳、久嗽。治疗虚劳咳嗽，以山药、地黄、枸杞子、玄参配罂粟壳。朱良春老师的久咳丸：杏仁15g，白矾6g，罂粟壳12g，五味子6g。诸药研成细末，蜜丸为梧桐子大，每服20丸，1日2次。肉桂，性大热，味辛、甘。功效补火助阳，引火归原，散寒止痛，活血通经。用于阳痿，宫冷，心腹冷痛，虚寒吐泻，经闭，痛经，温经通脉。

[临床心得] 此方系河北省中医院外科名医林为雄老师的经验方。此方以蛇床子为君，罂粟壳为臣，肉桂为佐。结合外洗，直达阴部。此方温肾阳、固肾气同用，体现了阴阳互根的原则。阳痿的产生，究其病因是阳不能搏起，一方面是经络阻滞不通，另一方面是阳虚所致。临床中分虚实来辨治。实证常见湿热、气滞、血瘀；虚证常见肾阳虚。男为阳，女为阴，阴中有阳，阳中有阴，阳主动，阴主内守，阴阳交合谓之人。在临床治疗疾病过程中，时时把握病机，准确用药，结合专病专药，必将取得好的疗效。

脂溢性脱发外洗方

[组成] 透骨草120g，侧柏叶120g，皂角刺60g，白矾9g。

[功效] 祛风止痒，滋阴润燥。

[主治] 脂溢性脱发。

[用法] 水煎外洗，洗时用纱布过滤一下，洗完1～2小时后再用清水洗净。此方止痒效果特别好。轻症单用外洗方即可；重者可以可以配合内服方：补肾祛风汤（自拟）。

方药：生地黄30g，熟地黄30g，怀山药15g，山茱萸10g，防风9g，菟丝子30g，黑芝麻30g，桑椹30g，木瓜12g，天麻10g，当归10g，赤芍9g，肉桂3g，制附片3g。

[考辨] 透骨草，味辛、苦，性温，归肝经。功效祛风除湿，舒筋活络，解毒化疹，活血止痛。《本草纲目》云：透骨草"治筋骨一切风湿疼痛挛缩。"故在风湿病中大量应用，止痛效果很佳，一般用量15～30g。《陕甘宁青中草药选》云：透骨草"善治阴囊湿疹与疮疡肿毒。"因本药外洗可引药透入经络、血脉而达到祛风、活血、止痛的特点。故外洗方中常用。侧柏叶又名扁柏、黄心柏，为常绿乔木，其嫩枝、叶及果皆可入药，其味苦、涩，性微寒，入肺、肝、大肠经，有凉血止血、乌须发、止咳喘的功效。主要用于血热妄行引起的出血病症，并有镇咳、祛痰、降压、防脱发等作用。其果实中的果仁则有养心安神、润肠通便之功效。侧柏叶很重要的功效能凉血乌发。常用于血热脱发或须发早白等。《新医学》载："以鲜侧柏叶浸泡90%的乙醇中7天，取药液涂搽毛发脱落部位，每日3次，治疗各处脱发，多在20～30天后新发开始长出，黑色有光泽，个别生长较稀。余在临床中验证，效果确切。皂角刺，性辛、咸，温，有小毒。功效祛顽痰，通窍开闭，祛风杀虫。皂角种子、枝、刺等均可入药。种子入药，可治癣和通便秘；皂角对很多细菌、真菌有天然的抑制和杀灭的作用。皂角刺为皂荚树的棘刺，其味辛温。主要功效是消肿排脓，祛风杀虫。治疗痈疽疮毒初起，或者脓成不溃者，但痈疽已溃者忌用。一般配穿山甲治疗痈疽早期可以消肿，晚期可以排脓。近年来治疗皮肤肿瘤方面，常用此药，达到消肿排脓效果。

[临床心得] 脂溢性脱发从肾论治，《素问·逆调论》："肾者水脏，主津液。"因为肾为水脏，它在调节体内水液平衡方面起极为重要的作用。肾对体内水液的潴留，分布与排泄，主要靠肾气的"开"和"阖"。所谓肾主开阖"，"开"，主要是输出和排泄水液；而"阖"，指潴留一定量的水液在机体内。"开"和"阖"取决于肾阴、肾阳功能协调。在正常情况下，由于人的

肾阴、肾阳是相对平衡的，肾气的开阖是协调的，因而尿液排泄正常。若肾气虚衰，失掉"主水"的功能而发生水液上溢，引起头皮脂液过度分泌。补肾止痒汤是以六味地黄汤作为底方，原方是三补三泻，现去三泻，专补肾阴，菟丝子、黑芝麻、桑椹平补肾气，防风、木瓜、天麻祛风胜湿止痒，当归、赤芍养血、活血。肉桂、制附片有温补肾阳，化气行水之效。

关节扭伤方

[组成] 生川乌15g，生草乌15g，积雪草10g，六轴子10g，红花15g，桑枝15g，伸筋草15g，乳香10g，没药10g，白芥子10g，栀子10g，当归尾10g。

[功效] 温经散寒，活血止痛。

[主治] 关节扭伤。

[用法] 煎水外洗，每日上、下午熏洗患处各一次。

[注意点] 此方切勿入口。

[效果] 一般3～5剂即愈。

[案1] 徐某，男，25岁。因打篮球不慎扭伤手腕，关节活动受限，肿痛。予上方3剂外洗后，肿痛全消。

[案2] 高某，女，45岁。因爬楼梯不慎扭伤踝关节，当时自用云南白药喷剂、三七片等药治疗后，肿痛更甚。予上方5剂外洗后，痊愈。

[考辨] 乌头分川乌和草乌。而川乌和草乌是同一种系下的两种不同的植物。川乌的茎是直立的，一般高约一米，开紫色花。根是团块状，侧根就是附子，炮制后就是常用的附片。因为是附生于川乌的主根上，故名附子。草乌的茎是蔓生攀援状藤本，一般长约三米，还是开紫色花。草乌的根呈长块形，没有附子。川乌、草乌，辛热，有毒，其搜风定痛，以生草乌较强，但草乌毒性较大，川乌止寒痛效佳。一般治疗风湿痹证，寒邪重者定痛用川乌，寒湿痹重者川草乌同用，但量一般从3～5g开始，逐渐加量至30g为宜，同时与甘草、蜂蜜同煎，可祛乌头毒性。外洗比较安全。朱良春老师的止痛搽剂，生川乌、生草乌、生半夏、生南星各30g，用90%乙醇300ml浸泡一周，外搽痹证疼痛，有明显缓解作用。积雪草既有活血消肿止痛，又有清热解毒利水的功效。对修复受损组织有促进作用。六轴子，苦，温，有毒。功效行气止痛，散瘀消肿。此药善于止痛，尤其是风湿痹证，腰椎间盘突出引

起坐骨神经痛常用之。用量内服1g，和诸药同煎；外用剂量要大，一般10～15g。栀子，味苦，性寒，归心、肝、肺、胃经，具有泻火除烦、清热利湿、凉血解毒、消肿止痛等功效，主要用于热病烦热、湿热黄疸、血热吐衄、疮疡肿毒、跌打损伤等。栀子能疗三焦之热，焦栀子治疗血证也常用，栀子治疗跌打损伤多见于民间验方。江苏苏南一带以栀子10g，红花10g，葱须10根，酒10ml，面粉20g。方法：把栀子、红花打粉后与酒、葱、面调成糊状外敷患处，一般24小时换药一次，一般轻证也有明显效果。当归、乳香、没药活血止痛，桑枝、伸筋草疏筋活络。诸药同用，活血止痛消肿。

[临床心得]"水无热不沸，血无热不行"，这是山西高允旺老师一句名言。关节扭伤，瘀血阻络，引起局部肿胀疼痛，应用温热药能较快速的消肿止痛，达到活血祛瘀、消肿止痛之效。此方对急性关节扭伤有良好的疗效，同样对慢性的关节扭伤也具有好的效果，希同道验证之。

斑秃灵方

[组成]补骨脂50g，当归20g，桂枝15g，生姜30g。

[功效]补肾活血，养血生发。

[用法]捣碎和匀，加入95%乙醇500ml内浸泡一周后备用。取棉签蘸斑秃灵少许，擦斑秃处至红润为度，每日2次。

[效果]一般20天左右可见绒毛生长，开始由白变黄转黑，而逐渐长成正常头发，平均要2～3个月。

[考辨]本病成因，多与肝、脾、肾虚损的基础上，感受风寒而致寒滞血瘀，引起头发脱落。在民间早有生姜治疗斑秃的经验，生姜具有温经散寒之效。桂枝能引药上达，发汗解表，散寒止痛，温通经络之效；当归补血，活血；补骨脂温以助阳，可治疗斑秃。乙醇浸泡有助于药性渗入毛囊。诸药合用，可以促进毛囊再生。此经验方来自苏自强老中医之手，我用了20多年，效果100%。在这里要特别感谢苏医生。

鹅掌风特效方

[组成]白矾10g，皂矾10g，侧柏叶30g，儿茶10g，生地黄50g，黄精50g。

[功效]杀虫止痒润肤。

[主治] 鹅掌风。

[用法] 水煎外洗，每日1次，7次为1个疗程，一般1～2个疗程。

[案] 孙某，女，45岁。2012-06-27初诊。

病史：手部皮肤粗糙干硬伴有皲裂以及鳞屑1年。患者手掌处开始出现水疱并且角质增厚，手部皮肤变得粗糙干硬，逐渐有皲裂并且角质增厚，以及鳞屑的症状，瘙痒较甚。在多家医院诊断为手癣，给予抗真菌膏剂外用，无明显效果。求治于中医。予以上方7剂外洗后，手掌皮肤皲裂及鳞屑明显好转，继续原方治疗20天，手掌皮肤光滑如初。

[考辨] 鹅掌风特效方系明代陈实功《外科正宗》中二矾汤加生地黄、黄精而成。方中白矾酸涩能解毒杀虫，燥湿止痒；皂矾治疮毒溃烂，疥癣瘙痒；侧柏叶凉血止血，止咳祛痰，祛风湿，散肿毒；儿茶收湿生肌敛疮；生地黄、黄精滋阴润燥。诸药同用，共奏杀虫止痒、滋阴润燥之功。

扁平疣外洗方

[组成] 马齿苋50g，蜂房20g，蛇床子10g，苦参10g，木贼10g，鸦胆子20g，陈皮10g，苍术10g，细辛6g，大青叶20g。

[功效] 解毒止痒，攻坚散结。

[主治] 扁平疣。

[用法] 煎水外洗患处，每日2次，以局部发红为度。一般7天为1个疗程。可以继续2～5个疗程。此方系庄国康老的经验方，余在庄老方基础上加鸦胆子20g，疗效更佳。

[案] 杨某，女，30岁。2009-04-20初诊。

病史：面部及手背扁平样丘疹2年。刻诊：手背、前额可见褐色扁平样丘疹，呈米粒状，曾用中药治疗无明显效果。诊断：扁平疣。外洗方：马齿苋50g，蜂房20g，蛇床子10g，苦参10g，木贼10g，鸦胆子20g，陈皮10g，苍术10g，细辛6g，大青叶20g。外洗7天后，皮疹褪色，继续用药7天后全部脱落。

[考辨] 蜂房、鸦胆子攻坚破积；马齿苋、蛇床子、苦参、木贼、大青叶解毒止痒；细辛辛温走窜，达表入里；陈皮、苍术理气燥湿。诸药相伍，共奏攻坚散结、解毒止痒之效。

丹毒外敷方

[组成] 大黄50g，寒水石50g，鲜野菊花30g，黄柏15g，白矾9g，青黛15g，藤黄9g。

[功效] 清解热毒，凉血消肿。

[主治] 急性丹毒。

[用法] 共成细末，用醋调药粉如糊状外敷患处。

[案] 王某，男，35岁。2011-07-20初诊。

病史：右下肢红、肿、热、痛7天。患者7天前，无明显原因右下肢出现红肿，如云片状，在某医院诊断为下肢丹毒，给予抗生素治疗，症状稍好转。刻下：右下肢稍红，触之疼痛。予以丹毒外敷方治疗5天，诸症消失。

[考辨] 方中大黄、青黛泻火解毒；野菊花、黄柏清热解毒；藤黄消肿化毒，止血杀虫。《本草纲目拾遗》云"治疗痈疽，止血化毒，敛金疮，也能杀虫。"寒水石，《本经》云："治腹中积聚，咸能软坚，身热皮中如火烧，咸能降火也。"白矾具有解毒杀虫，燥湿止痒之效。诸药相伍，泻解热毒，凉血消肿。

银屑病外洗方

[组成] 侧柏叶100g，紫苏叶100g，白蒺藜240g，生地黄100g。

[功效] 祛风润燥，杀虫止痒。

[主治] 血燥型银屑病。表现：皮肤红斑，鳞屑层层脱落，瘙痒明显等。

[用法] 水煎2000ml，外洗患处。

[考辨] 侧柏叶味苦，滋阴，带涩敛血，是补阴之要药；紫苏叶发散风寒之邪，透毛孔；白蒺藜苦寒，清泻肝火，祛风止痒；生地黄清热凉血，养阴，生津，润燥。四药同用，共奏祛风润燥、杀虫止痒之功。

多发性疖病外洗方

[组成] 芫花15g，花椒15g，黄柏30g。

[功效] 清热燥湿，杀虫疗疮。

[治疗] 多发性疖病。

[用法] 共为粗末，放于纱布袋内煎汤外洗，可配合内服汤剂大败毒汤。

［考辨］芫花外用能杀虫疗疮，与甘草同用外洗可治疗狐臭；花椒能除湿止痒，止痛；黄柏泻火解毒。诸药共用，泻火解毒疗疮。

［案］葛某，男，18岁。2012-10-11初诊。

病史：臀部遍发疖肿30天。患者1个月前臀部初起个脓头，经过治疗好转，以后连续不断，此起彼伏，臀部多处红色丘疹瘙痒，舌苔薄腻，脉细弦。诊断：多发性疖病。给予外洗方：芫花15g，花椒15g，黄柏30g。水煎外洗，1日1次，10剂后，疖肿消失。

［按］多发性疖病，治疗比较顽固，一般的方法不容易根除。外洗方取效较快，方中芫花是取效的关键。

皮肤湿疹外洗方

［组成］青黛10g，野菊花50g，蛇床子50g，白鲜皮50g，萹蓄20g，大黄20g，土荆皮50g，金银花50g，苦参50g，黄芩20g，黄连20g，芒硝120g，苍术30g，地肤子50g，蒲公英50g，白矾10g。如果局部糜烂可以用马齿苋50g，黄连20g，黄柏20g，煎汤湿敷。

［功效］清热解毒，祛湿止痒。

［主治］皮肤湿疹，阴部，肛门湿疹，多发性疖疮有良效。20多年来治疗数百例病人，效果很佳。

［案］马某，女，40岁。2012-05-20初诊。

病史：双下肢湿疹2年，加重20天。2年来夏季加重，今年5月份起双下肢湿疹复发，散在红疹，挠破渗水，瘙痒甚。刻诊：双下肢皮肤见散在粟米大红色丘疹，间有水疱，局部可见糜烂，渗出液多。用皮肤湿疹外洗方：青黛10g，野菊花50g，蛇床子50g，白鲜皮50g，萹蓄20g，大黄20g，土荆皮50g，金银花50g，苦参50g，黄芩20g，黄连20g，芒硝120g，苍术30g，地肤子50g，蒲公英50g，白矾10g。5剂。

二诊：上药外洗5天后，皮肤水疱，局部糜烂消失，继续原方外洗5天，下肢红斑好转，继续原方外洗10剂后，临床治愈。

［考辨］湿疹属于"癣疮"范畴。《医宗金鉴》对本病有详细的论述，一般认为本病与风、湿、热客于肌腠而成。因此治疗以清热，利湿，解毒为主。方中大黄、黄芩、黄连都是苦寒之品，黄芩解肌肤之热，黄连泻心之热，大黄泻下解毒；青黛咸寒，《开宝本草》外用能解热疮恶肿，金疮下血，蛇犬之毒；金银

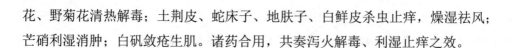

花、野菊花清热解毒；土荆皮、蛇床子、地肤子、白鲜皮杀虫止痒，燥湿祛风；芒硝利湿消肿；白矾敛疮生肌。诸药合用，共奏泻火解毒、利湿止痒之效。

外阴溃疡外洗方

[组成] 威灵仙15g，蛇床子15g，当归尾15g，砂壳9g，土大黄15g，葱须头7个，苦参15g。

[功效] 泻热解毒，杀虫止痒。

[主治] 女性阴道溃疡，晚期宫颈癌。

[用法] 诸药碾成细末，纱布包煮，连熏带洗。

[案] 严某，女，44岁。2011-08-21初诊。

病史：外阴溃疡伴疼痛1年。患者1年来阴部不适，以后逐渐发展为溃疡伴疼痛，带下黄色，无冶游史。在多家医院诊断：外阴溃疡待查？求治于中医。予以溃疡外洗方外洗，麻凡膏外涂。5天后复诊，药后疼痛消失，继续用上方外洗25天，疮面痊愈。

[考辨] 外阴溃疡一般属于阴疮，治疗比较困难。土大黄，《本草纲目拾遗》载："破瘀生新。治疗跌打，消痈肿，止血，愈疥癣。"砂壳《简易方论》载："治口吻生疮"；葱须头味辛，性平，疏散风寒，解毒；威灵仙能宣通经络止痛；当归活血养血；苦参、蛇床子杀虫止痒。诸药相伍，破瘀生肌，解毒止痛。

还有很多熏洗方效果也妙，如鸽子粪外洗冻疮破溃，红辣椒外洗治疗冻疮红肿，桑枝外用治疗痔疮肿痛，童尿外洗治疗跌打损伤，硼砂治疗头皮油腻，葱白外洗消乳痈等。

总之，熏洗法有直达病灶、简便易廉、疗效高等特点，特别适用于中医外科的使用。

[考辨] 书中有部分中药的名称鉴别如下：土牛膝与牛膝，牛膝分为土牛膝、怀牛膝、川牛膝是三种。土牛膝为苋科植物牛膝的野生种及柳叶牛膝、粗毛牛膝钝叶上牛膝的根及根茎。味甘、微苦、微酸，性寒，归肝、肾经。功效活血祛瘀，泻火解毒，利尿通淋。主闭经，跌打损伤，风湿关节痛，痢疾，白喉，咽喉肿痛，疮痈，淋证，水肿。余常用土牛膝治疗咽喉肿痛，小便淋漓刺痛，闭经，疗效尤为突出。一般用量15～30g。川牛膝长于活血，一般作为下肢疼痛、麻木的专药，用量10～30g，但一定要生用，生用祛恶血之力强。怀

牛膝长于补肝肾，强筋骨。用量10g，但一定要酒炒补肝肾之力更强。

土大黄与大黄的区别，土大黄以清热解毒，止血，祛瘀，通便，杀虫为主。多用于外科疮毒，以及血证的治疗。大黄以泻热通肠，凉血解毒，逐瘀通经。多用于泻热通便，通经，泻下热毒。

朴硝与芒硝，硝煎炼的结果，在底者为朴硝，在上者为芒硝。朴硝苦涩性急，芒硝性稍缓，能荡涤三焦肠胃实热，推陈致新。

熏法二方

熏法是外治法中一种。指借助于药力和热力的作用，以促进腠理疏通，气血流畅，达到消肿、止痒、止痛、祛风目的。此法首见于《五十二病方》。外科所用熏法可分热气熏和烟熏两种。该法多用于肿疡初起、痔或皮肤病等诸多疾患。具体而言，热气熏法：以药水煎沸于小口锅中，使患处直接对准锅口熏之；烟熏法：亦名药拈子熏、神灯照法，即按证用药，将药研为细末，以棉纸裹药搓捻，或以油浸之，用时燃点烟熏患处。使用该法时要避免造成皮肤灼伤。余在临床中善用烟熏法治疗外科疾病，特介绍如下。

熏药治癣方

[组成] 苍术9g，黄柏9g，苦参9g，防风9g，鹤虱草12g，大风子30g，白鲜皮30g，松香15g，五倍子15g。

[功效] 除湿祛风，杀虫止痒，润肤。

[主治] 神经性皮炎、慢性湿疹、松皮癣、皮肤瘙痒，特别对银屑病表现皮肤粗糙的顽固瘙痒的效果较佳。

皮肤肥厚方

[组成] 大枫子30g，地肤子30g，蓖麻籽30g，蛇床子30g，艾叶30g，紫苏子12g，当归12g，川芎12g，杏仁12g，苦参12g。

[功效] 祛风杀虫，活血润肤。

[主治] 鱼鳞病、银屑病。

第二篇 十五味药物心得

"授人以鱼，不如授之以渔。"遣方用药，倚重于思路，也就是辨证论治。此篇以十五味中药为题，详述各药性味归经及治病秘方，总结余临证多年之用药经验、心得。

虫类药物具有攻坚破积，活血化瘀，息风镇痉，消痈散肿，疏风通络等功用。我在基层医院工作时，农村经常用简便易廉方药来治病。下面的方药有的是农村的土方，有的是师傅所传，疗效真实可靠，特记如下。

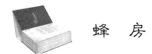

蜂 房

蜂房，性甘、平，归胃经。具有攻毒，杀虫，止痒，祛风止痛之功效。《本草从新》中记载蜂房不但能益肾温阳，而且解毒疗疮，消肿定痛，还能调理冲任。

本品能攻毒杀虫，攻坚破积，为外科常用之品。余常用来治疗以下疾病。

牙痛

牙痛是一种常见疾病。中医认为牙痛是由于外感风邪，胃火炽盛，肾虚火旺，虫蚀牙齿等原因所致。表现为牙龈红肿，遇冷热刺激痛，面颊部肿胀等。蜂房能攻毒，杀虫，止痛。《本草纲目》：蜂房阳明药也，外科齿科及他病用之，皆取其以毒攻毒兼杀虫之功也。

余常用牙痛经验方：蜂房10g，防风10g，细辛5g，白芷10g。煎水含漱，1日数次。治疗各类牙痛其效如桴鼓，而且很多愈后不复发。蜂房与防风相伍能治疗虫蚀牙痛，与细辛相伍治疗少阴牙痛，与白芷相伍治疗阳明牙痛。所以治疗牙痛首选蜂房。

[案] 王某，男，71岁。2011-05-25初诊。

病史：牙齿疼痛20天。患者20天以来，牙齿疼痛，无红肿，口不干，自服去痛片好转，停药即痛。给予上方1剂，煎汤含漱3次以后，疼痛消失。电话随访一年，疼痛未作。

疮痛肿毒

[常用方] 露蜂房用锅炒至黄黑存性，研成细末；取加一倍猪胆汁水，煮沸凉后待用。以蜂房粉20g，猪胆汁液30ml，调匀，再加30g凡士林油配成软膏。使用时将药膏涂在敷料上，盖贴患处，用胶布固定即可，每日1次。适用于体表化脓性感染性疾病，如乳腺炎、急性化脓性腮腺炎、急性淋巴结炎以及痈、疖、蜂窝织炎。

[案] 潘某，女，28岁。2012-01-20初诊。

病史：右乳房肿胀、痛，乳汁排泄不畅已2天。患者产后1个月，恶露已净。右乳房胀痛，乳汁排泄不畅已2天，无发热。刻诊：右乳外上象限结块明显，边界欠清，压痛，皮色微红，口干，二便正常。苔薄白、舌偏红，脉弦。诊断：乳腺炎。治疗蜂房膏外敷3天后，疼痛消失，但仍有小指头大结块，仍以原法治疗5天后肿块消失。

过敏性鼻炎

过敏性鼻炎是指突然和反复发作的鼻痒、喷嚏、流清涕、鼻塞等为特征的鼻病，又称为变态反应性鼻炎。中医称为"鼽嚏""鼻鼽"等。本病可发生于任何年龄，但常见于青年，属全身性疾病。临床辨证多以肺、脾、肾虚或兼风，寒邪侵袭为主。从临床观察多例患者，共同的症状全身表现：面色㿠白，倦怠乏力，怕冷，舌淡苔白，脉两寸关弱。局部表现：鼻痒、喷嚏、流清涕、鼻塞。病机：肺肾两虚，气血不足，寒邪内陷太阴、少阴。治疗：补益气血，祛风散寒，温肾。余常用补中益气汤合四物汤加蜂房、鹿衔草。考辨：蜂房治疗肾阳虚衰引起的带下，清稀如水状，效如桴鼓。清水带下与清水鼻涕同属水邪。病机一致，所以用来治疗过敏性鼻炎效果特佳。鹿衔草既能补虚，益肾，又能祛风除湿，活血调经。治虚弱咳嗽，劳伤吐血，风湿关节痛，崩漏，白带，外伤出血。余在上方基础上常用蜂房配鹿衔草。二药相伍，能温煦肾阳，升固奇经，是治本之图。

［案］吴某，女，21岁。2013-03-13初诊。

病史：反复发作的鼻痒、喷嚏、流清涕3年。患者3年来一直鼻痒，喷嚏连连，清涕如水状。刻诊：鼻塞，痒，时流清涕，怕冷，乏力，月经错后，色暗。舌淡苔白，脉沉弱。

诊断：过敏性鼻炎。

辨证：肾阳虚衰，寒邪内陷，气血两亏。

治疗：温补肾阳，补益气血，祛寒散风。

方药：补中益气汤合四物汤加蜂房、鹿衔草。

红参10g，黄芪24g，白术10g，当归10g，陈皮5g，升麻5g，柴胡5g，白芍10g，川芎10g，熟地黄10g，白蒺藜10g，蝉蜕10g，蜂房10g，鹿衔草15g。10剂。

二诊：药服10剂后，鼻痒、喷嚏明显好转，继续以原方治疗20天后，诸症消失。

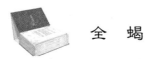

全　蝎

全蝎也称全虫，味辛，性平，有毒，归肝经。能息风镇痉，化瘀解毒，攻毒散结，通络止痛，能消除淋巴结肿大。以蝎尾功效最强。国医大师朱良春老师善用此药治疗偏头风，风湿痹证，癌肿等疗效颇佳。余师其法运用全蝎治疗外科方面疾患也得心应手，屡获佳效。

瘰疬

瘰疬俗称老鼠疮，相当于西医的淋巴结结核。此病易破、易溃，治疗棘手。余常用经验方治疗，方药：核桃壳一个，全蝎二个，生蜘蛛五个。外用蒜片在瘰疬部位隔蒜灸，2日一次，治疗多例病人效佳。

方法：把全蝎、蜘蛛放在核桃壳里，麻绳固定，放在豆草火上烧存性，碾成细末，黄酒送下。注意点：核桃壳一定留部分核桃仁。核桃，味甘，性温，归肾、肺、大肠经，能补肾温肺，润肠通便。临床证实：核桃有效成分对小鼠S37肿瘤有抑制作用。核桃枝对多种肿瘤，如食道癌、胃癌、鼻咽癌、肺癌、甲状腺癌、淋巴肉瘤等都有一定的抑制作用。此外，核桃对癌症患者还有镇痛，提升白细胞及保护肝等作用。全蝎搜络化痰，攻毒散结，善消淋巴结肿大。蜘蛛性微寒，有毒，归肝经。功效止血，消疣赘。《太平圣惠方》云：疗疮毒，止金疮血出。蜘蛛一般取农村家里墙上的蜘蛛，颜色较淡，胸部较小，腹部较大的为宜。（色黑胸大的毒性强）三药相伍，消坚散结，达到祛邪而不伤正。

附：简要介绍一下隔蒜灸。

外用蒜片在瘰疬部位隔蒜灸的方法。首载于晋·葛洪《肘后备急方》。而隔蒜灸一名，则最见于宋代陈自明的《外科精要》。古人主要用于治疗痈疽，宋代医家陈言在所撰《三因极一病证方论》卷十四中有较详细的论述：痈疽初觉"肿痛，先以湿纸复其上，其纸先干处即是结痈头也……大蒜切成片，安其送上，用大艾炷灸其三壮，即换一蒜，痛者灸至不痛，不痛者灸至痛时方住。"该书还提到另一种隔蒜灸法，即隔蒜泥饼灸："若十数作一处者，即用大蒜研成膏作薄饼铺头上，聚艾于饼上灸之"。在明·张介宾《类经图翼》中又作进一步的发挥，"设或疮头开大，则以紫皮大蒜十余头，淡豆豉半合，乳香二钱，同捣成膏，照毒大小拍成薄饼，置毒上铺艾灸之"，发展成隔蒜药饼灸法。现代在灸治方法上基本上沿袭古代，有医者将其发展为铺灸，在治疗范围上则有所扩大，如用以治疗肺结核及疣等皮肤病证。操作方法：分隔蒜片灸和隔蒜泥灸两种。隔蒜片灸：取新鲜独头大蒜，切成厚0.1～0.3cm的蒜片，用针在蒜片中间刺数孔。放于穴区，上置艾炷施灸，每灸3～4壮后换去蒜片，继续灸治。隔蒜泥灸：以新鲜大蒜适量，捣如泥膏状，制成厚0.2～0.4cm的圆饼，大小按病灶而定。置于选定之穴区按上法灸之，但中间不必更换。主治病证多用于痈、疽、疮、疖、瘰疬、疣及腹中积块等。

[案] 秦某，女，35岁。2010-11-22初诊。

病史：左颈部两个淋巴结肿大，无疼痛2个月。在某医院诊断：颈部淋巴结炎。给予抗生素治疗20天，无缩小。遂来中医诊治，给予全蝎蜘蛛散10剂，外用隔蒜灸5次，肿块明显缩小，继续治疗10天后，淋巴结消失。

便毒

便毒是生于阴部大腿根缝处的结肿疮毒，其未破溃之时叫便毒，既溃之后叫鱼口，或左或右。与西医性病性淋巴结肉牙肿相吻合。

方药：穿山甲（代）6g，龟甲6g，生甘草7g，全蝎3g，炒碾成细末，一次性冲服，一般用药20次有良效。

［案］汤某，男，30岁。2010-02-21初诊。

病史：右腹股沟处红肿伴疼痛1周，自服头孢菌素胶囊3天，局部仍然红肿。刻诊：患者无发热，口不干，右腹股沟处红肿伴脓头。

诊断：便毒。

方药：穿山甲（代）6g，龟甲6g，生甘草7g，全蝎3g，炒碾成细末，金银花30g，连翘15g，煎汤送服。

外用：芙蓉膏外敷。3天后复诊：脓出肿消。

蜂蝎蜇伤

蜂蝎蜇伤局部表现红肿疼痛，特别在春天赏花季节多见。余在门诊自备全蝎酒，患者来了，直接用酒外涂即可。

方药：全蝎3g，放在75％乙醇200ml中，瓶口密闭，放的时间越久越好，外涂患处，即刻止痛消肿。

狐疝

狐疝又称"狐疝风"，是小肠坠入阴囊，时上时下，平卧或用手推时肿物可以进入腹腔，站立时肿物又坠入阴囊，如狐之出入无常，故称之为狐疝。余常用全蝎7个，瓦上焙干，碾成细末，一次服一剂，黄酒冲服，新病连服四剂，久病七剂。此方是陈瑞山老家传方，治疗此病数人皆效。

［案］刘某，男，34岁。2011-07-21初诊。

病史：患阴囊肿大，重坠6年，在医院诊断为腹股沟疝。建议手术治疗，患者惧怕，给予上方七剂而愈。

睑腺炎

睑腺炎俗称麦粒肿、针眼，多发生于年轻人。此病顽固，极易复发，严重时可留有眼睑瘢痕。余常用全蝎10g，在瓦片焙干，打成细末，每次3g，每日2次，金银花20g煎汤送服，效果很佳。全蝎散结消肿，金银花清热解毒，疏散风热力强，故二者合用。能解毒散结消痈。

［案］王某，女，14岁。2011-07-15初诊。

病史：右眼眼睑反复出现脓头1个月，在医院给予抗生素治疗好转，不久又出现脓头伴疼痛。给予银花全虫方三剂，外用耳尖放血治疗。3天后脓消肿退，继续原方三剂善后。

下肢丹毒

丹毒多由肝火湿热郁遏肌肤而成，常因疲劳诱发，病情容易反复发作，不容易根除。余常用全蝎30g，穿山甲（代）45g，碾成细末，每次5g，1日1次。效果很佳。全蝎解毒消痈力强又能消肿散血，与化毒攻坚药穿山甲（代）合用，故效如桴鼓。蝎甲散不仅能治疗丹毒，对下肢静脉炎、静脉曲张、椎间盘突出等疾病，疗效显著。

［案］唐某，女，29岁。2010-03-20初诊。

病史：左下肢红肿热痛2天，自服抗生素无明显效果。刻下：左下肢红肿，呈云片状，高出皮肤，触之烫手，舌红，苔黄腻，脉弦数。

诊断：下肢丹毒。

治疗：清热利湿，解毒凉血消肿。

方药：五神汤加减。

金银花30g，连翘20g，板蓝根15g，赤芍10g，牡丹皮10g，车前草30g，黄柏10g，牛膝9g，紫花地丁30g，泽泻10g，玄参10g。5剂，同时加服蝎甲散：全蝎10g，穿山甲（代）15g，碾成细末，每次5g，1日1次。

外用丹毒外敷方：大黄50g，寒水石50g，鲜野菊花30g，黄柏15g，白矾9g，青黛15g，藤黄9g。上药碾成细末，麻油调涂，1日3～5次。二诊：上方服5天，疼痛消失，红肿消退。继续蝎甲散善后。

皮肤瘙痒症

皮肤瘙痒症是指全身无原发皮疹，但有瘙痒的一种皮肤病，由风、热、湿、毒多种因素引起。中医称之为"痒风"。全蝎是祛风止痒之要药，《开宝本草》："疗诸风瘾疹及中风半身不遂，口眼㖞斜，语涩，手足抽掣。"

赵炳南全虫方：全蝎6g，皂角刺4g，猪牙皂角2g，刺蒺藜5g，炒槐花5g，炒枳壳3g，苦参2g，荆芥2g，蝉蜕2g，威灵仙4g，白鲜皮10g，紫草根3g。此方除湿解毒，息风止痒。主治风湿内侵结为湿毒，皮肤瘙痒。运用此方治疗多例皮肤瘙痒症，效果佳。

[案]宫某，女，55岁。2012-10-13初诊。

病史：患者全身瘙痒3个月。患者3个月来发现皮肤瘙痒，曾间断服用西替利嗪、氯苯那敏等西药，无明显效果。因为食海鲜后瘙痒剧，夜难入眠。刻诊：皮肤粗糙，腰及四肢有抓痕和少量血痂，口干，二便正常。舌苔白，脉细弦滑。

诊断：皮肤瘙痒症。

辨证：血虚风燥。

予以全虫方加减：生地黄30g，全蝎6g，皂角刺4g，猪牙皂角2g，刺蒺藜5g，炒槐花5g，炒枳壳3g，苦参2g，荆芥2g，蝉蜕2g，威灵仙4g，白鲜皮10g，紫草根3g，生地黄30g内服。

二诊：药服10剂后瘙痒明显好转，夜安，下肢仍痒，上方加川牛膝9g，土牛膝20g，继续服20剂后，瘙痒基本消失。川牛膝引经，土牛膝解毒。二者合同效佳。

扁桃体炎

扁桃体炎表现为咽喉部疼痛，红肿为特点。余常用蝎尾放在胶布上贴在扁桃体相对应的外在部位，24小时换一次，一般1～2次即愈。

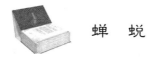

蝉 蜕

蝉蜕，味甘，性寒，归肺、肝经。功效疏散风热，利咽开音，透疹，明目退翳，息风止痉。用于风疹湿疹、慢性荨麻疹、皮肤瘙痒，常配荆芥、防风、苦参等同用，如消风散。张锡纯的《医学衷中参西录》记载：能发汗，善解外感风热，为温病初得之要药。又善托瘾疹外出，有皮以达皮之力，故又为治隐疹要药。与蝎蜕并用，善治周身癫癣瘙痒。用于目赤翳障，本品入肝经，善疏散肝经风热而有明目退翳之功，故可用治风热上攻，目赤肿痛，翳膜遮睛，常配菊花、白蒺藜、决明子等同用，如蝉花散。用于惊痫夜啼，破伤风证。本品甘寒，既能疏散风热，又可凉肝息风止痉，故可用治小儿感冒夹惊，惊痫夜啼。可用本品研末，薄荷、钩藤煎汤送下，如止啼散；若小儿急热惊风，可以本品配牛黄、黄连、僵蚕等同用，用治破伤风症，轻症可单用本品研末，以黄酒冲服；重症可配伍天麻、僵蚕、全蝎同用，如五虎追风散。另外大剂量20～30g蝉蜕有明显缓解肌肉痉挛作用，治疗中风后手足拘挛症有良效。余在外科方面常用以下几个方面。

脱肛

主要症状为有肿物自肛门脱出。初发时肿物较小，排便时脱出，便后自行复位。以后肿物脱出渐频，体积增大，便后需用手托回肛门内，伴有排便不尽和下坠感。中医认为以中气下陷引起的多见，在辨证论治的同时可以外用下方效果颇佳。

蝉花散：蝉蜕10g，冰片5g，麝香0.2g，打成细末，香油调涂，1日1次。

考辨：蝉蜕取其轻轻上升之性，麝香《本草纲目》云："通诸窍，开经络，透肌骨，解酒毒。""盖麝香走窜，能通诸窍之不利，开经络之壅遏，若诸风，诸痛，诸气，诸血，惊痫，经络壅闭，孔窍不利者，安得不用为引导以开之通、之也。"冰片《医林纂要》："冰片主散郁火，能透骨热，治惊痫，痰迷，喉痹，舌胀，牙痛，耳聋，鼻息，目赤浮翳，痘毒内陷，杀虫，痔，催生，性走而不守，亦能生肌止痛。然散而易竭，是终归阴寒也。"三药相伍，收敛升提，其症自愈。

［案］姜某，男，61岁。2012-06-12初诊。

病史：反复肛门有物突出10余年。患者10年来经常肛门有物突出，在多家医院诊断为脱肛。给予中药治疗效果差。刻下：肛门有物排便时脱出，便后自行复位，舌淡苔白，脉弦。给予上方调涂一周后，感突出次数减少，20天后症状消失，随访半年未见症情反复。

阴囊湿疹

阴囊湿疹是一种常见的阴囊皮肤病，俗称"绣球风""肾囊风"。它对称发生，常波及整个阴囊，患处奇痒，临程持久，反复发作，不易根治。本病有急性、慢性之分，急性期相当于"糜烂型"，慢性期相当于"干燥型"。本病多见于夏季阴囊湿疹阴囊皮肤上出现红斑、丘疹、水疱、糜烂、渗出、结痂等多种病症，病人自己感觉灼热和瘙痒。常由于用力搔抓，热水洗烫而出现急性肿胀或糜烂。此病病程较长，反复发作而使皮肤变厚、粗糙、色素沉着。

余治疗此病常用外洗方：花椒15g，大青盐15g，艾叶30g，蝉蜕60g。水煎外洗，1日1次。此方以蝉蜕为君，取其祛风止痒，以皮达皮之效。花椒、艾叶杀虫止痒；大青盐能消炎，止痛，止痒。诸药同用能收祛风止痒，以皮治皮之功效。

[案] 王某，男，39岁。2012-08-01初诊。

病史：阴囊瘙痒1年。患者1年来感阴囊瘙痒，在某院诊断为阴囊湿疹，给予激素等外用药治疗，症情暂时缓解，停药后又反复。刻诊：阴囊皮肤上出现红斑，丘疹，抓痕，瘙痒较甚，舌质淡红，苔白腻，脉缓。予以花椒15g，大青盐15g，艾叶30g，蝉蜕60g。水煎外洗，1日1次。二诊：药外洗5天后瘙痒明显好转，继续原方治疗20剂后痊愈。

水疝

水疝，病名。阴囊积水水肿之病证。《儒门事亲》云：水疝因水湿之气下注，或感受风寒湿邪而发。症见阴囊部肿胀疼痛，阴汗时出，或见阴囊部肿大光亮如水晶状，不红不热；或有瘙痒感，破溃后流黄水；或于小腹部按之而有水声。治宜行气逐水。轻症者可选用五苓散加减，重症者可选用禹功散加减。余治疗此疾常用经验方积液汤：蝉蜕10g，白术15g，茯苓10g，肉桂5g，茴香5g，橘核10g，青皮3g，陈皮10g，瞿麦10g。

[案] 王某，男，8岁。2011-04-12初诊。

病史：家属代述近两月来在洗澡时偶尔发现左侧阴囊肿大，始小渐大如小手拳。在多家医院诊断：疝气。建议手术治疗，患儿家属拒绝，求治于中医。刻诊：左侧阴囊部肿大光亮，舌淡苔白腻，脉细弦。诊断：水疝。予积液汤：蝉蜕10g，白术15g，茯苓10g，肉桂5g，茴香5g，橘核10g，青皮3g，陈皮10g，瞿麦10g。药服6剂后，阴囊积液减少，连续服用24剂阴囊肿大消失。

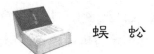

蜈　蚣

蜈蚣辛、温，有毒，归肝经。功效息风镇痉，攻毒散结，通络止痛。

睾丸炎

睾丸炎一证，成人小儿皆可发生，大多病因不明。其临床特点为一侧或两侧睾丸肿胀疼痛，缠绵难愈。陈潮祖教授早年于其堂兄陈继戒处得一无名秘方，专治本病。药方：木香30g，蜈蚣10条，共为细末，成人每次3g，每日3次，白酒送服；小儿每次2g，每日3次，酒为引。陈老命之曰"木香蜈蚣散"。他和他的门人弟子以此治疗本病多例，皆效其法，效如桴鼓。余在临证中学习陈老的经验，一般3～5剂见效。病程长的，以木香蜈蚣散与大黄附子细辛汤同用。

［案］童某，男，26岁。2010-06-30初诊。

病史：左侧睾丸肿大疼痛3个月，加重3天。3个月前左侧睾丸疼痛，在某医院诊断为睾丸炎，住院7天，痊愈出院。后反复发作3次，均需静脉滴注抗生素1周后症状才可减轻，此次又发，求治于中医。刻诊：左侧睾丸肿大疼痛，疼痛向腰部放射，怕冷，舌淡苔白，脉弦紧。

诊断：睾丸炎。

治疗：温经通络，散寒止痛。

方药：大黄附子细辛汤加味。

大黄3g，附子7g，细辛5g，高良姜10g，香附10g，防风10g，牡丹皮10g，橘核10g，荔枝核10g。同时服用木香蜈蚣散。

二诊：上方服1周后，疼痛消失，继续木香蜈蚣散善后。考辨：木香行气疏肝，蜈蚣解痉攻毒，酒性温热悍烈，窜经透络，活血散寒，既能助木香以行气，又能助蜈蚣以解痉，全方共奏散寒行气破毒之功。寒去则痉解，气行则滞通，毒消则结散。

鸡眼

活蜈蚣1条，放香油浸泡2天取出，捣烂外敷，一般1～2次痊愈。

疯狗咬伤

蜈蚣2条，斑蝥7个，碾成细末敷患处。此方系陈瑞山老的经验方，20世纪五六十年代，他用此方治疗数例病人皆愈，无一个复发。现代狂犬疫苗的广泛应用，此方用之较少。

毒蛇咬伤

蜈蚣5条碾细，黄酒送服。1日1次有佳效。蜈蚣治疗毒蛇咬伤系国医大师朱良春老师经验，20世纪60年代，当时季德胜蛇药专家在集市上玩蛇卖药，不慎被毒蛇咬伤，当时病情很重，朱老曾用蜈蚣10条配小承气汤治好季老的蛇伤。可惜这么多年，没有机会去应用。

蜈蚣膏疗皮肤癌

组成：大蜈蚣8条，木鳖子24个，真麻油500ml。

制作方法：将蜈蚣、木鳖子放麻油内泡3日，用文武火熬至清烟，把渣捞出加入黄丹120g，用柳枝搅拌，熬至滴水成珠，放水中10日，去火毒，用布摊贴。

主治：一切已破无名恶疮，无论新久，贴数日皆能拔毒生肌，也治蛇、虫、犬咬伤。

恶疮也称为久恶疮、恶毒疮、顽疮，指脓液多且严重而顽固的外疡。其临床特点为病程长，病位深，范围大，难敛难愈。近代医家因恶性肿瘤有难以治愈，易复发，易转移，病死率高之特点，往往把恶性肿瘤，称为恶疮。

考辨：全蝎与蜈蚣皆能息风镇痉、攻毒散结。但全蝎一般用于虚证，蜈蚣一般用于实证。

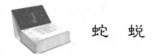

蛇 蜕

蛇蜕，味咸甘，性平，归肝、肾、脾、胃经。功效祛风解毒，退翳，定惊。常用来治疗小儿惊风，抽搐痉挛，翳障，喉痹，疔肿，皮肤瘙痒。《本草纲目》载：味甘，性平，无毒。主治癫疾，明目，烧之能疗诸恶疮。清代中医大家张锡纯善用此药，他认为蛇蜕既善解毒（以毒攻毒），又善祛风，且有以皮达皮之妙。

腮腺炎

腮腺炎首先是腮腺肿大，一般是以耳垂为中心，向前、后、下发展，状如梨形，边缘不清；局部皮肤紧张，发亮但不发红，触之坚韧有弹性，有轻触痛为特点。年龄小的容易并发病毒性脑炎，年龄大的可引起睾丸炎，冬、春季节高发。

民间流传方：蛇蜕3～10g，洗净，切碎，加2个鸡蛋搅拌，用油煎成荷包蛋，顿服，一般一次见效。可以连服2～3次。我们小时候很多孩子患此疾，皆用此方治愈，取蛇蜕解毒散结祛风之力也。

［案］杨某，男，15岁。2009-11-20初诊。

病史：双腮部肿痛3天。患者3天来双腮部疼痛，自服板蓝根冲剂及抗生素效果差。刻诊：双腮部疼痛拒按，无发热，无恶心，呕吐舌淡苔白，脉细弦。诊断：流行性腮腺炎。予以蛇蜕10g，洗净，切碎，加2个鸡蛋搅拌，用油煎成荷包蛋，顿服，2天后疼痛明显好转，继服2次痊愈。

疥癣

银屑病俗称牛皮癣。由风湿热之邪外袭，客于皮肤，入于血分，而发于肌肤，阻于经脉，或因情志不畅，郁而化火，饮食不节，湿热内生，火郁而发，达于肌肤，日久气血虚亏，经脉肌肤失养，干枯脱屑。一般分为血热、血燥、血瘀、风湿。无论是哪一种类型，余皆用蛇蜕20～30g，僵蚕10g。皮损厚者再加全蝎5g。运用蛇蜕取其解毒疗疮，祛风止痒之功，此药妙在以皮达皮，能引邪出表之效。所以清代中医大家张锡纯曰：治疗癫症"诸药皆可少，唯蛇蜕不可缺。"

[案] 张某，男，37岁。2012-04-20初诊。

病史：头皮有数片鳞屑性红斑伴瘙痒3个月。患者3个月来头皮出现丘疹以后渐渐发展出现鳞屑，瘙痒，去屑后有细小出血。舌红苔黄，脉弦滑。诊断：银屑病。

辨证：血热血燥型。

治疗：凉血解毒，祛风除湿。

方药：金银花30g，连翘10g，生地黄30g，赤芍10g，牡丹皮10g，玄参15g，龙胆6g，黄连6g，紫草15g，水牛角20g，蛇蜕20g，僵蚕10g。二诊：药服14剂后，鳞屑渐退，红斑好转，继续原法治疗。三诊：药服14剂后鳞屑退半，瘙痒明显好转，继续原方治疗28天痊愈。

按：此型系血燥伴血热，治疗以凉血解毒为大法，以金银花、连翘清热解毒；犀角地黄汤凉血；蛇蜕与僵蚕同用，解毒祛风力强，故取得佳效。

川楝子

川楝子，味苦，性寒，有小毒，归肝、胃、小肠、膀胱经。内服能清肝火，泄郁热，行气止痛。每与延胡索配伍治疗心腹诸痛的金铃子散。治疗疝气的导气散也是以川楝子作为君药来治疗。杀虫力甚强，用于虫积腹痛，每与槟榔、使君子合用。但外用治疗疥疮鲜有报道。

川楝子汤治疗疥疮。此方来源于陈瑞山老师的经验。陈老谓："川楝子苦寒有毒，能清热燥湿，杀虫止痒，疗癣，其力甚强。"

疥疮外洗方川楝子汤即以川楝子为君，百部为臣，配花椒、大蒜瓣、蛇床子、地肤子。治疗数例皆取佳效。

从现代医学来看：疥疮的发生的主要原因是由疥螨感染导致的，一种就是疥虫在皮肤角质层凿隧道引起的皮肤机械性损害或疥虫分泌的毒素刺激使皮肤瘙痒；再者就是自身的免疫力下降。一种是由人疥虫通过人与人的接触（包括性接触）而传染，如同卧一床、相互握手。疥虫离开人体后可存活2～3天，因此通过疥疮患者使用过的衣物而间接传染。在家庭或集体单位中可相互传染。皮肤损害初发为米粒大红色丘疹、水疱、脓疱和疥虫隧道，隧道长0.5～1cm，呈灰色或浅黑色弯曲线，顶端与丘疹和水疱相接，日久因搔抓可继发化脓感染、湿疹样变或苔藓化等，好发于手腕屈侧、腋前缘、乳晕、脐周、阴部及大腿内侧，幼儿和婴儿疥疮常继发湿疹样变化，分布部位不典型，可累及头、颈、掌及趾。此外在阴囊、阴茎、龟头等处，可发生红褐色结。民间有个俗语"是疥不是疥，先从手丫看"。所以早期只要看到手指缝丘疹水疱一般考虑是疥疮。此病在2000年之前发病很多，特别是学校的学生是高发人群。现散发人群多见，现从病例来说明之。

[案1] 李某，男，33岁。2011-10-21初诊。

病史：手缝、腋下及会阴部瘙痒1个月。患者1个月前去外地旅游，回家后感到全身发痒，尤其夜间更为严重，手缝、腋下、会阴部位比较明显，自行购买止痒药服后未见效果，剧烈瘙痒。曾多处求医，均按湿疹治疗，收效甚微。刻诊：手缝、腋下、会阴部可见丘疹、水疱，阴囊部位有十多个结节，舌淡苔白，脉弦滑。

诊断：疥疮。

治疗：杀虫止痒，清热燥湿。

方药：川楝子汤加苦参。

川楝子50g，百部30g，花椒10g，大蒜瓣20g，蛇床子30g，地肤子30g，苦参30g。取汁待温外洗，每日2次，每次30分钟。内衣、内裤开水烫洗灭虫。3天后瘙痒明显减轻，1周后瘙痒基本消失，遵法再用3天巩固疗效。

[案2] 王某，男，16岁。2013-03-10初诊。

病史：手缝及会阴部丘疹伴瘙痒一周。患者是学生，一周前发现会阴部瘙痒，逐渐两手缝出现水疱、丘疹，瘙痒剧，自搽硫黄膏无明显效果，遂来求治于中医。刻诊：手缝及会阴下肢出现丘疹，水疱，皮肤可见抓痕，舌淡苔白，脉细弦。

诊断：疥疮。

治疗：燥湿杀虫止痒。

方药：川楝子汤加金银花、蒲公英。

川楝子50g，百部30g，花椒10g，大蒜瓣20g，蛇床子30g，地肤子30g，蒲公英30g，金银花50g。取汁待温外洗，每日2次，每次30分钟。内衣、内裤开水烫洗灭虫。1天后瘙痒明显减轻，5天后瘙痒全部消失，皮疹消退，遵法再用3天巩固疗效。

[考辨] 川楝子汤：川楝子，清热燥湿，杀虫止痒；百部，味甘、苦，性微温，能润燥止咳，杀虫灭虱，《日华子本草》：治疳蛔及传尸骨蒸，杀蛔、寸白、蛲虫。花椒，《本经逢原》："川椒味辛气烈，其温中去痹，除风杀虫，治吐逆疝瘕，下肿湿气，皆取辛烈以散郁热，乃从治之法也。疮毒腹痛，冷水下一握效，其能通三焦，引正气，下恶气可也。"大蒜瓣具有温中消食、行滞气、暖脾胃、消积、解毒、杀虫之功，主治饮食积滞、脘腹冷痛、水肿胀满、泄泻、痢疾、疟疾、百日咳、痈疽肿毒、白秃癣疮、蛇虫咬伤以及钩虫、蛲虫等病症。蛇床子具有杀虫止痒，燥湿祛风，温肾壮阳之效。地肤子具有利尿通淋，清热利湿，止痒之功。全方共用，清热燥湿、杀虫止痒力甚强，是疥疮的克星。此外常用本品治癣，用法：把本品焙黄成粉末，桐油调外涂效果不错。本方药源广泛，特别适用于基层使用。

金银花

金银花，味甘，性寒，归肺、心、胃经。功效清热解毒，疏风清热。它是治疗内痈、外痈之要药，历代医家都非常重视此药的应用。外科名方仙方活命饮就是以金银花为主药，配伍穿山甲（代）、皂角刺、白芷治疗疮疡。疔疮初起，红肿热痛，也常和紫花地丁、蒲公英、野菊花同用。名方五味消毒饮治疗疮疔肿毒，坚硬根深者。余在临证中也喜用金银花。常用于治疗肠痈、臁疮、下肢静脉炎等外科疾病，效果极佳，现介绍如下。

肠痈

金银花治疗肠痈，特别是早期、中期，在没有形成腹膜炎之前，效果颇佳。

基本方：金银花60g，忍冬藤40g，生甘草15g。单独煎服，也可以和大黄牡丹皮汤，大柴胡汤或薏苡仁、附子、败酱草等同用，一般3～7剂即愈。从古到今，擅用金银花的医家要数清代的陈士铎，它在《洞天奥旨》中对金银花有很多独到的论述，云："疮疡必用金银花者，以金银花可以消火毒也。然毒实不同，有阴毒、阳毒之分。其毒之至者，皆火热之极也。金银花最能消火热之毒，而又不耗气血，故消火毒之药，必用金银花也。以金银花可以救命，不分阴阳，皆可治之。盖此药为纯补之味，而又善消火毒。无奈世人以其消毒去火，而不肯多用，遂至无功，而且轻变重而重便死也。若能多用，何不可救命于须臾，起死于顷刻哉。诚以金银花少用则力单，多用则力厚而功巨也。故疮疡一门，舍此味无第二品也。所以疮疡初起，必用金银花，可以止痛；疮疡溃脓，必用金银花，可以去眩；疮疡收口，必用金银花，可以起陷，然此犹补阳证之疮疡也。若阴证初生，背必如山之重，服金银花而背轻矣；阴证溃脓，心如火焚，必服金银花而心凉矣，阴证收口，疮如刀割，必服金银花而皮痒矣，然此犹阴证而无大变也。行痒之未知，昏聩之罔察，内可洞其肺肝，外可窥其皮骨，饮之而不欲，食之而不知，惟金银花与同人参大剂治之，亦可以夺命而返魂也，谁谓金银花岂小补之物哉。而世人弃之者，因识其小而忘其大，是以他药可以少用，而金银花必须多用也。知金银花之功力若此，又何患哉？"《外科真诠》名方五神汤也是以金银花为君，配茯苓、牛膝、车前子、紫花地丁治疗由湿热凝结的委中毒、附骨疽等证。

第二位医家是清代的鲍相璈，他在《验方新编》中有个名方：四神煎。组成：生黄芪半斤，远志肉、牛膝各三两，石斛四两，金银花一两，主治鹤膝风（两膝疼痛，膝肿粗大，大腿细，形似鹤膝，步履维艰，日久则破溃）。

余常用本方治疗类风湿关节炎，特别是关节红肿疼痛者最宜用本方，我也试用了几例痛风的病人在急性发作期，拇指关节红肿疼痛，消除炎症很快，这里用的目的是以金银花为引，清气分、血分之热，能消肿止痛。

臁疮

重用金银花治疗臁疮。常用方：当归120g，川芎60g，金银花60g，红花30g，枳壳30g，木鳖子仁60g，香油500g，黄蜡250g，轻粉9g，水银30g。

用法：用香油把药煎枯去渣，加入黄蜡，后入轻粉、水银，调成软膏，用时把软膏贴于患处。

下肢静脉炎

重用金银花治疗下肢静脉炎，以下肢肿胀、疼痛为主要特点。常用方：金银花120g，玄参30g，黄芪60g，土鳖虫10g，当归30g，丹参20g，乳香6g，没药10g，蒲黄10g，五灵脂10g，九香虫10g，川芎15g，牛膝9g。

腹泻

重用金银花30g以止泻，余常在辨证方基础上加用。如果是脓血便，金银花配大黄炭10g，黄连6g；腹痛另加槟榔10g，鸡内金10g。这是李祖培老中医的经验。我在临床中广泛应用效果很好，特别是对于非特异性结肠炎的治疗中加用金银花能起到清利和收敛止泻的双重功效。《本草纲目拾遗》载：金银花主热毒、血痢、水痢，浓煎服之。余常在乌梅汤中加用金银花30g，排脓很快，专门治疗慢性结肠炎。

土茯苓

土茯苓，即土萆薢、制猪苓、小猪粪等别名，气味甘、淡，平，无毒。《滇南本草》：治五淋白浊，兼治杨梅疮毒、丹毒。《常用中草药彩色图谱》：治风湿性关节炎，腹痛，消化不良，膀胱炎，是解毒利湿之要药，是治疗梅毒之良药，且用于痈疮瘰疬，湿疹顽癣，并试治癌症。皆获良效。

尿毒症

以土茯苓为主治疗尿毒症。

常用方：土茯苓30～60g，防己15～30g，黑豆衣30g，甘草10g。本方可以单独使用，也可在辨证的基础上加用。

灌肠方：土茯苓60g，白花蛇舌草60g，丹参30g，大黄20g。每日1次，每次保留灌肠30分钟，连续7天，休息7天再重复治疗。此经验来自朱良春老师，经过临床验证，对降尿素氮、血肌酐皆有一定效果。

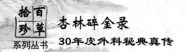

牛皮癣

以土茯苓为主治疗牛皮癣。余常用药对：土茯苓配白鲜皮合犀角桃红四物汤治疗。

梅毒

以土茯苓为主治疗梅毒；余常用土茯苓配防风、金银花、甘草、大黄等。

湿痹

以土茯苓治疗湿痹，"湿胜则肿"此为关节肿胀的主因，常用五妙散即苍术、黄柏、土茯苓、牛膝、薏苡仁，配防己、泽泻、泽兰等对肿胀常有著效。

急性肾盂肾炎

以土茯苓为主治疗急性肾盂肾炎。一般以土茯苓配白槿花配猪苓汤治疗。

痛风

治疗痛风，土茯苓、萆薢、威灵仙作为主要药，一般选用三妙散配木防己汤来治疗。但土茯苓用量要大，一般30～100g。

痰湿头痛

土茯苓善治痰湿头痛。此经验来自朱良春老师。余在临床中治疗头痛伴苔腻者辨为痰湿者一般以二陈汤加土茯苓30g，恒效。

决明子

决明子，作为临床常用药之一，如何使它药尽其用，药显其长，余认为决明子苦、甘、咸三味兼备，肝、胆、肾、胃数经并归，气平偏凉，质黏滋润，性滑通利，力薄气浮，能上利头目，下通二窍，且下又上，清而兼滋，泄而兼宣，既调脏，又理腑，既治标，且顾本。清而不寒，滋而不腻。补而不滞，攻而不峻。中和平调，无寒中碍胃，伐正恋邪之弊，而有疏风清热，清肝明目，平肝降压，润肺滑痰，下定气喘，滋益肝肾，疏肝利胆，清胃降火，润肠通腑，解毒利水等多方功效。可广泛应用于不同的病症。

目疾

《本草求真》称其为"治目收泪止痛要药"。临床凡遇到目赤肿痛、羞明多泪、青盲雀目、翳膜泪障、视物模糊等目疾之患，无不予之，多配伍祛风药如蒺藜、菊花、蝉蜕、木贼等。治疗青光眼一般用决明子配生石决明。

高血压、高血脂

无论肝肾阴虚偏重，抑或阳亢火旺，咸相与之。取本品平肝降火，滋养肝肾两重作用。若兼见头目不清，大便干涩，血脂增高者，则效更胜。病情顽重者，用量需大。

便秘

在临床上，大便秘结，属于肝胆火甚者常用决明子配郁李仁，在辨证的基础上加用此两味药。

胆囊炎、胆结石

六腑以通为用，决明子性滑通利，能通清肝胆之气，在辨证基础上加用本品，能导下行以顺应六腑通降之常。

用量方面，一般用10g，通便时余一般用10～30g。

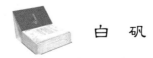

白　矾

白矾在日常饮食中经常用到。儿时家中水缸里的水浑浊时，用白矾转动几下，几分钟后，水就变得清澈见底。另，现在早餐吃的油条也加有白矾。

上中医药大学以后，对白矾有了进一步的认识，其味酸，性寒，归肺、肝、脾、胃、大肠经。功效解毒杀虫，燥湿止痒，止血止泻，清热消痰。余常用本品治疗以下几种病症。

癫证

《普济本事方》里记载著名方剂：白金丸：白矾30g，郁金70g。打成极细末，制成梧桐子大，每服70丸。治疗癫证。此证属于痰涎堵塞心包所致，白矾清热消痰之力甚强，故临床治疗多例癫皆用之。

[案1] 王某，女，45岁，患癫症十余年，病前受过强烈的精神刺激，形体肥胖，语无伦次，一直以西药维持，二便正常，舌淡红，苔白腻，脉滑，诊断为痰迷心窍，取白金丸700丸，每次70丸，1天2次。五日后复诊，自诉三天后呕吐痰涎半碗，头脑清晰，思维正常，对答如流，后以导痰汤善后，十年后随访，无复发。

[案2] 李某，女，23岁，结婚一个月，见一哑巴做鬼脸吓她，回家后，出现神志异常，语无伦次，精神萎靡，呼之不应，强行撬开口腔，见舌苔白腻，脉滑，诊断为痰迷心窍，治法同上，十日后，病愈。

白金丸的应用要点：①形体肥胖。②舌苔白腻，脉滑。③神经系统异常。癫证、忧郁性精神病、多寐证等。

带下症

症见带下清稀如水状，不痒，无色无味，可用余经验方治之。

党参、白术、茯苓、白扁豆、山药、薏苡仁、车前子、泽泻、白矾、杜仲、续断。

疔疮

凡初起未化脓，服之神效。

古方千金化毒丸出自《千金方》，用白矾9g打成细末，以葱须头7个煎汤送服，肿痛俱消，后再服神授卫生汤2剂以去余毒。

神授卫生汤出自《医宗金鉴》，此方主治痈疽发背，对口，一切丹瘤恶疮服之能宣热散风、行瘀活血、消肿解表、疏通脏腑，乃表里两实之剂。

久咳

久咳不已，痰少，无外邪者，可用朱良春老师的经验方久咳丸：杏仁15g，白矾6g，罂粟壳12g，五味子6g。诸药研成细末，蜜丸为梧桐子大，每服20丸，1日2次。

脂肪肝

余常用脂肪肝经验方：桑寄生15g，菟丝子15g，淫羊藿30g，黄芪25g，何首乌15g，玉竹15g，黄精15g，山楂12g，泽泻30g，茯苓30g，肉桂5g，白矾8g。上方打粉做丸，一次10g，1日2次。白矾取其燥湿降脂之功效。

急性黄疸性肝炎

白矾5g，青黛5g。碾细末，分成7包，每天早上空腹服1包，鸡蛋清送服。此方药味少但退黄较速，对于急性肝炎黄疸指数高者效果好，对慢性者也有一定效果。此方系我县一姓谢老中医家传方，余偶得此方，用之甚效。在此要感谢谢老。

外用治疗皮肤疾患，一般以煅用，内服一般生用。内服一般每次1～3克，体虚胃弱及无湿热痰火者忌用。白矾是无毒，但多食、久用容易患老年痴呆症。

 # 马钱子

马钱子，味苦，性寒，有大毒。一般医家敬而远之。然马钱子的药效卓著，用之得当，可以祛重疾，起沉疴。最善于用马钱子的医家还是国医大师朱良春老师。朱老常告诫后学：马钱子其味苦，却能开胃进食；其性寒却宣通经脉，振颓起痿。朱老常用马钱子治疗胃下垂、风湿病、老年痴呆病等，屡获佳效。余在朱老的启发下用马钱子治疗外科疑难病方面也取得不错的效果。特写出供同道试用。

颈部淋巴结核

方药：生马钱子12个，鸡蛋7个。

用法：用生马钱子与鸡蛋同煎2小时。每天吃一个鸡蛋。注意点：煎煮时鸡蛋一定不能破，如果吃了破蛋就有生命危险。初起吃鸡蛋法，可以先试吃1/4鸡蛋，如果出现嘴发麻说明有可能中毒，如果没有出现麻木，可以吃一个。吃7天，停7天，再吃7天。马钱子的药渣一定要深埋，防止狗、猫等小动物中毒。马钱子善散结消肿，故治疗淋巴结炎有良效。

带状疱疹后遗症疼痛

药方：生马钱子15g，在砂锅内炒黄，放冷了磨成细末，用醋调成糊状外敷，敷时先从两头再到中间。止痛效果很好。用马钱子治疗神经痛是因为其善通络止痛之效。

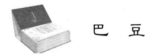

巴 豆

巴豆，辛而大热，大毒。功效开窍宣滞，去脏腑沉寒，最为斩关夺门之将。生用则峻猛，熟用则缓弱，得大黄则泻反缓，得热则助泻，得冷则泻止。内服峻下去积，逐水祛肿，外用能发疱、蚀肉、排脓。考辨：李东垣最善用巴豆，治五脏积聚，破痰癖血瘕，气痞食积，生冷硬物所伤，大腹水肿，泻痢等。可惜现代中医会用巴豆的人少之又少。二十年前，中医外科专家陈瑞山也擅用巴豆，传我两法：一治疗疮痈肿毒；二治疗沉寒痼疾之症。

具体制法：巴豆一粒去皮留仁，将大枣破开、去核，巴豆仁放入大枣中，麻绳固定，放灯上烧成炭，研成粉末，一次1g，以泻下稀便为度，若泻下不止，可饮用冷水一碗，泻下立止。也可用巴豆外壳15g煎水喝，可解巴豆仁之毒。泻下以后，可用小米熬粥治养。

[案1] 王某，男，30岁。2010-03-10初诊。

病史：患慢性痢疾五年，若食生冷油腻食物，立即发作，腹痛，便下白冻，遍访名医皆无效，舌淡苔白，脉右关弦滑而迟。

辨证：寒湿积滞。

予以巴豆大枣散五天，一扫而尽，至今未发。

［案2］杨某，男，26岁。2012-06-10初诊。

病史：臀部多发性疖病，疼痛，不发热，曾在医院输液一周，好转，但不久又发，使用巴枣散一周痊愈。

另附一民间验方：巴蜡丸。

组成：巴豆120g，黄蜡60g。

主治：乳腺囊性增生。

用法：巴豆去皮，将黄蜡放入铁锅内用小火熔开，再将巴豆放入黄蜡内，务使黄蜡将巴豆整个包严，摊于玻璃板或桌面上，勿使相互粘连即可。服时切勿咬碎。每次5粒，1日3次。

［考辨］《千金方》《外台秘要》方中用巴豆者数不胜数，主要用于除满破结，消积排水。《伤寒论》《金匮要略》中用巴豆有四方即"桔梗白散""九痛丸""走马汤""三物备急丸"，清代吴鞠通在《温病条辨》中用天台乌药丸中用了巴豆霜。近代名医鲜有使用巴豆记录。余之经验：巴豆之功在油，其毒也在油，为安全计，必须经过一番去油修治，将巴豆去壳研烂，草纸包裹，再压榨多次，每次换纸以去油为度，以剩下之残渣即所谓巴豆霜者入药。且以平时制好备用，陈久者佳，临时压取，倘去油不净，则恐有腐蚀肠壁之患。

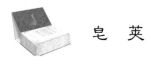

皂　荚

江苏省灌云县中医院已故老中医王概老师在临床上善用皂荚治疗喉痹、喉蛾、肠梗塞、肠扭转、癫狂、痫病、癣证等疾患，颇有捷效。皂荚其性窜透，富有刺激性，祛痰通窍之力最强。每在临床应用，效如桴鼓，收效于顷刻之间。余有幸跟随王老学习，数年来应用王老的经验治疗，效果颇佳。

皂荚为豆科落叶乔木原植物之果实。有大小两种，小者名猪牙皂，药用小者良。性味：辛、咸，温，有小毒。

《神农本草经》："主风痹，死肌，邪气，头风泪出，利九窍，杀精物。"

《本经逢原》谓："皂角，辛、散，主金，治厥阴风木之病。"观《本经》主治风痹死肌,头风泪出,皆取其去风拔毒,通关利窍,破坚积,逐风痰,辟邪气,杀虫毒之功。吹之导之,则通上下之窍;煎之服之,则治风喘满;涂之擦之,则散肿消毒,去面上之风气;熏之煮之,则通大便秘结;烧烟熏之,则治臁疮温毒。即《本经》治风痹死肌之意。

《本草纲目》载:"风疠疥癣",是疗癣之奇药。本药能推陈致新,外用能去肠道积滞,内服能去脏腑之痰浊。下面以病例说明之。

肠梗阻

[案] 汤某,女,67岁。初诊:2010-05-20。

病史:腹痛,腹胀伴呕吐一周,在连云港人民医院诊断为肠梗阻,医院给予抗生素等保守疗法,5日后梗阻未缓解,疼痛剧烈,患者与余是亲戚,医院同意请余去会诊处理,与医院商量,遂以猪牙皂60g持续烧烟熏肛门,七八分钟,肠鸣辘辘,十余分钟大便,便量甚多,腹胀剧痛顿失,后以独参汤消息之。

按:余善用此法治疗肠梗阻数例。其药理作用现代药学研究尚无报道,个人认为其窜透性强,对肠梗阻、肠扭转,起刺激肠壁的作用。

化脓性扁桃体炎

[案] 王某,男,35岁。初诊:2012-10-12。

病史:患者因发热,喉痛,呼吸困难,大便5日未解就诊。查体示:扁桃体两侧肿满充血,有脓性分泌物数枚,急嘱其用猪皂荚3g打粉与醋调和漱口,每漱一次皆流出蛋清样涎液。连续漱口十分钟,唾液中带有红色血液,呼吸困难缓解,水能咽下。余以六神丸配大黄水善后。

按:喉闭属于危急重证,处理稍有不慎,会有生命危险。皂荚其性窜透,富有刺激性,祛痰通窍之力最强,能开窍于顷刻。

多囊肾

[案] 马某,女,37岁。初诊:2012-10-20。

病史:腰痛3年伴加重1个月。在上海某医院诊断:多囊肾。B超示:两肾有多个囊包,最大的6.5mm×3.5mm囊包。血压180/129mmHg(24.0/

17.2kPa）。医院建议手术治疗，患者拒绝。来求治于中医。刻诊：口干口苦，腰部酸痛，时而头胀，下肢水肿，舌苔白腻，脉弦滑。

辨证：少阳少阴合病。

余以小柴胡汤合当归芍药散加味。

方药：当归10g，白芍10g，白术10g，茯苓30g，桂枝10g，皂荚3g，肉桂10g，白蒺藜15g，菊花15g，生地黄15g，牛膝15g，生石决明20g，珍珠母20g，臭牡丹60g，乌梢蛇10g，蜈蚣2条，柴胡10g，黄芩7g，生半夏12g，甘草6g，生姜5片，红枣7个。10剂。

二诊：药后头胀消失，血压160/100mmHg（21.3／13.3kPa），腰部酸痛好转，继续原方治疗，15剂。

三诊：药后口干，口苦消失，无头昏头胀，血压150/100mmHg（20.0／13.3kPa），仍以上方加减治疗，上方去白蒺藜、菊花、生地黄、生石决明、珍珠母、臭牡丹，加生南星10g，15剂。

四诊：以上方加减用药3个月，药后复查B超示两肾仍有多个囊包，但最大只有3.8mm×2.5mm大小，病情平稳。

按：多囊肾属于顽固性疾病，余一直从少阳三焦、少阴入手。以小柴胡汤疏通三焦，当归芍药散活血利水。加上皂荚，取其破坚积，逐风痰之功，对囊肿缩小有佳效，用量一般3～6g为宜。

癫痫

运用医痫丸治愈癫痫。

医痫丸系王概老中医经验方，组成：皂荚、制南星、全蝎、半夏、橘红、石菖蒲、郁金、乌梢蛇、白矾、朱砂各等分研成细末，收瓷瓶备用。每次3g，1日2次。

王孩，男，10岁，患癫痫，一个月发作数次，已经两年余，发作时突然昏倒，痉挛，口吐涎沫，约十分钟始能苏醒。多方治疗无效。请余治疗。给予医痫丸，每次3g，1日2次。治疗3个月，呕吐黏痰两次，至今未发作。

顽癣

［案］王某，男，40岁。初诊：2012-06-10。

病史：双脚底出现片状皮损、水疱、丘疹一年余。曾自涂癣药水好转，求治于余，给予皂荚30g，老陈醋100ml，浸泡3日后，煮沸，阴干后研成细末，用香油调匀，涂患处，1日2次。半月后复诊，皮损已愈。

按：癣之病，其因不一，有因湿生虫，虫蚀而致。皂荚辛散，其性燥烈，除湿杀虫，消肿止痒，若如米醋同煎，除痒奇效。有因风邪入络伤血，血蛀而致者，皂荚味咸入血，辛窜搜风，去风拔毒，则癣可愈。也有因肠胃积滞，秽毒发于外而致者，皂荚其子能辛温滑润，能荡垢除腻，洁脏净腑，故可治之。

皂荚治疗肠梗阻、化脓性扁桃体炎、多囊肾、顽癣等疾病，疗效确切。特写出来供同道使用，以免埋没本药之效。

 马齿苋

马齿苋，别名长命菜、五行草、安乐菜、长寿菜等。性寒，味甘酸，归心、肝、脾、大肠经。功效清热解毒，凉血止血，止痢，散血消肿。临床常用来治疗热痢脓血，热淋，血淋，带下等。余在临床中治疗疮毒效果如鼓，内服治疗带状疱疹、牙周肿痛，外治治疗湿疹、丹毒、蜂毒等。本品为疮毒之良药。现介绍如下。

带状疱疹

带状疱疹是由水痘-带状疱疹病毒引起的急性感染性皮肤病。病变部位先出现潮红斑，很快出现粟粒至黄豆大小的丘疹，簇状分布而不融合，继之出现水疱，周围伴有红晕，多发生于身体一侧。如果不及时治疗，后期引起神经痛，继发感染等症。

余治疗此病恒用专方：瓜蒌红花散。寒加麻黄附子细辛汤；热加解毒四味汤即"马大紫草"即马齿苋30g，大青叶10g，紫草10g，败酱草30g。

[案] 姚某，女，31岁。2013-09-19初诊。

病史：左胁部簇状样水疱伴疼痛3天。患者3天前感左胁部疼痛，继之出现丘疹伴水疱，夜寐不宁，口干，二便正常，舌红苔白腻，脉弦滑。

诊断：带状疱疹。

辨证：湿热邪毒郁胁部。

治疗：清热解毒，活血止痛。

方药：瓜蒌红花散加味。

瓜蒌30g，红花10g，甘草6g，马齿苋30g，大青叶15g，紫草15g，败酱草30g，车前草15g，同时以乌蛇雄黄散外敷患处。二诊：上方口服及外敷7天后，已无疼痛，局部无水疱，继续服上方3剂善后。

牙周肿痛

处方：马齿苋60g，防风9g，黄柏9g，金银花20g，牛膝9g，槟榔6g。煎服，一般3～5剂即痛止肿消。此处用马齿苋取其清热解毒，活血之功效。

余还常用：马齿苋30g，生地榆20g，黄柏30g。煎水外洗治疗急性湿疹，足癣继发感染，面部痤疮，过敏性皮炎，接触性皮炎，虫咬性皮炎，黄水疮，丹毒等。马齿苋10g，五倍子炙炭10g，二者成粉外用治疗小儿脐炎。马齿苋100g，蝉蜕15g，煎水外洗，然后用马齿苋10g，绿茶10g，碾细，外用香油调敷患处治疗阴囊湿疹。治疗蜂蝎蜇伤：把新鲜的马齿苋一把，放在手中搓烂外敷在伤口上，一个小时后，即消肿止痛。马齿苋120g，红糖10g，煎水治疗急性腹泻。

马齿苋入药，用量宜大，一般干品30～60g，鲜者120g，此药可作为菜蔬食用，可通便，可疗痔之出血。

何首乌

何首乌，味苦、甘、涩，性微温。此药能补能泄。

生何首乌：有解毒（截疟），润肠通便，消痈之功效。常用于治疗瘰疬疮痛，风疹瘙痒，肠燥便秘。

制何首乌：功能补益精血、乌须发、强筋骨、补肝肾。用于血虚萎黄，眩晕耳鸣，须发早白，腰膝酸软，肢体麻木，崩漏带下，久疟体虚等。

首乌藤，甘、平、归心、肝经。养血安神，祛风通络。用于失眠多梦，血

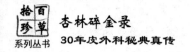

虚身痛，风湿痹痛；外治皮肤瘙痒。余临床应用如下。

其何首乌能疗疮痈肿毒，如四圣丸，由何首乌、蔓荆子、苦参、荆芥组成，主治热毒风疮。何首乌散，由防风、苦参、何首乌、薄荷组成，主治遍身痒肿痛。余听鸿《外证医案汇编》中把何首乌誉为"疮扫"，意在用其治疗疮疡就像家里扫地一样快。治疗疮痈肿毒何首乌用量一般30g为宜。

其二能通便，降脂、降胆固醇。余恒用首乌配决明子，在辨证方中加用，效果确切。

其三制何首乌善补肝肾，乌发。著名的补益方剂"首乌延寿丹"取何首乌为君药，配豨莶草、菟丝子、杜仲、怀牛膝、女贞子、墨旱莲、桑叶、黑芝麻、桑椹、金樱子、金银花、生地黄。治疗肝肾不足引起的头晕目眩，失眠多梦，口苦咽干，腰膝酸软，盗汗，潮热盗汗，须发早白等症。"七宝美髯丹"由制何首乌、白茯苓、当归、枸杞子、菟丝子、补骨脂、怀牛膝组成。以何首乌为君，治疗肾虚无子，遗精，女子带下，须发早白等症。余在临证中治疗脱发，在辨证基础上常加四味药即何首乌、侧柏叶、黑芝麻、桑椹。

其四生何首乌祛风止痒之功甚强，在《太平惠民和剂局方》中何首乌散，治脾肺风毒攻之，遍身癣疥瘙痒，或生瘾疹，搔之成疮，肩背拘倦，肌肉顽痹，手足皲裂，风气上攻，头面生疮，及治紫癜，白癜顽麻等。由荆芥、蔓荆子、威灵仙、何首乌、防风、甘草、天名精组成。现代医家李可先生善用何首乌、白蒺藜为一对药，名为"祛风散"，是治疗各类皮肤瘙痒的妙药。但一定要生用，剂量一般15~30g。

现代中药市场的首乌质量混乱，很难买到正宗的制何首乌，余常常自己来炮制。

制首乌的制作方法余常用有两种。

①黑豆制：取何首乌片或块，用黑豆汁拌匀，置非铁质的适宜容器内，密闭，隔水加热或用蒸汽加热炖至汁液吸尽。或取何首乌片或块，用黑豆汁拌匀，置适宜的容器内，加热蒸至棕褐色时，取出，干燥。用量比例：每何首乌片100kg，用黑豆10kg。

②黄酒制：取何首乌片或块，用黄酒拌匀，润4~6小时，放笼屉内蒸6小时，取出稍凉，再加入锅内汁水，候汁吸尽，捞起再蒸，以蒸黑为度，取出晒干或烘干。用量比例：何首乌500g，用黄酒60g。

第三篇　外科疑难病治疗经验

疑难病最能检验一位中医师的临证水平。每诊必有独特的用方之诀、施方之窍。此篇是笔者多年来治疗外科疑难病的经验实录及独有心得。每病附有代表性医案，并附详细解说、辨证诊疗思路及方药功用。真实有效，可资借鉴。

银屑病

银屑病，是一慢性炎症性角化脱屑性疾病。临床表现可分为寻常型、关节型、脓包型及红皮病型四种。皮损特征为红色丘疹、斑块，上覆银白色鳞屑，层层叠叠，剥之有点状出血。平素皮肤干燥，甚则出现周身皮肤弥漫性潮红、小脓包等特点。

病因与病机

银屑病中医谓"白疕"，历代中医文献中记载类似这样的病还有"干癣""疕风""松皮癣"。隋代《诸病源候论·干癣候》中认为本病"皆是风、湿、邪气客于腠理，复感寒湿，与气血相搏所生"。宋代《圣济总录》中根据巢氏之论阐发为："其病得之风湿客于腠理，搏于气血，气血否涩……"《医宗金鉴·外科心法》中认为是"风邪客于皮肤，以致血燥不能荣养所致。而秋深燥金用事，更为诱发因素。"余在临床中认为该病以血热、血燥，湿热内蕴、阳虚、复感风邪所致。下面就病例说明之。

[案1] 蔡某，女，70岁。初诊：2010-08-10。

病史：双下肢伸侧斑丘疹伴脱屑20年，加重1个月。患者20年前因为感冒后出现全身丘疹，当时诊断为银屑病，给予中医及西药治疗后好转5年，后因为食海鲜后，双下肢又出现丘疹、红斑，上覆盖白色鳞屑。自行使用外用药好转，喝酒后皮肤潮红，瘙痒加重。近一个月来，因为感冒后双下肢红斑加重，皮肤灼热，大量鳞屑脱落，剧痒。刻诊：双下肢皮肤红斑、灼热、脱屑，剧痒，双上肢散在丘疹、红斑，口干，口苦，小便黄，大便干，舌红，苔黄腻，脉弦滑。

诊断：寻常型银屑病。

辨证：少阳阳明合病。

治法：和解少阳，清阳明，化湿热，解毒热。

方药：以小柴胡加石膏汤加味。

土茯苓30g，茵陈30g，柴胡15g，黄芩10g，苦参10g，栀子9g，薏苡仁30g，茯苓30g，金银花30g，连翘15g，石膏80g，白鲜皮30g，生地黄60g，槐花10g，制大黄10g，生大黄10g，全蝎5g，口服，同时以药渣外洗患处，后用雪水膏外用。14剂。

二诊：药后红斑明显减轻，灼热感好转，二便通畅，苔腻较前好转，但瘙痒明显。上方加秦艽10g。14剂。

三诊：皮肤红斑明显缩小。瘙痒、灼热感明显减轻。舌苔薄腻，脉变缓，上方生地黄改为20g，石膏改为30g，继续口服及外用。14剂。

四诊：药后进步，继续上方治疗30剂后，临床痊愈。

按：患者出现皮肤潮红、灼热、脱屑，属于红皮病前期表现，按照六经辨证为少阳阳明合病。以柴胡剂来和解少阳之邪热，重用生石膏80g，清阳明气分热毒，制大黄、生大黄同用：一个泻热，一个通便，让邪有出路。栀子、黄芩、连翘泻三焦之火。重用生地黄、槐花凉血，金银花解毒，土茯苓、茵陈、薏苡仁祛湿。全蝎、秦艽祛风止痒。诸药合用，清热泻火、凉血解毒。治疗此症的关键在于生石膏的用量，这个用量又是以脉象和大便干结来定，若脾胃虚寒，大便溏者慎用。近代名医张锡纯对石膏之性，研究之深透。在《医学衷中参西录》中云："石膏性凉而能散，有透表解肌之力，为清阳明胃腑实热之圣药，又善清瘟疹之热、头面之热、咽喉之热、疮毒之热。"所以在临床见口干、口渴，脉见弦滑或洪大皆可重用石膏。量一般30～100g，效果较佳。

[案2] 陆某，男，48岁。初诊：2011-10-20。

病史：全身丘疹伴脱屑10年。患者10年前无明显诱因全身出现点状丘疹，色红，抓后伴少量鳞屑，食海鲜后加重。多名中医治疗无明显好转。刻诊：双上肢伸侧点状丘疹较多，前胸、后背少许几个。下肢外侧多发，无瘙痒，口不干苦，手脚怕冷，以手指尖冷甚，大便正常，舌淡，苔白，脉细弦无力。

诊断：寻常型银屑病。

辨证：少阴寒毒内蕴。

治法：温阳解毒。

方药：麻黄附子细辛汤加味。

麻黄7g，附子7g，细辛5g，生地黄30g，牡丹皮10g，赤芍10g，白蒺藜15g，何首乌20g，蛇蜕30g，僵蚕10g，蝉蜕10g，全蝎5g，徐长卿10g，白鲜皮30g，同时以药渣外洗全身。14剂。

二诊：药后皮疹大部分消退，怕冷好转，继续原方治疗20剂。

三诊：仅下肢有少许皮疹，继续原法治疗20剂后痊愈。

按：此患者全身表现怕冷，舌淡，脉沉细而无力；皮肤出现红点状丘疹，属于阳虚之体，热毒内陷少阴。从少阴来论治，一方面要温阳托邪外出，另一方面要凉血解毒，取得了佳效。温清法是在温潜法基础上发展而来，余受近代名医祝味菊影响巨大，祝老的温潜法治疗失眠疗效甚佳。在此基础上余善用温滋法治疗咳嗽，温清法治疗银屑病、皮炎等。所以治疗银屑病要辨体质，不要见皮治皮，要有整体观。《经》曰："寒者热之，热着寒之，虚者补之，实者泻之。"此语适用于五脏六腑，四肢百骸，统摄天下百病。

四虫饮即蛇蜕、僵蚕、蝉蜕、全蝎。在皮肤病中的联合应用，这是近代名医张锡纯的经验，张老先生详细描述了"癫疹"的治法。如下所述，"癫之为证，方书罕载。愚初亦为犹若疥癣不必注意也。自戊午来奉天诊病，遇癫证之剧者若干，有患证数年，费药资甚巨不能治愈者，经愚手，皆服药数剂痊愈。后有锦州县戎某患此证，在其本地服药无效，来奉求为诊治，服药六剂即愈。隔三年，其症突然反复，旋起自面部，状若顽癣，搔破则流黄水，其未破之处，皮肤片片脱落，奇痒难熬，歌哭万状。在其本处服药十余日，分毫无效，复来奉求为诊治。其脉象洪实，自言心中烦躁异常，夜间尤甚，肤愈痒而心愈躁，彻夜不眠，若再不愈，实难支持。遂为疏方，用蛇蜕四条，蝉蜕、僵蚕、全蝎、甘草各二钱，黄连、防风各三钱，天花粉六钱，大风子十二粒，连皮捣碎。为其脉洪心躁，又为加生石膏细末两半。煎汤两茶盅，分两次温饮下。连服三剂，面上流黄水处皆结痂，其有旧结之痂皆脱落，瘙痒烦躁皆愈强半，脉之洪实亦减半。遂去石膏，加龙胆三钱。服一剂，从前周身之似有似无者，其癫亦皆发出作瘙痒。仍按原方连服数剂，痊愈。至方中之药，诸药皆可因证加减，或用或不用，而蛇蜕则在所必需，以其既善解毒（以毒攻毒），又善祛风，且有以皮达皮之妙。"这是张老前辈巧妙治法的一个缩影。考：蛇蜕《本草纲目》载：味甘，平，无毒。主治癫疾、明目，烧之能疗诸恶疮。我治疗银屑病恒用此药30g。从癫疹的临床症状来看，与现代医学的银屑病的症状颇为相似。

[案3] 曹某，女，50岁。初诊：2012-07-10。

病史：全身红斑灼热疼痛一个月，在无锡某医院诊断为"红皮型银屑病"，给予泼尼松30mg顿服治疗，症状未能控制。刻下：全身红斑灼热疼痛，鳞屑少，瘙痒重，特别是双下肢如烤鸭状。口干、苦，小便微黄，大便正常，舌质偏红，苔白，脉弦滑。

诊断：红皮型银屑病。

辨证：火毒炽盛，热郁营血。

治法：凉血消斑，清热解毒。

方药：消斑青黛汤。

青黛10g，黄连6g，水牛角30g，生石膏80g，知母10g，玄参15g，栀子9g，生地黄50g，柴胡10g，制大黄10g，用醋20ml同煎诸药。10剂。另予泼尼松25mg，以后逐渐减量。

二诊：药后皮肤灼热疼痛明显好转，苔、脉较前好转，继续原方治疗。10剂。

三诊：药后进一步好转，皮损颜色变淡，口干明显，舌红少苔，脉细弦。以清营汤合升麻鳖甲汤来清透郁热，养阴和营。

方药：水牛角15g，生地黄30g，玄参15g，麦冬9g，丹参9g，黄连5g，金银花15g，连翘10g，升麻15g，鳖甲30g，青蒿10g，当归10g，知母10g，牡丹皮10g。以此方加减治疗3个月，全身皮肤大部分正常，小腿部仍有少许暗红斑。临床治愈。

按：此例属于红皮病，属中医"丹候"范畴。诸丹本于火邪，其势暴速。起病之因，乃素体血热，外受风邪，风火热毒侵袭肌肤，导致火毒郁结不散，走窜入里，灼伤营血，甚则损及脏腑。消斑青黛汤出自明代陶华的《伤寒六书》。本方具有泻火解毒，凉血化斑之功。主治：阳毒发斑，大烦大热，舌质红，苔黄，脉洪大滑数之证。方中青黛，咸、寒，清热解毒，凉血消斑，清肝泻火。用于热毒灼甚之银屑病甚效。鲜生地黄，性寒，入心、肝、肾经，常用于邪热入营，身发斑疹，迫血妄行，舌红，脉数之证。二者合用解毒力甚强。此方不仅能治疗红皮型银屑病，对于血小板减少性紫癜效果也佳。但虚寒证者慎用。水牛角、石膏清胃火之热，黄连、栀子泻心火，玄参、知母清肾火。妙用柴胡透肌表，为引邪外出，醋性酸善收。全方合用有清热凉血、解毒消斑之功。余用此方治疗数例红皮型银屑病疗效皆佳。

[案4] 杨某，女，39岁。初诊：2013-03-20。

病史：反复起丘疹10年。10年来先由头部起丘疹、脱屑，继之上下肢皆出现丘疹，层层银屑，曾在多家医院诊治后好转，后以头皮和双下肢多见。点状，部分融合成地图状。刻诊：头皮及双下肢见部分地图状皮损，干燥而粗，瘙痒，口干，舌质偏红，苔白，脉细弦。

诊断：血燥型银屑病。

辨证：血虚生风。

治法：养血润燥，息风止痒。

方药：四物消风饮加味。

生地黄30g，赤芍15g，牡丹皮10g，当归10g，川芎10g，荆芥10，防风10g，柴胡10g，黄芩9g，蛇蜕30g，全蝎10g，僵蚕10g，蝉蜕10g，徐长卿10g，甘草6g。口服同时以药渣外洗患处。14剂。

二诊：药后下肢皮损变薄，痒减，舌淡苔白，脉细。14剂。

三诊：药后头皮皮损缩小，下肢比较明显，仍口干，上方加玄参10g，继续服用30剂。

四诊：头皮仍有少量皮损，下肢皮损消失。上方去荆芥、防风，继续服用20剂。

五诊：皮损全部消失，临床治愈。

按：此例患者皮损以片状多见，皮损较厚，伴皮肤干，属于血燥型银屑病。给予四物消风饮合四味虫药治疗，效果明显。四物消风饮见于《外科证治全书》。主治素体血虚、风热外客、皮肤游风、瘾疹瘙痒、身热口燥等证。从四物消风饮的组方来分析是由小柴胡汤合四物汤加蝉蜕、薄荷而成。选用小柴胡汤，目的是疏解少阳之郁热。小柴胡汤是汉代张仲景为治伤寒少阳证而立之方。历代医家对其诠释很多，认为该方的功效是和解少阳、扶正祛邪。现代医学广泛应用本方治疗热病，疗效显著。纵观古今医案，应用小柴胡汤治疗银屑病鲜有报道。虽然在《伤寒论》中关于小柴胡汤的条文有18条之多，没有一条是关于皮肤病方面的。从小柴胡汤的组成来看，全方由七味药组成，方中柴胡疏邪透表、和解少阳、疏肝解郁。是专门治疗邪入少阳、肝胆结气、邪热内郁，是推陈出新、疏肝理气、解热之良药。黄芩苦寒泻火，善清胆经肺火；半夏、生姜可降可散；人参、大枣、甘草能扶正固本、益胃气。该方加热药能治疗寒证，加寒药能治疗热证，加宣通药能宣通三焦。其方贯通内外、升清降浊、运行气血、宣通上下，是不寒不热之良方。正如《伤寒论》第230条所言：小柴胡汤具有上焦得通，津液得下，胃气因和，身濈然汗出而解。

"风"为六淫之首，四时皆可致病，故有"风为百病之长"之说。《经》曰："风盛则痒。"四物汤具"治风先治血，血行风自灭"的特点，通过活血、养血，达到调畅气血之功效。四味虫类药搜风力强，与四物消风饮合用，有养血润燥，息风止痒，通利三焦之功效。

［案5］方某，女，25岁。初诊：2012-01-15。

病史：全身片状红斑伴瘙痒5年余。开始点状红斑，以后逐渐形成片状，以前胸及后背多见，无明显季节性。曾在某医院给予激素等药治疗，无明显好转。刻下：形瘦、面白，皮损以前胸及后背融合成地图状，颜色淡红；下肢片状皮损，干燥，自觉瘙痒，口干，二便正常，月经色暗，有血块，偶有痛经，怕冷，舌质淡红、苔白，脉细弦。

诊断：银屑病。

治法：温潜解毒法。

方药：以潜阳封髓丹加味。

制龟甲10g，黄柏10g，砂仁10g，甘草10g，附子5g，炮姜10g，三七10g，金银花60g，连翘20g，重楼10g，忍冬藤30g，紫草15g，红花10g，槐花10g，白鲜皮30g，生何首乌30g，蛇蜕20g。

外洗方：生地黄100g，侧柏叶100g，紫苏叶100g，白蒺藜240g。水煎30分钟，1日1次。

二诊：上方连续服用14剂，皮损面积缩小，瘙痒明显好转，但仍口干明显。上方加玄参10g。外洗方继续。

三诊：以上方治疗20剂后，皮损逐渐消退，以前胸消退最快，下肢无改善。

四诊：药后皮损消退明显，下肢进展缓慢，上方加三棱10g，莪术10g。20剂。

五诊：前胸及后背皮损全部消退，下肢仅有2处片状皮损。以上方10倍量制成散剂：每次5g，1日2次。3个月后随访。皮损全部消退。

按：温潜解毒法系余在临床中实践出来的经验。余治疗痤疮、荨麻疹、银屑病效果很佳。一般辨证依据是患者全身表现虚寒证，但局部可表现热症，伴舌淡、苔白脉弦细或沉弱。正如清代名医喻嘉言曾在《医门法律》中明确提出"龙雷之火"论，他说阴邪旺一分，则龙雷火高一分，譬如盛夏之日，阴霾四布则龙雷奔腾，离照当空则群阴消散。清末郑钦安也在《医理真传》的"坎卦解"一篇中用坎卦的一阳寓于二阴之中来说明此问题，按郑氏之意，水涨则龙飞，在人体阴盛一分则浮阳外扰一分，所以要导龙入海，引火归原。

［临床心得］银屑病的治疗中，余体会如下。

①在这几种类型中，红皮型比较危重，患者体内像个大火炉，我们去除炉内火热可以釜底抽薪法，这个火很快就能消除。只要治疗及时，剂量得当，效果很快。湿热型的比较难治，治疗病程比较长，因为湿与热如油拌面，难解难分，所以在治疗中根据湿热偏甚情况来调整用药剂量。如生地黄与土茯苓比例一般为2：1，常用60g：30g来治疗，生地黄大剂量应用有坚阴之功效。这个用药经验可以参考龙胆泻肝汤，在清化湿热中加入生地黄，湿热越重，越重用生地黄，就是这个道理。姜春华教授也善用生地黄治疗风湿病，取得很好的疗效。根据姜老介绍，生地黄大量应用具有皮质激素作用。姜老用量一般在60～90g。所以在银屑病治疗中，生地黄也是余善用常用药之一，生地黄的用量一般是根据患者的舌质和舌苔来定量，若舌见红，生地黄可用60g，若舌红少苔可用生地黄90g，若苔腻者一般用60g，若舌淡苔白，可用30g。

②在银屑病治疗过程中根据发病的新久、虚实，皮损的特点，同时要辨患

者的体质，是寒还是热，灵活把握用方，只有彻底改变患者的体质，才能解决复发的问题。对于顽固性银屑病往往寒热错杂，虚实并见，所以临床治疗又当辨证巧治，识别疾病处在哪一阶段，或攻邪，或扶正，或者攻补兼施。

③在治疗过程中要时时地给邪出路。余嘱患者每天坚持运动，让其出汗来透邪以外出。

④饮食禁忌：如酒、鱼虾、海鲜、牛羊肉等应当忌口一年。因为诸发物性寒或热，血热、湿热者食之，热者更热，寒者更寒，故容易复发。

生殖器溃疡

生殖器溃疡，中医称为"阴疮""便毒""下疳"等。所谓"疳"，又以溃疡久不愈合为特点。

发病原因多由肝肾阴亏，湿热下注所致；亦有房事不洁，染毒而发；亦有因药物过敏而引起。此病在20世纪90年代多发，一年门诊治疗数百例，2000年以后散发。这与人的健康意识有直接关系。急性期发病，患者一般选择西医治疗；慢性者，反复发作者常常选择中医调治。

余从虚、实来辨治生殖器溃疡。病程短，阴部溃疡肿胀，小便淋漓不尽，舌苔黄腻，脉数有力，为实证；病程长，阴部溃疡不肿，疼痛不剧，小便畅利，舌质淡红，苔白，脉虚缓，为虚证。实证多以清利湿热为主；虚证多以寒热并用为主，佐以清热利湿。实证以甘草泻心汤原方；虚证多用甘草泻心汤加附子、金银花、土茯苓。

[案]王某，男，29岁。2012-04-12初诊。

病史：龟头处溃疡，疼痛1个月余，患者做包皮环切术后10天出现龟头溃疡，渗液，疼痛伴瘙痒，无尿频、尿疼、尿急，无不洁性史，做梅毒血清试验阴性。在其他医院诊断为生殖器溃疡，予以外用派瑞松，PP片外洗，内服阿奇霉素等治疗，效果差，故求中医治疗。刻诊：龟头处溃疡，渗液疼痛，口干，舌偏红苔黄腻，脉弦滑。

辨证：湿热下注。

治法：清利湿热。

方药：甘草泻心汤。

炙甘草12g，黄芩9g，干姜9g，半夏9g，大枣12枚，黄连3g。7剂。同时外用三味洗药：黄柏15g，蒲公英30g，白矾10g。

二诊：药服7剂后，溃疡面疼痛明显好转，无渗液，舌苔薄白，脉缓。继续上方7剂。

三诊：药服7剂，溃疡面已愈合。余无不适。

按：患者初诊时，有位跟师的同学问："老师，这个患者属于湿热下注证，为什么不选龙胆泻肝汤，而选用甘草泻心汤。"黄煌教授曰："甘草泻心汤是黏膜修复剂。就范围而论是针对全身黏膜而言的，不仅包括口腔、咽喉、胃肠、肛门、前阴，还包括泌尿系黏膜乃至呼吸道黏膜，眼结膜等。就病变类型而言，黏膜表现红肿、充血、糜烂，也可以是溃疡。临床表现或痒、或痛、或渗出物与分泌物异常等，因其病变部位不同而表现各异。"另外生殖器溃疡还须辅以外治，如痛肿兼痒流湿水者，可外撒祛湿散：制炉甘石30g，枯矾3g，轻粉3g，青黛10g，黄柏粉10g，冰片2g。共研细粉外撒。干者，用凡士林调药外擦。

鹅掌风

鹅掌风，又称为角化性手癣，是一种较顽固的皮肤病。因其掌部粗糙、脱皮、开裂，如鹅掌而得名。表现为手掌局部有边界明显的红斑脱屑，皮肤干裂，甚至整个手掌皮肤肥厚、粗糙、皲裂、脱屑，亦可出现水疱或糜烂，自觉瘙痒，或瘙痒不明显，多始于一侧手指尖或鱼际部。包括现代医学的手癣、掌部湿疹、进行性掌角皮症、剥脱性角质松解症等多种皮肤病。

鹅掌风之病因多由外感湿热之毒蕴积皮肤或由相互接触，毒邪相染而成。病久湿热化燥伤及阴血，则气血不能荣养患处，皮肤失润，以致皮肤燥裂，形如鹅掌。正如清·陈士铎《洞天奥旨》所云："鹅掌风是由心肾亏虚，外感湿热之邪，乘虚而入而致，日久湿热伤阴化燥。"故在治疗上以滋肝肾之阴为主，以养心祛风解毒为辅。余恒用六味地黄汤滋阴补肾。柴胡、麦冬、白芍养心；石菖蒲开窍解毒；何首乌、白鲜皮祛风，配合家传方外用果效。

[案] 李某，女，50岁。2011-03-13初诊。

病史：患者自1998年起，每年春天两手掌皮肤起水疱，继之干裂、脱皮，伴瘙痒。今年春天因使用洗衣粉后，双手脱皮瘙痒加重，曾经自用皮炎平外用效果差。舌苔白腻，脉细缓。

治法：滋补肝肾，养心解毒。

方药：熟地黄24g，山茱萸12g，山药12g，牡丹皮9g，泽泻9g，柴胡3g，当归9g，白芍9g，肉桂3g，石菖蒲1.5g，茯苓9g，生何首乌20g，白鲜皮20g。7剂。

外用药：二矾汤。

方药：白矾15g，皂矾15g，儿茶15g，侧柏叶100g，生地黄50g。《家传方》

制法、用法：上药加水五碗，浸泡20分钟，煮沸30分钟，1日1次，7次为1个疗程。

二诊：药后明显好转，继用上方21剂，双手皮肤无脱皮。

禁忌：用上法治疗后，患手应严禁与水接触10天。忌食鱼腥、葱、蒜、韭菜和酒类等。

考辨：二矾汤中明矾酸、涩，寒，外用能解毒杀虫，燥湿止痒；皂矾酸、涩，有燥湿疗癣、杀虫止痒之功。儿茶苦、涩，平，有清热生津、化痰，外用生肌止痛、收敛止血。侧柏叶凉血，止血，祛风湿，散肿毒。生地黄清热生津，凉血、止血。诸药同用，祛湿止痒，生津润燥。

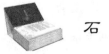

石　淋

尿路结石是以疼痛、尿血，并引起尿路梗阻和继发感染为特征，属于中医"淋证"的范畴。笔者在临床实践中，运用经方治疗尿路结石具有止痛快、疗效高等特点。此经验来自于学习经方条文所得。条文如下。

《金匮要略·腹满寒疝宿食病脉证治》第15条："胁下偏痛，发热，其脉紧弦，此寒也，以温药下之，宜大黄附子汤。"

《金匮要略·妇人产后病脉证治》第5条："产后腹痛，烦满不得卧，枳实芍药散主之。"

《伤寒论》第318条："少阴病，四逆，其人或咳，或悸，或小便不利，或腹中痛，或泄利下重者，四逆散主之。"

《伤寒论》第223条："若脉浮，发热，渴欲饮水，小便不利者，猪苓汤主之。"

《伤寒论》第319条："少阴病，下利六七日，咳而呕渴，心烦，不得眠者，猪苓汤主之。"

《金匮要略·妇人妊娠病脉证并治》第8条："妊娠有水气，身重，小便不利，洒淅恶寒，起即头眩，葵子茯苓散主之。"

根据现代病理检查可知，疼痛是由于结石嵌顿在输尿管和膀胱某一部分形成痉挛而疼痛，此时切忌妄用利尿通淋之品，原因在于越利尿则结石对平滑肌刺激越甚，使平滑肌更痉挛而疼痛愈甚。中医理论认为："通则不痛，气血调和；痛则不通，气血瘀滞。"尿路结石之疼痛，归根结底是气血不通所致。根据"郁结者解之，瘀积者行之"的原则，采用理气、活血、止痛的治法，可使痉挛平滑肌迅速而又持续的舒张，这样迅速达到止痛的效果，同时有利于结石的排出。从临床观察来看，理气药服用后，最快15～30分钟可迅速缓解疼痛。另外，理气药用量宜大，可迅速达到止痛效果。

综合上述，余常用大黄附子细辛汤、枳实芍药散、猪苓汤、葵子茯苓散、四逆散加芒硝、海金沙、鹿角、牛膝、灵磁石、桑白皮组成大合方。

方药：大黄5g，附子10g，细辛5g，猪苓15g，茯苓30g，泽泻15g，桂枝10g，滑石18g，阿胶10g，冬葵子15g，枳实25g，芍药30g，芒硝10g，海金沙10g，鹿角10g，川牛膝15g，灵磁石30g，甘草10g。

方意：大黄附子汤专治胁下疼痛，猪苓汤是尿血的效方，这是黄煌老师的经验。四逆散是胸胁苦满，或腹痛的专方。枳实芍药散原来是治疗产后腹痛，烦满不得卧的专方，这里用于治疗腹满挛痛，枳实大量理气，配芍药可以迅速达到止痛的效果。鹿角，《本经疏证》载：味咸，无毒，主恶疮、痈肿，益气、除小腹血急痛、散石淋。芒硝《神农本草经》载除寒热邪气，逐六腑积聚，结固留癖，能化七十二种石头；《名医别录》载：能通经脉，利大小便及月水，破五淋，推陈出新。海金沙，味甘，性寒，入膀胱小肠经，历代医家治疗尿路感染、尿结石、肾结石、肾炎水肿，皆重用它。此药能甘寒淡渗，通利小便，有釜底抽薪之效。桑白皮能泻肺气、通水道，又能固元气之不足而补虚。牛膝引药下行，灵磁石能化水质积垢之固。全方共用，有温补肾阳、利水排石之效。

下面从病例说明之。

[案1]顾某，男，23岁。2011-03-09初诊。

病史：腰部胀痛，小便不利，肉眼血尿24小时。患者昨晚21点左右，自觉左腰部及左下腹绞痛，辗转反复，急去101医院诊治，查B超示左肾积水，囊肿大小2.3cm×1.8cm，左肾可见最大0.8cm×1.9cm多个结石。给予抗感染、止痛等输液治疗，疼痛明显好转，转中医治疗。刻诊：腰甚胀痛，小便不利，口不干苦，不渴。腹诊：左肾区压痛，左下腹压痛明显。舌偏红，苔白腻，脉左尺浮弦滑，右弦。

诊断：石淋。

遂投上方加白茅根30g。

方药：白茅根30g，大黄3g，附子10g，细辛5g，猪苓15g，茯苓30g，泽泻15g，桂枝10g，滑石18g，阿胶10g，葵子15g，枳实25g，芍药30g，芒硝10g，海金沙10g，鹿角（代）10g，川牛膝15g，灵磁石30g，桑白皮10g，甘草10g。10剂后，B超检查，左肾积水、囊肿消失，尿常规检查正常，左输尿管可见0.3mm大小结石，继续用原方10剂善后。

[案2]尚某，男，30岁。2011-06-08初诊。

病史：右肾区时常胀痛一年余，伴加重一个月。患者患右肾积水伴结石一年余，曾一直用中药间断治疗一年，未见明显效果，近一个月来，腰部疼痛加重，自服排石冲剂无显效。刻下：右肾区时常胀痛，小腹时痛，口不干，不苦，二便正常，舌头淡红，苔白腻，脉弦紧。

诊断：石淋。

方药：大黄3g，附子10g，细辛5g，猪苓15g，茯苓30g，泽泻15g，桂枝10g，滑石18g，阿胶10g，葵子15g，枳实25g，芍药30g，芒硝10g，海金沙10g，鹿角10g，川牛膝15g，灵磁石30g，桑白皮10g，甘草10g。10剂。

二诊：疼痛若失，舌淡苔白，继续原方治疗1个月，B超检查一切正常。

[临床心得]石淋在临床中非常常见，究其病机以肾虚为本，湿热为标。正《张氏医通》谓："石淋者……正如汤瓶，久受煎熬，底结白碱，宜清其积热，涤其砂石。"此言热邪煎灼日久，熬炼津液而成结石。

此方治疗输尿管、膀胱结石取效较快，最快者3剂即排出结石。服后止痛效果30分钟见效。对于肾结石时间较长，一般需1～2个月。方中芒硝的剂量一般以泻下2次为度，若泻下量多要及时减量，或者停用芒硝。

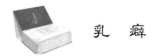

乳　癖

　　乳癖相当于西医的乳腺增生，是乳腺组织的良性增生性疾病。陈实功在其《外科正宗》云："乳癖乃乳中结核，形如丸卵不疼痛，不发寒热，皮色不变，其核随喜怒而消长，此名乳癖。"本证成因尚多，盖女子素多忧思愤怒，易致肝气郁结。若逢摄生不慎，脾虚痰湿，可致痰气搏结，血运不畅，络道壅塞而成斯证；抑或志郁化火，暗耗真阴，灼津炼痰，痰瘀搏击，坚积不解因发乳癖；亦有因嗜欲无度，耗丧根基，导致肾精暗耗，肝失濡养，冲任失调所致本证者。但思虑伤脾，郁怒伤肝，脾伤则生痰，肝伤则气滞，痰凝气滞，而致斯证者临床较为多见。治疗大法以豁痰理气，软坚散结，调理冲任为常用之法。治疗此证，立足于肝、脾、肾，着手于调气豁痰，活血益肾，散结消癖。有时诸法合用，有时则有偏重，视病机而灵活施用。调气多用香附、青皮、枳壳；活血止痛常用乳香、没药、延胡索、当归、白芍、郁金；豁痰用瓜蒌、贝母。大便秘结者，芒硝、大黄视情择一。

　　余对于本病病机的认识，主要是思虑伤及肝脾，气血暗耗，以致气血两虚、气滞血郁、痰湿阻络而致病；或阳虚寒凝、气滞血郁所致。在治疗上，重点治疗患者的疼痛与肿块两方面问题。

疼痛

　　方一：柴胡消结汤。

　　方药：柴胡15g，当归10g，赤芍10g，香附10g，青皮10g，全瓜蒌20g，蒲公英20g，蜂房10g，僵蚕10g，橘叶30g，木香10g，郁金10g。

　　功效：疏肝理气，活血化痰散结。

　　主治：气滞血郁，痰湿阻络引起的乳房胀痛，结块，喜叹息，舌淡苔白，脉弦。

考辨：朱良春先生曾告诫我们：蜂房和僵蚕能抗瘤、消肿、散结，移之可用于乳腺病的治疗。《本草从新》中记载蜂房不但能益肾温阳，而且解毒疗疮，消肿定痛，还能调理冲任；僵蚕善于化痰消坚又能活络解毒。两者同用消坚化痰散结谓甚强，是治疗乳腺增生病之要药。

全瓜蒌取于陈实功的《外科正宗》神效瓜蒌散。主治一切乳腺疾病。考：瓜蒌，味甘，性寒，能清上焦之火，使痰火下降，为治嗽要药。能生津止渴、清咽利肠、通乳消肿。因外形是圆形和乳房相似，故取其形，治疗同类病。

蒲公英，味苦、甘，性寒，能化热毒、消肿核。治疗疔毒、乳痈，是乳腺病必用药。诸药同用，止痛力甚佳，兼散结消肿。

方二：当归四逆汤合麻黄附子细辛汤。

方药：当归10g，赤芍10g，桂枝10g，细辛5g，通草10g，甘草6g，附子5g，麻黄5g，生姜10g，红枣7个。

功效：温经散寒，消肿止痛。

主治：乳房胀痛，面白，手足冷，舌淡苔白，脉弦细弱。

[临床心得] 此类患者在临床非常多见，患者以乳房胀痛为主症，伴有血虚寒厥症候，以当归四逆汤温经通脉，麻黄附子细辛汤温经止痛散结。只要辨证准确，疗效很快。

乳痛分虚、实，肝郁者可用经验方柴胡散结汤，寒凝者可用当归四逆汤合麻黄附子细辛汤。

肿块

方一：阳和汤合八珍汤。

方药：党参、黄芪、白芍各20g，鹿角霜12g，白术、当归、熟地黄、川芎各10g，茯苓、麻黄、炙甘草各9g，附子、肉桂各6g，水煎服。

主治：气血两亏，寒凝血滞引起的乳房肿块，以虚损为主，表现为面色黄，乏力，舌淡苔白，脉细弱。

考辨：阳和汤方出自《外科全生集》，由熟地黄、鹿角胶、炮姜、麻黄、肉桂、白芥子、生甘草组成。方中重用熟地黄温补营血、益血生精、生发元气，提高机体免疫力。辅以鹿角胶交通督脉、填精补髓、强壮筋骨。二者同奏养血、益精、生髓、补益肝肾之功。阴血同源，使温而不燥，同为君药；臣以肉桂温补肾阳、蒸化精气，引火归原，促发肾之功能，加强生精益血补髓之功能；佐以炮姜破阴和阳，温中有通，协调脾胃，使中焦受气取汁，化赤为血，新血生发，托毒排脓使阴疽破脓而愈；使以白芥子通阳散滞而消痰结，化皮里膜外之痰，以及麻黄开腠达表，使邪有出路；甘草解毒而调和诸药。全方共奏养血益精生髓，温补肝肾，宣通血脉，散寒祛痰之功效。此方特点是补而不滞，温而不燥，对气血不足，寒湿凝滞诸症，可放胆使用。阳和汤和阳化滞，温散开结；八珍汤滋肝补脾，益气补血。气血旺，积自消。

方二：三生饮加味。

方药：生川乌10g，海藻25g，甘草10g，昆布20g，牡蛎30g，白芥子15g，生半夏10g，生南星15g，茯苓30g，陈皮10g，郁金15g，丹参20g，延胡索10g，生姜20g。

功效：痰湿凝结，瘀血阻滞。

主治：形体肥胖，痰多，舌苔白腻，脉弦滑。此方化痰散结力甚强。只可暂用，不可久用，一般与阳和汤交替使用。

[案1]王某，女，三十五岁。初诊：2010-05-12。

病史：乳房胀痛2年余。患者2年来乳房胀痛，曾在多家医院诊断为乳腺小叶增生。给予桂枝茯苓胶囊、小金丹等治疗，无明显效果。B超示：左乳外上见1.2cm×1.5cm大小的肿块，形状规则。刻诊：乳房胀痛，喜叹息，月经量少，有血块，二便正常，舌紫暗，苔白，脉弦滑。

诊断：乳癖。

辨证：肝气郁结，痰瘀互结。

治法：疏肝理气，活血化痰散结。

方药：柴胡15g，当归10g，赤芍10g，香附10g，青皮10g，全瓜蒌20g，蒲公英20g，蜂房10g，僵蚕10g，橘叶核10g。10剂，水煎服。

二诊：经服上药，肿块明显变软，疼痛明显好转，予上方继续10剂。

三诊：肿块有所减小，遂以上方加量配成粉剂缓图。

方药：柴胡150g，当归100g，赤芍100g，香附100g，青皮100g，全瓜蒌150g，蒲公英200g，蜂房100g，僵蚕100g，橘叶核100g。共为粉末，每于早晚饭后各服6g，一料服之半，癖块全消。

[案2]杨某，女，42岁。初诊：2012-05-20。

病史：左乳房包块2年余。患者2年前体检发现左乳房包块，质地较硬，无疼痛，B超示：1.1cm×2.1cm，经外科检查诊断为乳腺增生。建议手术治疗。病人惧于手术，经朋友介绍来我处要求中医治疗。刻下：面色暗滞，包块不痛，腰酸，经行后期，量少，色暗，舌淡，苔白微腻，脉沉弱。

诊断：乳癖。

辨证：气虚血亏，寒凝气滞。

方药：阳和汤合八珍汤。

党参、黄芪、白芍各20g，鹿角霜12g，白术、当归、熟地黄、川芎各10g，茯苓、麻黄、炙甘草各9g，附子、肉桂各6g。10剂，水煎服。

二诊：药后包块无明显变化。改三生饮加味：生川乌10，海藻25g，甘草10g，昆布20g，牡蛎30g，白芥子15g，生半夏10g，生南星15g，茯苓30g，陈皮10g，郁金15g，丹参20g，延胡索10g，生姜20g。10剂。

三诊：包块缩小，月经较前增多，色红，舌淡苔白，脉较前有力。仍以阳和汤加味口服30剂后肿块全消，月事正常。

[案3] 钱某，女，39岁。初诊：2013-09-21。

病史：两乳房外侧各生一肿块1年。患者一年前发现双乳房有肿块，医院B超检查左边1.0cm×2.5cm，右边2.0cm×2.3cm，质地较硬。诊断为副乳病。医生建议手术切除被拒。经朋友介绍来我处中医治疗。当时余查完后，也主张患者手术。患者再三恳求中医治疗。刻诊：两乳房旁各生一肿块，伴有畏寒，四肢冷，月经量正常。舌淡苔白，脉沉细弦。

诊断：乳癖。

辨证：寒凝肝脉，气血凝滞。

治法：温经散寒，消肿散结。

方药：当归四逆汤合麻黄附子细辛汤加味。

当归10g，桂枝10g，白芍10g，细辛5g，甘草6g，制附片10g，麻黄9g，鹿角10g，蜂房10g，僵蚕10g。10剂。

二诊：药后肿块无明显变化，但畏寒明显好转，仍以上方治疗。20剂。

三诊：药后肿块明显缩小，无畏寒，四肢无冷感。仍以上方治疗共服50剂后，肿块消。

按：此例患者以畏寒肢冷，舌淡，脉细弱为主证，当归四逆汤原是治疗血虚寒厥证，麻附细辛汤，二方合用，散寒止痛力甚强，同时配鹿角、蜂房、僵蚕增加消肿散结之力。

［临床心得］乳癖是以乳房疼痛或伴有肿块为主要表现，余在临床中观察很多患者有的表现乳房胀为主诉，有的表现乳房疼痛为主要表现，有的表现肿块明显而无疼痛，所以在治疗上以抓主症为抓手，解决患者的痛苦作为我们的首要任务。有时既有肿块又有疼痛，在治疗上要灵活把握，有的放矢，只有这样才能取得好的效果。

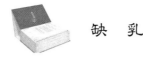

缺　乳

产后乳汁甚少或全无，称为"产后乳汁不行"，或称缺乳或无乳。中医对该病的认识较为全面，早在隋《诸病源候论》中就有"产后无乳汁候"。《傅青主女科》云："新产之妇，血已大亏，血本自顾不暇，又何能以化乳？乳全赖气之力，以行血而化之也。治法宜补气以生血，而乳汁自下，不必利窍以通乳也。"

病因病机

气血两亏型：由于患者素体气血虚弱，又因产时失血耗气，或脾胃虚弱，气血生化不足，乳汁化生乏源，导致乳汁甚少或全无。此型表现：乳房柔软，乳汁清稀，舌淡苔白，脉细弱。

肝郁气滞型：患者常因产后抑郁，肝失条达，气机不畅，导致乳脉不通，乳汁运行不畅，因而缺乳。此型表现：乳房胀硬，乳汁浓稠，舌淡苔白，脉弦。

治疗

在治疗上首辨虚实。诊治过程中，首问病史：虚证患者是否产时失血过多而实证患者是否多有情志不遂等诱因。其次问诊：乳房痿软是虚，乳房胀满是实。乳汁是气血所化，下则为经，上则为乳。妇人以血为用：血虚不能生乳，血虚不能化乳。故治疗虚证以补益气血。余常用《医宗金鉴》中"加味四物汤"作为基本方。

白芍10g，当归15g，熟地黄15g，川芎10g，通草10g，白芷6g，天花粉10g，王不留行6g，猪前蹄2个。

外用葱白10根，煎汤外敷乳房。

若产后无乳，但乳房胀痛，此为肝气郁结所致，可予涌泉散加郁金10g，香附10g。

另外一种比较少见的产后无乳：患者表现腰膝酸软，面色无华。此为精亏血少，乳化无源。可用柳学洙老中医的经验方"益肾增乳饮"。方药：熟地黄30g，枸杞子30g，黄精30g，党参30g，黑芝麻15g，鹿角10g，麦冬10g，钟乳石10g，王不留行10g。此方用于久治不效的少乳者多例，效果佳。气虚甚者，可加人参。

对于民间谚语："穿山甲、王不留行，妇人服了乳长流"的说法，虽然穿山甲为治疗产后乳汁不下之要药。但本品活血走窜，治疗乳少以实证为主，表现为乳房胀为主；若乳房痿软的乳少者不宜使用。王不留行，力缓，无破血之弊，是产后乳汁不下的常用品。在临证中，不能一见乳少症就用穿山甲、王不留行，实证可以，虚证慎用。

[案1] 王某，女，27岁。2012-04-27初诊。

病史：乳汁点滴，量少10天。乳房软，面色萎黄，乏力，舌淡苔白，脉细弱。

诊断：产后乳少症。

治法：补气生乳法。

方药：加味四物汤。

白芍10g，当归15g，熟地黄15g，川芎10g，通草10g，白芷6g，天花粉10g，王不留行6g，猪前蹄2个。

外用葱白10根，煎汤外敷乳房。3剂。

二诊：上方服3剂后乳汁明显增多，继用3剂，乳汁足。

[案2] 石某，女，24岁。2012-10-26初诊。

病史：乳汁减少5天。患者产后20天，因为家庭矛盾引起心情忧郁，突然乳汁减少。刻诊：乳汁点滴几无，双乳房微有胀感。触之软，舌暗，苔薄白，脉弦。

诊断：产后乳少症。

辨证：肝失疏泄，乳汁郁结。

治法：疏肝解郁，益气通乳。

方药：涌泉散加郁金、香附。

柴胡10g，王不留行15g，天花粉10g，漏芦10g，僵蚕10g，郁金10g，香附10g，猪前蹄2个。3剂。

二诊：药服3剂后，乳汁较前增多，继续原方3剂，乳汁足。

考辨：加味四物汤是治疗产后乳少的专方。乳汁是母体气血所化生，气血又来源于脾胃的消化吸收功能，如果产妇脾胃功能差，加之产时失血，气血生化不足，极易引起乳少；另外乳汁的泌出，必须气机通畅。所以乳少症以气血两亏是本，四物汤益气生血，血旺则生乳。白芷是阳明经的引经药；天花粉生津；王不留行善于下乳，是治疗产后乳汁不下的常用之品。猪蹄，味甘、咸，性平。善补血，通乳托疮，是催乳之良药，民间治疗乳少最常用的方法就是一对猪蹄，通草10g同煎。吃肉喝汤。轻者3天即愈。诸药合用，共奏补气益血通乳之效。

[临床心得] 乳少一症，分清虚、实。虚证居多，以加味四物汤取得良效。实证涌泉散。此二方均来自《医宗金鉴》，此书中很多方剂不仅疗效快，而且药味少。建议后学者多取之，取效必速。

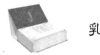

乳　痈

乳痈相当于现代医学"急性乳腺炎"。多发生于产后哺乳期妇女，未婚及妊娠期妇女也有发病。初产妇发病率最高。先贤认为其病因与哺乳有关，故有"外吹"之称。

病因病机

肝郁气滞和阳明胃热是本病重要原因。依据经络之分布，乳房属肝胃之经，乳汁为气血之所化，来源于胃。肝主疏泄，调节乳汁的分泌，产妇精神紧张、饮食不洁，易致肝胃不和；另乳母乳汁过多，婴儿不能完全吸出，乳汁越积越聚，乳络不畅，邪热壅蒸，经络阻塞，气血凝滞；也有乳房受外力碰撞引起。

临床表现

早期：乳房肿胀触痛，乳汁不畅，有的可触及肿块，恶寒，发热，舌苔白，脉浮数。

中期：包块增大，疼痛加重，伴高热，舌红苔白，脉弦数。

后期：破溃后体温可恢复正常。肿减痛消，疮口可逐渐愈合。如果脓出不畅，肿痛不减，发热不退，说明脓毒向深部发展。

判断乳腺是否化脓：首先乳房是否有搏动性疼痛这点很重要；其次看乳房的局部皮肤是否红肿、透亮。成脓时，肿块中央变软，按之有波动感。若为乳房深部脓肿，可出现全乳房肿胀、疼痛，高热。但局部皮肤红肿及波动不明显，需经穿刺方可明确诊断。有时脓肿可有数个，或先后不同时期形成，可穿破皮肤，或穿入乳管，使脓液从乳头溢出。破溃出脓后，脓液引流通畅，可肿消痛减而愈。若治疗不善，失时失当，脓肿就有可能穿破胸大肌筋膜前疏松结缔组织，形成乳房后脓肿；或乳汁自创口处溢出而形成乳漏，严重者可发生脓毒败血症。下面从病例说明之。

[案1] 孙某，女，26岁。2010-10-15初诊。

病史：右乳房肿痛2天。患者半月前顺产一女婴，哺乳期间，因不慎碰撞到右乳房。2天后突然出现恶寒发热，体温38℃，头痛身困，右侧乳房疼痛，外用鱼石脂软膏及抗生素治疗，效果差。刻下：面红，右侧乳房红肿疼痛，口干，舌红苔薄白，脉弦数。

诊断：急性乳腺炎。

辨证：肝郁胃热，毒热壅盛。

治法：清热解毒，活血消肿。

方药：当归黄芪汤加味（师传方）。

当归15g，黄芪15g，赤芍15g，川芎6g，穿山甲（代）15g，王不留行15g，生甘草15g，全瓜蒌30g，蒲公英30g。健康男孩童子尿为引。3剂。外敷芙蓉散，1日1次。

二诊：药服3剂后，乳房红肿消失，仍有少许疼痛，无恶寒，无头痛。继续原方内服外敷治疗。

三诊：药服5剂后，诸症皆消。

[案2]化某，女，28岁。2012-10-22初诊。

病史：右乳房胀痛5天。患者产后20天，5天前无明显原因出现恶寒，发热，自服感冒药治疗无好转，之后出现右乳房疼痛，体温38.2℃。刻诊：右乳房触及2.0cm×3.5cm大小的肿块，局部红肿跳痛，口干口渴，大便干，舌红苔黄，脉弦滑数。

诊断：乳腺炎。

治疗：清肝泻胃，活血消肿。

方药：柴胡石膏汤。

柴胡30g，陈皮6g，川芎3g，炒栀子9g，青皮6g，生石膏60g，知母10g，酒炒黄芩24g，连翘15g，生甘草6g，橘叶10g。3剂。外敷芙蓉散。1日1次。

二诊：药后热退，口渴好转，仍然时感口干，右乳房疼痛好转，但仍有肿块，改当归黄芪汤：当归15g，黄芪15g，赤芍15g，川芎6g，穿山甲（代）15g，王不留行15g，生甘草15g，全瓜蒌30g，蒲公英30g。5剂。

三诊：药服5剂后，诸症皆消。

考辨：当归黄芪汤加味方系林为雄老师家传方，在临床中治疗多例急性乳腺炎效果很佳。方药：当归15g，黄芪15g，赤芍15g，川芎6g，穿山甲（代）15g，王不留行15g，生甘草15g，全瓜蒌30g，健康男孩童子尿为引。此方对于早期乳痈出现红肿胀痛包块者，一般3～5剂即消肿止痛。此方机制：产后气血两亏，气旺则血行，血行则结开。加减：体温高的加蒲公英30g，如果化脓加皂角刺10g，化脓时可用火针排脓。乳腺化脓时，先用回乳方：生地黄15g，当归15g，赤芍15g，桃仁9g，红花8g，紫苏叶9g，炒麦芽120g，3剂。以后再用上方治疗。用童尿为引是因其能活血、消肿、止血。一般取2岁以下健康男孩小便，取中间段小便为宜。

患者乳腺炎化脓期出现少阳阳明证。先以小柴胡汤加石膏汤治疗，后仍以当归黄芪汤治疗，也是效如桴鼓。

[临床心得]急性乳腺炎早期以瓜蒌牛蒡汤治疗，取得一定效果。而林为雄老师另辟治法以当归黄芪汤治疗乳腺炎。这与他认识的病机产后气血两亏，瘀血内结有密切关系。此方以黄芪补气为先，与当归补血、养血，达到气旺血通之理。配合赤芍、川芎、王不留行活血通络；瓜蒌味甘，性凉，其散结之功甚强，与山甲同用治疗乳腺炎早期红肿疼痛有佳效。童尿其味咸，性寒，能滋

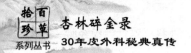

阴降火、凉血散瘀。所以早期乳腺炎见红肿疼痛者皆可以本方治疗。若化脓表现跳痛伴高热不退者改柴胡石膏汤治疗。

 ## 儿童乳腺异常发育

［案］蒋某，女，7岁。2012-03-21初诊。

病史：右乳发现硬结10天。患儿10天前，在洗澡时妈妈发现一侧乳房鼓起樱桃大硬结，按之有疼痛感，口不干，二便正常，舌淡苔白腻，脉细。

诊断：儿童乳腺异常发育。

辨证：寒湿郁结。

治疗：温阳解表，祛湿散结。

方药：小青龙汤加味。

麻黄3g，桂枝5g，白芍5g，姜半夏6g，附子3g，细辛1g，石见穿6g，山慈菇5g，甘草6g。5剂。二诊：药服5剂疼痛消失，苔脉如前，继续原方治疗10剂。三诊：药后肿块变软，舌淡苔白，脉较前有力，上方去山慈菇加蜂房6g。10剂。四诊：药后进步，肿块缩小明显，继续原方治疗10天后消失。

［临床心得］近几年来接诊此病十几例，皆以小青龙汤加味治疗，效果满意。发现此类患儿的性激素分泌常明显增高。如雌激素、雄激素及17-皮质酮的尿排出量。都达到正常成人的水平。性激素分泌高，属于我们中医学的"痰饮病"范畴。根据"病痰饮者当以温药和之"的原则，我采用小青龙汤加附子温化痰饮。石见穿、山慈菇、蜂房活血散结消肿。诸药同用，共奏宣肺温阳、化痰散结之效。

 ## 痄　腮

痄腮中医也称为"腮肿""颐毒"等名称，是由流行性腮腺炎病毒所引起的一种急性传染病，常流行与冬、春二季，以5－9岁儿童多见，成人也有散发。临床以发病急骤、腮部肿胀、疼痛、发热、微恶寒等为主症。青春发育期以后的患者，有并发睾丸炎或卵巢炎的可能。个别患者可并发脑膜炎。本病患后可获终身免疫。

病因病机

冬春之季，气候变化较多，寒温失常，卫气不足，风温病毒，由口鼻侵入，阻滞于少阳经络，壅结不散，郁而发热。足少阳之经绕耳而行，故表现为耳下腮部肿胀坚硬，疼痛发热。由于局部气血不畅，故表现显著充血，水肿。足少阳经胆经与足厥阴肝经相表里，肝之经络绕阴器，如病毒传至足厥阴肝经，较大的男性患儿可并发睾丸疼痛（睾丸炎），女性者可并发卵巢。少数严重患者，热毒炽盛，津液耗伤，热入清窍，可见高热、项强，甚至抽搐、昏迷等症状，即并发脑膜炎症。

对于此病的治疗，采用内外结合的治疗方法。

临床表现

一般为一侧（多左侧）腮腺部压痛，继而肿胀，咀嚼不便，发热或不热，头痛，食欲差。口干、口苦，舌苔薄白，脉弦数。治法：疏解少阳，清热解毒。方药：小柴胡汤加石膏：柴胡15g，黄芩10g，半夏12g，党参10g，生石膏30g，甘草6g，金银花10g，连翘15g，生姜10g，红枣7个。外用：20%甘露醇50ml，鸡蛋清2个，白矾15g。调匀外敷，一天一次。

并发症睾丸炎的治疗

采用汪蕴谷著《杂症会心录》中经验方甘桔汤加味。即甘草10g，桔梗10g，牡丹皮10g，当归15g，玉竹8g，何首乌15g。汪氏认为该病勿用发散药，体虚者更不得发表，因邪毒内陷，传入厥阴脉络，睾丸肿痛。盖耳后乃少阳胆经部位，肝胆相表里，少阳感受风热，邪热循经相传，乃本虚标实之证，当扶正祛邪，方为正治，后每于该病即用此方，收获良效。

［案］杨某，女，9岁。2010-03-10。

病史：腮腺肿胀两天伴发热疼痛，体温38.5℃，口干，舌苔薄白，舌质偏红，脉浮数。

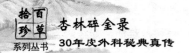

治法：和解少阳，清热解毒。

方药：小柴胡加石膏加味。

柴胡15g，黄芩6g，半夏9g，党参10g，生石膏30g，甘草6g，金银花10g，连翘15g，生姜5g，红枣3个。3剂。

外敷：甘矾合剂即用20%甘露醇50ml，鸡蛋清2个，白矾15g调匀敷之。一天一次。

二诊：患儿服药3天后，体温正常，诸症消失。

[临床心得] 治疗痄腮的方法很多，我们教科书以普济消毒饮治疗此证，余认为此方苦寒败胃，且疗效不理想，多年来从经方入手治疗此疾，疗效很快。早期治疗是关键，可以减少并发症的发生。因为病变部位在耳后，属于少阳经脉，以小柴胡加石膏汤治疗，不发热的患者，余也常规加生石膏，因为石膏之性凉而能透邪外出于表。外用甘矾合剂外敷，消肿止痛很快。此方系中西结合，甘露醇系脱水消肿剂，余取之外敷腮部肿痛也有明显效果。白矾《本草纲目》载："吐下痰涎饮澼，燥湿解毒，追涎，止血定痛，蚀恶肉，生好肉，治痈疽疔肿，恶疮，癫痫，疸疾，通大小便，口齿眼目诸病，虎、犬、蛇、蝎、百虫伤。"鸡蛋清具有清热解毒和增强皮肤免疫功能作用。三药合用，共奏清热解毒、消肿之效。

黄水疮

黄水疮是一种常见的浅表性化脓性皮肤病，因其脓疱破后有黄水渗出而得名，又称为"滴脓疮""脓疱疮"。本病有接触传染性。黄水疮多因夏秋季节暑湿邪毒侵袭人体，客于肺经，气机不畅，疏泄障碍，熏蒸皮肤所致。多发在头、面、耳、项等部，也有蔓延四肢和浸淫全身者。症见瘙痒、流黏性黄水，有时渗血、起小疱、结痂或成片状及溃烂。早在《金匮要略》云："浸淫疮，黄连粉主之。"意用黄连之苦寒，以清热燥湿为大法。本病主要病机是脾胃湿热，与外感风邪相搏，热毒郁于皮肤而成者。儿童得此症较多，有迁延一二年而不愈者。

治法：宣肺化湿、祛风解毒。

方药：麻杏薏甘汤和五味消毒饮加减。

麻黄3g，杏仁6g，薏苡仁15g，金银花10g，连翘8g，蒲公英10g，紫花地丁10g，蝉蜕10g，赤芍6g，防风6g，黄芩5g。

本方药味剂量，为10岁以上煎服量。

外用黄柏枯矾散。

组成：黄柏60g，煅石膏60g，痢特灵10片，白矾6g。

制法：将上药共研为极细末，用香油或豆油调敷患处；黄水多时，可用药粉撒布患处。

注意：患处禁忌水洗，防止侵淫蔓延。一般轻症，毋需内服药。

[案1] 王某，女，3岁。2009-05-16初诊。

病史：一年前在头部生小疱数枚，甚痒，流黄水结痂，屡治无效，现已蔓延全头部，成片渗水，夜眠不安。

治疗：外用黄柏枯矾散。经治5次，黄水明显减少，15次后疮面痊愈。

[案2] 姜某，男，6岁。2010-05-10初诊。

病史：5个月前，在头部起小疱二三处，痒而渗水，经治疗无效，现已蔓延全头部，瘙痒流水，有时渗血，结黄痂，大便干，舌偏红，脉细弦。

诊断：黄水疮。

辨证：湿毒壅滞。

治疗：清热解毒利湿。

方药：麻杏薏甘汤和五味消毒饮加大黄。

麻黄3g，杏仁6g，薏苡仁15g，金银花10g，连翘8g，蒲公英10g，紫花地丁10g，蝉蜕10g，赤芍6g，防风6g，大黄3g。水煎服1日数次，5剂。外敷黄柏枯矾散。

二诊：药后疮面干燥，继续原方巩固治疗。仍以上法内服外敷。经治10次，疮面痊愈。

[案3] 赵某，女，12岁。2012-05-03初诊。

病史：1个月前在头部生小疱，数量不多，以后逐渐蔓延及面部，瘙痒流黄水。7天前，在面部、口周二处肿起，局部轻度潮红及痒痛，内含少量脓汁，已溃破。舌苔白腻，脉弦滑。

诊断：黄水疮。

治法：清热解毒利湿。

方药：麻杏薏甘汤和五味消毒饮加穿山甲。

麻黄3g，杏仁6g，薏苡仁15g，金银花10g，连翘8g，蒲公英10g，紫花地丁10g，蝉蜕10g，赤芍6g，防风6g，穿山甲（代）1g，7剂。外用黄柏枯矾散，经20天治愈。

考辨：穿山甲，味淡，性平。据陈瑞山老前辈经验，疮痈初期未成脓者，或者以成脓而红肿者服之皆消，故在本方中加用。

[临床心得] 麻杏薏甘汤出自《金匮要略·痉湿暍病》，是张仲景治疗风湿所致周身疼痛的有效方剂。原文曰："病者一身尽痛，日晡所剧者，名风湿。此病伤于汗出当风，或久伤取冷所致也，可用麻杏薏甘汤。"从上面的条文病机分析，此乃系风湿并重，阻滞经络，气血运行不利，卫阳不充，失于防御，风湿之邪乘虚而入，或经脉久有劳伤，复感风湿之邪。麻杏薏甘汤中麻黄疏风散邪，除湿温经；杏仁宣肺卫之表，充卫通阳；薏苡仁除湿驱风，兼能运脾化湿；甘草调和诸药，健中焦。四药合用有宣肺，祛湿，解表，通阳的作用。五味消毒饮出自《医宗金鉴》，是治疗疔毒，痈疮之名方。方中金银花清热解毒，消散痈肿，为主药；紫花地丁为治疗毒要药，亦通用于痈疮肿毒；蒲公英、野菊花清热解毒，消散痈肿，均为佐药。诸药合用，清热解毒，消肿散结。外用黄柏枯矾散，黄柏清热燥湿；煅石膏清热收敛生肌；枯矾燥湿收水气之力甚强，兼有解毒之功；痢特灵片，本品有广谱抗菌作用，对常见的革兰阴性菌与阳性菌有效。但是内服后难吸收，毒性大，外用能够促进疮面愈合。诸药合用，清热燥湿、解毒敛疮。

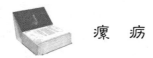

瘰 疬

瘰疬相当于现代医学的颈部淋巴结炎和淋巴结核。表现在颈部皮肉间可扪及大小不等的核块，互相串连，其中小者称瘰，大者称疬，统称瘰疬。瘰疬之名始见于《灵枢·寒热》。《薛氏医案·瘰疬》云："其候多生于耳前后项腋间，结聚成核，初觉憎寒发热，咽项强痛。"本病的发生一般和肝脾关系密切，患者常因情志不畅，肝气郁结，气滞伤脾，以致脾失健运，痰湿内生，结于颈项而成。日久痰湿化热，或肝郁化火，下烁肾阴，热胜肉腐成脓，或脓水淋漓，耗伤气血，渐成虚损。亦可因肺肾阴亏，以致阴亏火旺，肺津不能输布，灼津为痰，痰火凝结，结聚成核。本病分三期来辨治。

初期：颈部一侧或双侧，结块肿大如豆，较硬，无疼痛，推之活动，不热不痛，肤似正常。可延及数日不溃。一般无全身症状。

中期：结块逐渐增大，与皮肤和周围组织粘连，结块亦可相互粘连，融合成块，形成不易推动的结节性肿块。若液化成脓时，皮肤微红，或紫暗发亮，扪之微热，按之有轻微波动感。部分患者有低热及食欲不振等全身症状。

后期：液化成脓的结块经切开或自行溃破后，脓液稀薄，或夹有败絮样坏死组织。疮口呈潜行性空腔，创面肉色灰白，疮口皮色紫暗，久不收敛，可以形成窦道。此时部分患者出现低热、乏力、头晕、食欲不振、腹胀、便溏等症，或出现盗汗、咳嗽、潮热等症。如脓水转稠，肉芽转成鲜红色，表示将收口愈合。

余在临证中以内外同治法来辨治瘰疬。早中期以消为主，选三妙散内服，外用生半夏膏，效果较佳。后期破溃以阳和汤加附子治疗，外用祛腐生新膏。

［案］陈某，男，19岁。2011-10-26初诊。

病史：左颈部有二枚结块1个月。患者1个月来发现颈部肿块如黄豆大小，皮色不变，推之可动，无发热等全身症状，结核菌素试验阴性。在某医院诊断为颈淋巴结炎。给予抗生素治疗，无明显效果。刻诊：左颈部有二枚肿块，压痛明显，口干，舌偏红，苔白，脉细弦。

诊断：颈部淋巴结炎。

治法：解毒散结消肿。

方药：三妙散（金银花30g，蒲公英20g，夏枯草30g）。

外用生半夏膏外敷。5天后疼痛消失，20天后颈部肿块消失，随访半年未发。

［临床心得］颈部淋巴结炎治疗比较困难，余在临床中挖掘出本方，内服治疗淋巴结炎效果甚佳。三妙散出自《经验广集》，历代医家都重视本方治疗瘰疬。金银花，味甘，性寒，轻扬入肺，为散达解毒之品；蒲公英，味苦，有清热解毒、消肿散结之力。二药合用，可解一切痈疡肿毒。夏枯草，味辛、苦，辛能散结，苦能泄热。故凡瘰疬、乳痈、目赤、头晕之疾，服之可以清肝火、散结气，三药合用，共奏清热解毒、消肿止痛之功。此方味少、量大、力专，体现了外科病的治疗特点：看的要准，攻的要狠的原则。此外治疗此病治疗时间要长，所有苦寒败胃之品一律禁用。

生半夏膏：陈醋200ml，熬至滴水成珠时加生半夏15g粉调匀成膏，外敷患处。方中生半夏外用消肿散结力甚强，止痛也佳。醋能软坚散结。二者合用，能软坚散结、消肿止痛。

 鱼鳞病

鱼鳞病，中医称之"蛇皮癣"。此病与先天遗传有关，多见于儿童发病，冬重夏轻，以侵犯四肢为多见。皮损表现：皮肤干燥粗糙，有灰褐色鱼鳞状鳞屑，边缘略翘起，状若蛇皮，且四肢对称性多见。

病因病机

肝肾亏虚，阴血不足，精血失布，血虚生风，风盛则燥，皮肤失于温煦濡养而发生本病。

治疗

余认为此病的病机比较复杂，既有虚的一面，精血亏虚，皮肤无源以养；又有实的一面，表现为寒、瘀。故在治疗上，余常用退鳞汤。本方由黄芪桂枝五物汤和麻黄附子细辛汤合用四物汤再加祛风药白鲜皮、地肤子、防风、蝉蜕、蛇蜕组成。同时加服鱼鳞膏。

黄芪桂枝五物汤出自《金匮要略·血痹虚劳》，由黄芪、桂枝、芍药、生姜、大枣五味药组成。其中黄芪补气固表，息大风；桂枝温经通阳；芍药养血益营；姜、枣调和营卫。五药相协，温、补、通、调并用，共奏益气温经、和营通痹之效。原书指征主治血痹，为邪气凝于血分也，所谓正虚之处，便是容邪之处，故本方调养营卫为本，祛风散邪为末，旨在振奋阳气，温运血脉，调畅营卫。凡气虚血滞、营卫不和者，皆可选用本方。

麻黄附子细辛汤温通肾脉，开肺气，有利于津液的疏布和流通。

四物汤是补血养血的经典方。

祛风药常用白鲜皮、地肤子、防风、蝉蜕、蛇蜕。

鱼鳞膏：是余在庄国康老的经验基础上用苍术、当归、白鲜皮、蜂蜜等组成。多用于儿童不能坚持汤药治疗的，单用效果也佳。每次5ml，1日2次。

　　常用方：退鳞汤。

　　黄芪30～100g，桂枝10g，白芍10g，甘草10g，当归10g，川芎10g，麻黄5～10g，附子10～30g，细辛5～10g，知母10g，生地黄10～30g，熟地黄10～30g，何首乌20～30g，黑芝麻10g，白鲜皮20g，地肤子10g，防风10g，蝉蜕10g，蛇蜕20g。

　　[临床心得]鱼鳞病皮损表现为皮肤干燥粗糙，有灰褐色鱼鳞状鳞屑为主症，属于中医的"肌肤甲错"。正如《金匮要略·血痹虚劳病脉证并治》云："五劳虚极羸瘦，腹满不能饮食，食伤、忧伤、饮伤、房室伤、肌伤、劳伤、经络营卫气伤，内有干血，肌肤甲错，两目黯黑，缓中补虚，大黄䗪虫丸主之。"余认为此病病机气虚血痹，寒阻血瘀。气虚是主要因素。《经》曰："气行则血行，气虚则血瘀。"退鳞汤是黄芪为君，《本草经述义》云："因其皮黄入土，肉白属金，甘补脾胃，皮厚走皮，合之可以补内补外，补上补下。疏通而又疏布津液也。"在《本草备要》中云：黄芪生用能固表，无汗能发，有汗能止，温分肉，实腠理。《本经疏证》云"黄芪利营卫之气，故凡营卫间阻滞，无不尽通，所谓源清流自洁也。"从古人的描述来看，黄芪能息大风，宣腠理，补中气，托毒生肌。《金匮要略》云："血痹阴阳俱微，寸口关上微，尺中小紧，外证身体不仁，如风痹状，黄芪桂枝五物汤主之"。此方以黄芪为君，桂枝、白芍、甘草，调和营卫，通利血脉。四物汤是一首养血、活血、和血、调经之祖方，是由当归、川芎、白芍和熟地黄4味中药组成，其中又以当归、熟地黄为主药。四物汤一个很大的特点是，随着四味药物的比例不同，四物汤可以发挥广泛的功能。如重用熟地黄、当归，轻用川芎，则是一个补血良方；当归、川芎轻用或不用时，可以帮助孕妇保胎；重用当归、川芎，轻用白芍则能治疗月经量少、血瘀型闭经。在顽固性皮肤病治疗中，如果能善用四物汤养血、活血，能达到治风先治血，血行风自灭之效。麻黄，味苦，性温，能发表出汗，带诸药达表，宣通气机之效。配附子通行十二经，可上可下，可内可外。麻黄配熟地黄，取阳和汤之意。"阳和"在古代是指：①春天的暖气。②借指春天。③温暖；和暖。④喻指和悦的脸色。⑤阳气。⑥祥和的气氛。麻黄有"外可宣透皮毛腠理，内可深入积痰凝血之中"之功用，而不是解表。熟地黄滋腻碍胃，但是配伍麻黄以后，麻黄

的辛温之性，也能制约熟地黄的这个缺点，故有"熟地见麻黄而不腻"的说法。蛇蜕，今会用此药者少。以下介绍功效和作用。

蛇蜕：味甘、咸，性平。归入肝、脾二经。其功效如下。

①祛风定惊：蛇蜕甘、咸，性平，主入肝经。《名医别录》曰："主弄舌摇头，大人五邪言语僻越。"故本品有祛风定惊之功效。常用治小儿惊痫。

②退翳明目：《名医别录》说蛇蜕"明目"。《用药心法》则云："去翳膜。"《本草纲目》亦云："退目翳"。本品味甘、咸，入肝经，故能退障明目。对于肝肾不足，阴虚湿热或肝经风热上攻而致的目翳内障。症见单眼或双眼瞳内有圆形白色翳障，瞳神外观无异常。可选用本品，退翳明目。

③解毒消肿：蛇蜕甘、咸，甘能解毒，咸能软坚散结，入肝脾二经则入血分，故能解毒消肿。如《本草纲目》曰："消木舌、敷小儿重舌、重腭、唇紧、解颅、面疮、月蚀、天疱疮、大人疔肿、漏疮肿毒。"

④杀虫疗癣：《医林纂要》说蛇蜕"去毒热，除风湿"。《本草纲目》："煮汤洗诸恶虫伤。"《本草经疏》："善能杀虫"。而《千金方》则用本品，治癣疮。故蛇蜕有杀虫疗癣之功效。可作治诸虫咬伤，癣疮、蛲虫等症。内服外用均可。

故在治疗顽固性皮肤病中此药疗效不容忽视，在本病中起到以皮治皮作用，剂量宜重，一般20～30g。

[案1]杨某，女13岁。初诊：2010-10-28。

病史：全身起鱼鳞癣10年。父亲代诉，孩子从三岁开始，先从下肢起鱼鳞癣，继之向上发展，引起全身鱼鳞癣。皮肤干燥、粗糙，冬重夏轻。多家医院治疗无明显效果。刻下：全身皮肤粗糙，状如鱼鳞，以四肢伸侧多见，畏寒肢冷，大便2日一次，舌淡、苔白，脉细弱。诊断：鱼鳞病。

辨证：血痹寒瘀。

治疗：益气养血，活血，祛风散寒。

方药：退鳞汤。

黄芪30g，桂枝10g，白芍10g，甘草10g，当归10g，川芎10g，麻黄5g，附子10g，细辛5g，知母10g，生地黄10g，熟地黄10g，何首乌20g，黑芝麻10g，白鲜皮10g，地肤子10g，防风10g，蝉蜕10g，蛇蜕20g。同时口服鱼鳞膏。

二诊：药服20剂后，下肢皮肤见少量褪皮，无畏寒肢冷，二便正常。继续加服鱼鳞膏。

三诊：上方继用30天后，下肢见大量褪皮，继续服用本方3个月，全身皮肤光滑如初。

按：本病治疗比较棘手，但认识此病的病机，从气虚血痹，寒阻血瘀入手，以经方切入，疗效较快。

［案2］江孩，男6岁。初诊：2011-12-10。

病史：皮肤起鱼鳞癣5年。父亲代诉，孩子约一周岁时发现全身皮肤呈淡褐色，5年来也没有任何发展，其他无不适，发育正常，舌淡、苔白。因孩子不愿服中药，以鱼鳞膏口服，2个月后有少量褪皮，又服2个月痊愈。

按：对于儿童患此病，余恒用鱼鳞膏来治疗。因口感好而受孩子喜爱。

湿　疹

湿疹是一种经常反复发作的皮肤病，相当于中医的"湿疡"。皮损见于头、颈部、四肢、躯干等全身部位，呈对称性分布。由内、外因共同作用引起。外因：风、湿、热侵袭；内因：脾失健运、湿浊内生。二者相结合，流溢肌肤所致。按病程分成急性湿疹和慢性湿疹。

急性湿疹多泛发性的，皮疹以红斑、水疱、瘙痒、糜烂为多见。一般经过3周以后转为慢性，皮肤变得肥厚、粗糙，有点状糜烂或局限在某个部位。亚急性湿疹处于两者之间，表现为糜烂已结痂，丘疹已脱屑，散在丘疱疹，瘙痒、抓痕，红斑已呈紫褐色，全身症状不明显。

治疗原则：祛风清热，燥湿健脾，利尿化浊，宣肺利湿，解毒活血等。由于此病比较缠绵难愈，故守方治疗是关键。

下面以病例说明之。

［案1］田某，男，26岁。2011-08-05初诊。

病史：阴囊瘙痒1年。患者一年前无明显诱因阴囊处感瘙痒，自行抓破致感染，经抗生素和激素治疗好转，后食海鲜、辛辣等物之后，病情加重。刻诊：阴囊皮肤肥厚微肿，其表皮布满米粒大小，呈痤疮样皮疹，有多处破溃，渗出黄色液体，痛痒较甚，行走不便，伴口苦，舌质红，苔腻，脉弦滑。

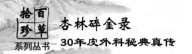

诊断：湿疹。

辨证：肝经湿热，循经下注。

方药：龙胆泻肝汤加减。

龙胆6g，黄芩10g，栀子10g，车前子（包煎）15g，泽泻10g，芡实30g，白果10g，茯苓10g，当归10g，黄柏10g，苦参10g，白蒺藜10g，10剂。同时用湿疹外洗方：青黛10g，野菊花50g，蛇床子50g，白鲜皮50g，土荆皮50g，金银花50g，苦参50g，苍术30g，地肤子50g，蒲公英50g，白矾10g。5剂，每2天外洗一次患处。

二诊：口苦消失，阴囊瘙痒较前明显好转，肿胀消，亦无液体渗出，原方继进10剂而愈。

按：此例患者虽然病程已经一年，但仍表现为痤疮样皮疹、渗液、口苦等症，属于慢性湿疹急性发作。对于湿热下注皆以龙胆泻肝汤加减取得很好的效果。

运用本方应注意三点：①部位发生区域在肝经、胆经循行的部位，如耳郭、眼周、乳头、胁肋、前阴及下肢。②主证包括内证和外证两个部分。内证：心烦，目赤，耳聋，口苦，目眩，小便赤黄，大便干结，胁肋痛，自觉痛痒相兼，或者瘙痒难忍，舌质红苔黄，脉弦滑有力。外证：常见有皮肤红肿，焮热，丘疹，丘疹疱，小水疱，渗出糜烂或橘黄色的痂皮等。③龙胆一般用在6g以下，用量过大容易伤肠胃。

在本方上加白蒺藜和苦参，效果更佳，适用于湿热偏盛型。

［案2］姜某，男，49岁。2012-03-24初诊。

病史：两下肢起丘疹伴瘙痒2年。患者2年前双下肢反复起红色丘疹，瘙痒，久治不愈。刻诊：两下肢可见多形性皮损，有丘疹，暗红斑点，抓痕，局部有少量渗出。瘙痒，口不干苦，大便黏滞不爽，舌苔白腻，脉弦细缓。

诊断：湿疹。

辨证：寒热错杂，湿气下注。

治法：寒热并用，祛湿止痒。

方药：泽漆汤合易黄汤。

泽漆15g，黄芩9g，石见穿15g，白前10g，半夏10g，桂枝10g，山药20g，芡实30g，黄柏3g，车前子15g，白果10g，生姜10片。10剂。

外洗方：艾叶50g，蛇床子50g，白鲜皮50g，土荆皮50g，金银花50g，苦参50g，苍术30g，地肤子50g，蒲公英50g，白矾10g，花椒10g。10剂。二诊：药后瘙痒明显好转，皮肤无渗出，皮损部位缩小，苔退净，脉较前有力。继续原法治疗15剂。三诊：药后皮损大部分消退，痒止。继续原法巩固治疗。

[临床心得] 对于顽固性湿疹，病机往往寒热错杂，故应寒热并用。余常用泽漆汤合易黄汤来治疗，效果很快。余运用泽漆汤治疗湿疹的经验来源于临床实践所得。在临证中，治疗很多咳嗽的患者，有的患者咳嗽同时伴有湿疹，在治疗咳嗽的同时，湿疹也不治而愈，所以在临床中能够善于观察，善于发现，善于总结，这样才能提高。泽漆汤原载于《金匮要略》治疗寒痰咳嗽的专方。其实本方是小柴胡汤的变方。去柴胡、大枣，加泽漆、桂枝、紫参、白前而成。以泽漆为君，逐水消痰；黄芩清肺热，行水道；生姜、半夏温胃除水饮；桂枝温阳行水；紫参有的学者认为是紫菀，有的认为是石见穿。余在临床中常把紫参改为石见穿，因为石见穿，活血即能利水道。全方合用，水饮去，诸症皆消。易黄汤原载于《傅青主女科》，是治疗黄带的专方。湿疹与黄带同属湿气为病，用来治疗湿疹也能取得很好的效果。方中黄柏的量一般根据患者口干，胃口的情况来调整，一般3～5g为宜；白果收涩止带，止咳，止痒，兼清湿热；芡实补脾益肾，固涩止带。《本草求真》云："山药之补，本有过于芡实，但芡实之涩，有过于山药。"所以芡实是带脉的主药。凡是下焦的湿，都是与带脉有关。妇女减肥，减腹部也要从带脉入手，很快可以瘦下去。故芡实的量一般要30g。

[案3] 马某，男，55岁。初诊：2013-05-20。

病史：双手皲裂，脱皮3年。患者3年前出现双手裂、脱皮，在多家医院诊治，按鹅掌风治疗。无明显效果。1年前两耳处出现2处黄豆大小皮损，伴瘙痒。刻诊：双手皮肤粗糙肥厚，剧痒，两耳处皮损时见流水。舌红苔白，脉弦细。

诊断：湿疹。

辨证：血虚风燥。

治法：养血润燥法。

方药：当归饮子加减。

当归15g，熟地黄15g，生地黄15g，赤芍10g，川芎10g，荆芥10g，防风10g，何首乌20g，白蒺藜15g，龙胆6g，茵陈6g。14剂，外用甘草油搽。二诊：药后痒减，双手皮肤肥厚变薄，两耳皮损缩小，无渗水。上方去龙胆、茵陈加全蝎5g,徐长卿10g。外用同前。14剂,三诊:药后微痒,皮损变软,继续以原法治疗30天后痊愈。

按:当归饮子原载于《严氏济生方》,主治心血凝滞,内蕴风热。皮损可见皮肤遍身疮疥,或肿,或痒,或脓水浸淫,或发赤疹。本方由四物汤加荆芥、防风、何首乌、白蒺藜。四物汤养血活血,何首乌滋养阴血,荆芥、防风、白蒺藜祛风止痒。凡各类皮肤病伤及阴血,或肿或痒,出现阴虚血燥皆可以本方加减。

[临床心得]大部分湿疹患者在多家医院治疗,西医以皮质激素治疗,强制把皮损压在皮肤内,即使皮损短暂好转,一遇诱因又重新发作。所以湿疹最好以中医治疗,从湿、热、风、燥几个方面来考虑,但初入临床的医生往往对分型把握不住。治疗时机是清热还是利湿,还是滋阴润燥,还是诸法同施,需要我们去分析、把握。笔者在临床治疗中,不论哪型湿疹,凡皮红起疹,多属火盛;瘙痒灼热多夹风邪;渗出分泌物多,必是脾胃湿热;日轻夜重,烦躁不安,多为阴血耗损、肝火上炎所致。对于湿疹外用药,余常用湿疹散:蛇床子3g,苦参3g,白矾3g,滑石粉3g,大青叶3g,硫黄粉3g,煅石膏3g,丝瓜叶3g。碾粉外用。一般先用皮肤湿疹外洗方,洗后再用此粉外用。湿疹散主治急性湿疹,皮肤痒痛。若急性湿疹流黄水者,以青黛散外用。组成:青黛30g,石膏120g,滑石120g,黄柏30g。碾细外用。此方清热祛湿之力较佳。慢性湿疹外用方如下:外洗方:苦参、地骨皮、艾叶、花椒、食盐各等份,水煎外洗后以黄矾油外涂。黄矾油:黄柏20g,白矾20g,朱砂20g,铜绿20g,黄丹10g,苦参10g,花椒10g,雄黄10g,樟脑10g。碾细以麻油调匀涂患处。

最后特别强调饮食禁忌:鱼虾、海鲜、水果等在发作期禁食。要想彻底治愈湿疹,首先要坚持中医治疗,其次生活规律也很重要。只有彻底改变体质,才能痊愈。

 小儿湿疹

婴儿湿疹,我国民间俗称"胎癣""乳癣",中医学称为"奶癣""胎疮"。此病在临床上非常多见。常在小儿出生后一个月至一年内发生。大多病儿在3岁左右即可自愈。发生此病原因尚未完全了解。一般冬春季节较多见，绝大部分婴儿身体肥胖，营养较佳。病程慢性，反复发作，不易治愈。

在中医学中，对本病的症状已有较详细的记载。如《外科正宗》说："奶癣，流脂成片，睡卧不安，瘙痒不绝。"《医宗金鉴》说："疮始发头眉间，胎中血热受风缠，干痒白屑湿淫水，热极红晕类火丹。"从病因病机来看是多种因素引起脾湿胃热，而感受风邪所致。临床上可见在头面、四肢或躯干部有红斑、丘疹或渗出糜烂结痂及脂溢等表现，婴儿常有瘙痒，饮食不佳，大便偏稀，小便色黄等特点。

以清热燥湿，祛风止痒为大法。

湿疹基本方：桑叶、菊花、通草、地肤子、白鲜皮、防风、荆芥。余在临床中从风热和湿热两个方面来辨治小儿湿疹。

①风热型：以感受风热为主，以发病急，皮肤红，患呈疹状，奇痒不安，或伴发热，烦哭等症，舌质偏红，苔黄，脉数。在基本方基础上重点增加祛风热之药，一般加蝉蜕、连翘、紫草、紫花地丁等，若偏于血热者，可加生地黄、金银花、赤芍等凉血之品。

②湿热型：此型多以湿热为主，也可又失治、搔破、感染而致。症见皮肤出现丘疹，水疱，或伴糜烂，渗水淋漓，奇痒，纳差，苔薄或白腻，脉缓。治疗仍以基本方加苦参、滑石、二妙散、土茯苓等利湿解毒之品。若偏于热毒壅甚，可改菊花为野菊花，加金银花、连翘、黄芩、黄柏等清热解毒之品。下面以案例说明。

［案1］李孩，男，2岁。2012-10-27初诊。

病史：头面部起皮疹发痒7天。患儿7天来头面部起皮疹、色红，曾2次去医院治疗，症状稍好转，仍然瘙痒，不欲饮食，大便稀，小便黄，苔白，脉缓稍滑。

诊断：幼儿湿疹。

辨证：风热夹湿壅于肌腠。

治法：疏风清热，利湿，止痒。

桑叶6g，菊花6g，通草2g，地肤子10g，白鲜皮10g，荆芥6g，防风6g，蝉蜕6g，连翘6g，紫草6g。同时外用蛋黄油1日1次。5剂已愈。

［案2］唐孩，女，2岁半。2012-11-11初诊。

病史：周身起皮疹20天。刻诊：皮疹高出皮肤，周围有红晕，对称分布，夜间痒甚，用手挠之出水，二便正常，舌苔黄腻，脉缓。

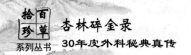

诊断：幼儿湿疹。

辨证：湿热之体，感受风邪。

治法：清热燥湿，解毒止痒。

荆芥3g，防风3g，通草2g，地肤子10g，白鲜皮10g，黄柏6g，苍术5g，牛膝4g，滑石10g，紫花地丁10g。同时外用蛋黄油1日1次。5剂后疹退，10剂后结痂，上方继续服3剂善后。

[临床心得] 湿疹基本方以桑叶、菊花疏风解表，清热。桑叶，《本草求真》云："清肺泻胃，凉血燥湿，去风明目"。菊花清透疏风，轻宣上行。荆芥、防风祛风胜湿。《本草求真》云："用防风必加荆芥，以其能入肌肤宣散之故也"。白鲜皮祛风除湿，清热解毒，止痒。通草甘淡渗湿，引热下行。地肤子清利湿热，善治皮肤湿热疮毒。诸药轻灵宣散，无苦寒败胃之性，治疗数例儿童湿疹皆取得良效。

外用药：选用蛋黄油加黄柏粉外用。

注意事项：①病儿母亲禁吃河海鱼腥鸡鹅及辛辣刺激物。②患处禁用温水、肥皂水或食盐水洗。③病儿禁食牛奶、鸡蛋等；不用毛织品或丝织品作衣、被，避免外界刺激。④患儿生活应有规律，喂奶应定时定量。

白癜风

白癜风又名"白癜""白驳"，是一种常见的色素脱失性疾病，以局部或者泛发性白色斑片，形态不一，由于白斑处色素细胞少，对光线耐受性弱，常引起皮炎。目前治疗比较困难。

中医学认为，本病的病因病机主要有以下几个方面：情志不遂，气机壅滞；肝肾不足，精亏血少；气血瘀滞，脉络不通。余作为临床医生，注重实效，要解决患者的痛苦，按照上述辨证方法去治疗，无明显疗效，临证中走过一段弯路。后来在1993年的《中医杂志》上看到名老中医庄国康先生关于白癜风治疗的一篇文章，受益匪浅。庄老对白癜风病机的认识：①风邪客于肌腠，气血失和，气血瘀滞。②肾气不足，肾精亏乏，气血生化无源而致发病。他主张以益气补肾、活血化瘀治疗此病。多年来，运用庄老法配合外用，治疗白癜风70%以上效果可以。现把经验介绍如下。

[案1]汤某，女，31岁。初诊：2010-05-12。

病史：面部出现白斑7个月。患者7个月前，右面部出现一角硬币大小的白斑，后渐扩大为境界清楚的色素脱失斑。在多家医院诊治，给予内服及外用补骨脂酊治疗，无明显效果。刻诊：右面颊可见1.0cm×0.5cm白斑。平素腰酸，月经量少、色暗、有血块，怕冷，舌暗苔白，脉弦细。

诊断：白癜风。

辨证：肾气不足，寒凝血瘀。

治法：温托益肾活血法。

熟地黄20g，何首乌20g，黑芝麻15g，桑椹15g，桃仁10g，红花10g，当归10g，赤芍10g，石菖蒲10g，菟丝子30g，黄芪30g，益母草30g，麻黄3g，黄附子3g，细辛3g。患处外用高粱膏。20剂。

二诊：药后面部无进展，月经量正常，无血块。上方去益母草，继续以上方内服及外用30剂。三诊：皮损颜色变深，面积缩小。继续以上方治疗2个月，面部皮损与正常皮肤无异。

[临床心得]患者表现腰酸，月经量少，怕冷等肾阳虚衰的表现，运用温托益肾补气活血法能整体改善患者的体质，能够提高患者免疫功能，对恢复皮肤的功能、祛除白斑有很好的效果。外用高粱膏也是庄老经验方，以高粱100g，陈醋250ml，浓缩配成醋膏，先以黄酒擦患处致发红，然后再涂擦醋膏，每日1～2次。尤对少年白癜风效果更佳。

[案2]黄某，男，15岁。初诊：2012-10-11。

病史：脐下白斑3年。患者3年前发现脐下白斑一块，无任何感觉。近半年来，白斑扩大明显。刻诊：脐下关元穴处可见有3cm×5cm大小脱失斑，边缘清楚。平时经常感冒，二便正常，舌淡苔白，脉细弱。

诊断：白癜风。

辨证：肌腠亏虚，风邪入络，气滞血瘀。

治法：益气补肾，活血化瘀。

黄芪50g，白术20g，防风10g，桃仁10g，红花6g，赤芍10g，川芎10g，熟地黄15g，黑芝麻10g，桑椹10g，菟丝子10g，补骨脂10g，白蒺藜10g，重楼10g，葱白为引。同时外用高粱膏。

二诊：患者服上方30剂后，白斑处开始出现色素岛。3个月后白斑缩小，色素岛融合成片，7个月后，白斑基本消失。

[临床心得] 白癜风患者中一部分人，气虚易受外邪，引起气血失和，血不养肤。这与现代学者提出的白癜风发病与自身免疫有关相吻合。玉屏风散益气固表，是天然的免疫调节剂，能提高人体的免疫功能，但治疗时剂量应大。通窍活血汤活血化瘀，通窍活络。熟地黄、桑椹、补骨脂、黑芝麻补肾。重楼辛凉，清热解毒，祛风止痛，此药在白癜风进展期应用，能有效控制病情的发展。

瘢痕疙瘩

瘢痕疙瘩多以局部形态为特征。明代《证治准绳·疡医》称"黄瓜痈"，清代《医宗金鉴·外科心法要诀》称为"肉龟"，近代名医赵炳南先生认为本病与刀伤关系密切，命名为"锯痕症"，此外还有"蟹足肿""肉蜈蚣"等名称。治疗起来比较棘手，余在20世纪90年代开始在临床中探索对本病的治疗方法。

有关瘢痕的病机认识，文献记载较少，一般认为本病与先天禀赋，素体特异有关，加之遭受金创、水火之伤，余毒未尽，气血瘀滞引起。瘢痕疙瘩的辨证论治从散在的文献看，主要有以下几个方面：①气血壅滞，以清热解毒、凉血活血、渗湿止痒为主。②瘀血阻滞，腠理肌肤损伤、经络受阻、营位失调、气滞血凝结所致，治疗以活血化瘀为主。③经络痹阻，以破瘀软坚加利湿为主。④邪毒与体内浊气、瘀血、痰湿搏结，以穿凿肿物、软坚散结、疏通气血、排出邪浊、修正肌肤。其方法有内治和外治之分。

余认为瘢痕的主要病机为气滞、血瘀、痰凝。治疗此病的关键在解毒散结、散瘀消肿、化痰散结。余治疗此病一般采用内服、外洗、外敷同用治疗，取得一定效果。

方药：四味软坚汤加味。

生地黄30g，牡丹皮30g，赤芍30g，蒲公英50g，重楼15g，夏枯草30g，昆布30g，海藻30g，炒三棱30g，炒莪术30g。煎汤外洗，1日1次。

同时可用蝎甲散内服。即全蝎20g，穿山甲（代）50g。打粉成细末，每次

5g，1日2次。

外用乌梅五倍子膏即乌梅30g，五倍子30g，醋200g，制成膏外敷患处。

［案］孙某，女，19岁。2012-10-12初诊。

病史：右手背部烫伤后留下瘢痕3个月。患者3个月前因为烫伤后手背部遗留瘢痕，凸起皮肤表面，色泽鲜红，天气变化时有时痒，有刺痛感。也用过药物，用过放射疗法，均无效，舌淡苔白，脉弦细。

诊断：增生性瘢痕。

治法：活血软坚，散结消肿。

予以四味软坚汤外洗，1日1次。蝎甲散内服。鸦胆子膏外敷，1日1次。上方连续治疗1个月后，手背瘢痕凸起部分变平，继续治疗1个月，瘢痕完全变平，颜色与正常皮肤无异。

考辨：四味软坚汤，方出《千家妙方》卷下。原方为：生地黄30g，牡丹皮9g，赤芍9g，蒲公英15g，重楼9g，夏枯草9g，昆布9g，海藻9g，炒三棱9g，炒莪术9g。治疗囊肿性痤疮效果特别佳。余改为外洗治疗瘢痕同样取得很好效果。方中重楼消诸疮，无名肿毒，利小便。此药对瘢痕增生伴红肿者有控制作用。全蝎与山甲相伍能消肿散结。外用乌梅五倍子膏。乌梅，《神农本草经》云：（乌梅），下气，除热烦满，安心，止肢体痛，偏枯不仁，蚀恶肉，去青黑痔。五倍子，味酸、涩，性寒，归肺、大肠、肾经。《本草纲目》谓：外用能收湿敛疮，解毒消肿。醋《本草纲目拾遗》谓：散瘀消积，止血安蛔，解毒。三药共用，共奏散瘀消肿、蚀恶肉之效。

［临床心得］瘢痕的治疗时间要长，一般一个月为1个疗程。乌梅五倍子膏相对来说比较温和，适用面部瘢痕，对于其他地方瘢痕增生者，可以用鸦胆子膏即鸦胆子30g打粉，凡士林70g，搅拌均匀成膏，外敷患处。因为鸦胆子腐蚀性较强，切忌接触正常皮肤。

 神经性皮炎

神经性皮炎是一种皮肤神经功能紊乱性疾病。分为局限性、播散性两种。属于中医的"牛皮癣""顽癣""摄领疮"等范畴。

神经性皮炎的病因病机：多因情志不遂，肝气不舒，心火上炎，气血运行不畅，凝滞于皮肤，日久耗血伤阴，血虚化燥生风，或因脾蕴湿热，复感风邪，蕴阻肌肤而发病。

余常用重镇平肝、养血润燥法；除湿止痒、祛风通络法，配合梅花针治疗此病。下面从病例说明之。

[案1] 张某，男，49岁。2012-10-05初诊。

病史：颈部及左手臂阵发性瘙痒5年余。患者5年前，无明显诱因颈部出现丘疹、瘙痒，后左手臂内侧均出现瘙痒。多家医院诊断为神经性皮炎，给予中西医治疗效果差。刻诊：颈部及左手臂内侧均可见到米粒大小扁平丘疹，色暗。左手臂内侧苔癣样皮肤，瘙痒，夜间加重。心烦，口干，精神差。舌质偏红、苔白，脉弦。

诊断：神经性皮炎。

辨证：血虚风燥。

治法：重镇平肝，养血润燥。

灵磁石30g，赭石20g，生龙骨30g，牡蛎30g，珍珠母30g，荆芥10g，防风10g，当归10g，赤芍10g，苦参10g，白蒺藜15g，黄芪10g，玉竹10g。10剂。同时以梅花针局部叩打，三日一次，外用五倍子膏。

二诊：药后部分小丘疹消失，肥厚变薄，瘙痒明显减轻，仍以原方治疗15剂。同时外用五倍子膏。

三诊：丘疹消失，左手臂内侧只剩下拇指大小皮损。口不干，无其他不适，上方去灵磁石、赭石、生龙骨、牡蛎、珍珠母。继续口服、外用巩固治疗。

按：从肝论治皮肤病，国内皮肤病大家赵炳南、徐宜厚皆善用此法。肝为风木之脏，体阴而用阳，易郁易亢、易阴血亏虚。若是情志失调，肝气郁结则遍身作痒。若肝风外发，肝火游行于外，则发为肤疹。若肝血虚亏，则肌肤失养，则发为牛皮之状。故余在治疗银屑病、神经性皮炎时见血虚风燥，以痒为主者，以重镇平肝法论治，取得一定效果，常用药物：灵磁石、赭石、生龙骨、牡蛎、珍珠母。一般用于实证，虚证配四物汤。其实早在《金匮要略》里的风引汤，就是应用重镇平肝来达到祛风的典范。

[案2] 马某，男，55岁。2012-12-23初诊。

病史：颈部瘙痒1年余。患者一年前颈部皮肤瘙痒，久之出现钱币大小的皮损3块，经常外用夏方醋酸地塞米松乳膏治疗，证情平稳。喝酒，食海鲜加重。刻诊：颈部可见三个钱币大小肥厚性皮损，状如牛皮，苔癣样变，呈褐色，边界清楚，时有口干，舌质暗，苔白腻，脉弦涩。

诊断：神经性皮炎。

辨证：风湿郁结，肌肤失养。

治法：除湿止痒，活血祛风。

方药：乌蛇荣皮汤。

乌蛇30g，蝉蜕10g，荆芥10g，防风10g，桃仁10g，红花6g，生地黄30g，川芎10g，白芍10g，当归10g，何首乌20g，土茯苓30g，白蒺藜15g。10剂。同时以梅花针叩打，三日一次。外用五倍子膏外涂。

二诊：药后局部皮损明显缩小，瘙痒明显减轻，舌苔已无白腻，继续上方治疗15剂。

三诊：颈部仅剩一块黄豆大小皮损，其他无不适，上方去土茯苓，继服上方巩固治疗。

按：乌蛇荣皮汤是李可老先生治疗皮肤病的经验方，临床验证对肥厚性皮损，状如牛皮的神经性皮炎有较好的疗效。

[案3]唐某，男，52岁。2013-04-15初诊。

病史：颈部钱币大小的皮损伴瘙痒2年余，夜晚痒甚，曾在多家医院诊断为神经性皮炎，经过中西药治疗无好转，故求治于中医。刻诊：口苦，无口干，自感颈部皮损处有火辣辣的灼痛感，二便正常，舌头偏红，苔薄腻，脉弦滑。

辨证：肝胆湿热。

治法：清利肝胆湿热，祛风止痒。

方药：当归饮子和小柴胡汤加减。

当归10g，赤芍10g，荆芥10g，防风10g，生地黄30g，乌梢蛇10g，蝉蜕10g，白蒺藜15g，白鲜皮15g，苦参6g，蛇床子10g，地肤子10g，柴胡10g，黄芩10g，甘草6g。10剂。

二诊：药后灼痛感消失，瘙痒明显好转，无口苦，上方去柴胡、黄芩，继续治疗。10剂。

三诊：颈部皮损变薄，无瘙痒，舌、脉较前明显好转，继续以原方治疗20天后，皮损全部消失。

按：当归饮子出自《重订严氏济生方》，方由四物汤合荆芥、防风、黄芪、白蒺藜、何首乌组成。适合于心血凝滞，内蕴风热，皮肤疮疥，或肿或痒，或脓水浸淫，或发赤疹瘩瘤。其组成为四物、何首乌滋阴养血，宜于血虚风燥者，故凡各类皮肤疾患日久，伤及阴血，或肿或痒，均可考虑本方。

 ## 皮肤瘙痒症

皮肤瘙痒症是一种自觉瘙痒而无原发损害的皮肤病，特别是中老年发病较多。中医称为"痒风""瘾疹"。临床上分为局限性和全身性两种。特点：皮肤阵发性瘙痒，瘙痒后出现抓痕、血痂，皮肤苔藓样变等。以阴部和肛门处多见。病因病机：本病多因血虚化燥，肌肤失养，或肾虚引起。余在临证中从肝、肾两脏来辨证，常用重镇消风法和补肾法来治疗，取得很好疗效。现从病例说明。

［案1］王某，男，76岁。初诊：2012-04-24。

病史：全身性皮肤瘙痒3年，加重1年。3年前开始后背出现瘙痒，未予重视。近一年来全身瘙痒，以下肢为甚，局部可见抓痕，苔藓样变，腰酸，小便多，在多家医院治疗未见明显效果，舌紫暗，苔少，脉弦。

诊断：皮肤瘙痒症。

辨证：肾虚血燥。

治法：益肾活血止痒。

方药：地黄饮子加味。

生地黄20g，山茱萸15g，巴戟天15g，肉苁蓉20g，远志10g，玄参10g，石菖蒲10g，鸡血藤20g，益母草30g，青蒿15g。同时用药渣外洗全身。

二诊：上方14剂后瘙痒明显好转，继续原方口服外洗。

三诊：原方又服21剂后痊愈。

按：老年性皮肤瘙痒很多是激素水平低下所致。从肾论治，以地黄引子加减取得很好的效果。方中生地黄、山茱萸补肾阴；巴戟天、肉苁蓉补肾阳；玄参养肾阴；石菖蒲开窍化痰；鸡血藤通络；益母草活血利水。全方妙在青蒿既能清热凉血，又能使阴分伏热透达外出。

［案2］曹某，男，51岁。初诊：2012-10-12。

病史：全身皮肤痒一年。患者一年前因为中风后出现全身皮肤瘙痒，心烦，口干，舌暗苔白，脉弦细。

诊断：皮肤瘙痒症。

辨证：血虚生风。

治法：重镇凉血消风。

方药：灵磁石30g，赭石30g，龙骨30g，牡蛎30g，珍珠母30g，何首乌20g，当归10g，赤芍10g，生地黄30g，白蒺藜15g。同时用药渣外洗全身，1日1次。

二诊：上方服14剂后瘙痒明显好转，无心烦，口干。继续上方治疗30剂后痊愈。

按：此例患者表现瘙痒、心烦、口干等症，辨证属于血虚生风。用灵磁石、赭石、龙骨、牡蛎、珍珠母五石合用镇肝祛风力甚强；当归、赤芍、生地黄凉血润燥；何首乌、白蒺藜相伍名为祛风散。同时用药渣外洗全身，增强镇肝止痒的效果。

过敏性紫癜

过敏性紫癜是以四肢皮肤紫斑，鼻衄，呕血，便血，尿血和四肢痛，腹痛等为主证。中医学把它归为"血证"范畴。有关紫癜的描述，早在《金匮要略》阴阳毒有"面赤斑斑如锦纹"的记载。《医宗金鉴·外科心法·葡萄疫》云："此证婴儿感受疫气郁于肌肤，凝结成大小青紫斑，状如葡萄，发于全身，惟腿胫居多。"《血证论·瘀血》"既是离经之血，虽清血鲜血也是瘀血，瘀血在中焦则腹痛、胁痛、腰脐间刺痛，在下焦则季肋少腹胀满刺痛，大便色黑。"

现代中医学都从血热妄行、阴虚血热来认识过敏性紫癜，治疗取得一定效果。

余在临床中运用经方桃核承气汤治疗此病，疗效显著。现从病例说明。

[案] 徐某，女，9岁。2012-04-21初诊。

病史：全身散在紫斑3个月，加重一周。患儿3个月前，无明显诱因，全身出现皮疹，继之全身出现紫斑，入院诊断为过敏性紫癜。给予激素及抗生素治疗后好转，一周前因为感冒后全身又出现紫斑，大如手掌小如指头不等，压之不褪色。刻诊：全身可见多处紫斑，以双下肢多见，面色苍白，偶有腹痛，四肢欠温，大便质硬，2日1次，舌淡苔白，脉细弦。

诊断：过敏性紫癜。

辨证：寒热错杂，瘀血阻络。

治法：逐瘀泻热，温通止血。

方药：桃核承气汤。

桃仁8g，桂枝4g，大黄6g，芒硝2g，白芍10g，甘草3g。5剂。二诊：药后紫斑全部消退，大便正常，舌淡苔白，脉沉弱。以桂枝龙骨牡蛎汤善后：桂枝5g，白芍10g，龙骨10g，牡蛎10g，甘草5g，生姜2片，红枣3个。10剂。随访半年未见反复。

[临床心得] 桃核承气汤见于《伤寒论》第106条指出："太阳病不解，热结膀胱，其人如狂，血自下，下者愈。外解已，但少腹急结者，乃可攻下，宜桃核承气汤。"原方下焦蓄血证。伤寒外证不解，热结膀胱，少腹胀满，大便黑，小便自利，谵语烦渴，发热如狂，以及血瘀经闭或产后恶露不下，少腹胀满疼痛或蓄血痢疾症。此证皮肤出现出血点，但面色苍白，四肢欠温，表现寒热错杂证。从皮肤紫斑来看，属于离经之血。方中调胃承气汤去郁热，桂枝、白芍调和营卫，通经活络；桂枝与大黄相伍，一寒一热，大黄推陈促新，桂枝温通活血，二药相反相成，其衄自止。桂枝本来是血证是禁用的，用之容易动血，但从皮肤紫斑来看，属于离经之血，桂枝能加速血运之力，助其排出体外；桃仁为攻瘀血之要药，可消体内各种瘀血。皮疹退后以桂枝龙骨牡蛎汤善后。细读桂枝加龙骨牡蛎汤的条文："夫男子平人，脉大为劳，极虚也为劳；男子脉虚沉弦，无寒热，短气里急，小便不利，面色㿠白，时目瞑，兼衄，少腹满，此为劳使然。"可以发现，此方病机是五脏亏虚，虚阳上浮，所以潜其阳，补五脏，治其根。运用此法治疗数十例疗效皆佳。首方选用桃核承气汤，收尾选用桂枝龙骨牡蛎汤。首尾相连，其病必除。

里尔黑变病

里尔黑变病是一组发生在身体暴露部位的弥漫性色素沉着性皮肤病。表现在面部或者四肢暴露部位色素沉着，病情发展迅速，颜色逐渐加深。对患者的工作、生活造成很大的困扰。本病早在清代《外科大成》中明确记载："鼾黑斑多发生于女子之面。由于血弱不华，火燥结成，疑事不决所致。"

古人对此病主要从肝郁、血虚化火来辨证。余在临床中观察到，很多患者患此病都有一个共同点是腰膝酸软，女性月经异常，男性表现性功能差。故应从肾阴虚或肾阳虚来辨证治疗，疗效较快。临床中分为两种，一种是以肾阴虚为主要表现：口干，舌燥，腰膝酸软，舌质偏红，脉细数，此称之为火色斑。另一种是以肾阳虚为主要表现：畏寒肢冷，腰膝酸软，舌头胖大，脉沉弱，此种称为水色斑。

[案1]马某，男，28岁，已婚。2013-10-20初诊。

病史：患者半年前，无明显诱因出现双手皮肤局部发痒，逐渐皮肤变黑。在多家医院按过敏性皮炎治疗。无疗效。近2个月来，双手颜色加深。经朋友介绍来我院治疗。患者体瘦，畏寒肢冷，大便溏稀，腰膝酸软，早泄，舌头胖大，舌苔白腻，脉细弦，两尺弱。

诊断：黑变病。

辨证：肾阳虚衰，水饮上犯。

治法：温阳利水，祛斑。

方药：附子汤加味。

附子10g，白术10g，茯苓30g，淫羊藿30g，补骨脂15g，骨碎补30g，黄芪24g，陈皮6g，防风6g，乌梢蛇10g，红参10g，甘草6g，生姜10片，红枣7个。每日一剂，10剂。同时以药渣加葱白7根加水再煎外洗患处，1日1次。

二诊：双手黑斑明显消退，畏寒肢冷，大便溏稀等症状也明显好转。原方改乌梢蛇为30g。继服10剂。

三诊：双手皮肤色斑大部分消退。患者精神佳，大便正常，舌淡苔白，脉较前有力。继续原方治疗。共服35剂，诸症悉除。

考辨：肾主一身之阳。李可老曾经说："阳气不到便是病。"从疾病的性质来看，黑色属于肾之病。治疗此病应该从肾论治。此患者以畏寒肢冷，大便溏稀，腰膝酸软，早泄，舌头胖大，舌苔白腻，脉细弦，两尺弱为主症。一派肾阳虚衰之象，肾阳虚，肾阳不能气化水液。水湿之邪潴留，水饮之邪上犯，引起黑变之病。经方附子汤，温肾助阳，温化水饮；玉屏风散固表祛风，提高免疫功能。乌梢蛇味甘，性平。归肺、肝经。功效祛风通络，定惊止痉。用于风湿顽痹，麻木拘挛，麻风疥癣，瘰疬疮。在《开宝本草》：主风瘙瘾疹，疥癣，皮肤不仁，顽痹诸风。乌梢蛇在治疗黑变病中能祛风止痒，有明显的增白效果。这个经验是在余治疗多例银屑病中得来的。银屑病用了大剂量的乌梢蛇后，不仅银屑病治好了，病人皮肤变白嫩，较前有力。继用原方20剂，痊愈。

［案2］袁某，女，40岁，已婚。2012-05-10初诊。

病史：10多年前开始，颜面部出现黑斑，不痛不痒，以后逐渐发展到四肢躯干，皮肤变黑。平时腰酸、腰痛，闭经一年多，口干，时有耳鸣，舌质红，苔少，脉细弦数。

诊断：黑变病。

辨证：肾阴不足，虚火上灼。

治法：滋肾抑火。

方药：潜阳丹加味。

砂仁20g，黄附子6g，生龟甲12g，甘草15g，生地黄30g，西洋参10g，乌梢蛇10g，女贞子15g，菟丝子30g，白蒺藜10g。

每日一剂。同时以药渣外洗患处。以上方连续治疗2个月余。面部及躯干皮肤皮损明显变淡，范围明显缩小，继续以上方巩固治疗3个月，面部皮肤黑斑退净，仅在躯干部留有少许色斑，以六味地黄丸善后。

［临床心得］此例治疗比较棘手，病史长，病变部位较大。患者的坚持也很重要。此例患者冲任已绝，肾主黑色，肾色外露。以潜阳丹来治疗。潜阳丹出自清·郑钦安《医理真传》，由砂仁、附子、龟甲、甘草组成，郑氏认为砂仁辛温，能宣中宫一切阴邪，又能纳气归肾；附子辛热，能补坎中真阳，真阳为君火之种，补真火即是壮君火也；龟甲一物，坚硬，得水之精而生，有通阴助阳之力；甘草补中，有伏火互根之妙。注意点：此患者虽然虚火上扰，栀子、黄柏尽量少用或不用，因其易增加黑色素沉积，加重病情。

黄褐斑

黄褐斑是一种常见的面部色素沉着，属于中医的"黧黑斑"。此斑特点：大小不一，多对称分布，无自觉症状，日晒后，或食海鲜加重。

黧黑斑的病名早在《难经·二十四难》中就有记载："手少阴气绝，则脉不通，脉不通，则血不流，血不流则色泽去，色泽去，故面色如黧，此血先死。"清代《外科大成》云："黧黑斑，初起色如尘垢，日久黑似煤形，枯暗不泽，大小不一，小者如赤豆，大者如莲子，芡实，或长，或者斜，或圆，与皮肤相平。"《医宗金鉴·四诊心法要诀》云："黧黑即黄黑色，如黄黑兼变，黄而兼黑之黧色，面微黑黄者，即浅浅之黧色也。"

从病因病机来看：常见肝气郁滞，气血两亏，肝肾不足，脾胃湿热，气血瘀滞。

余把黄褐斑简化为水斑、火斑、虚斑、瘀斑。治疗从这四个方面来辨证。下面用案例说明之。

[案1] 郝某，女，30岁。2010-03-10初诊。

病史：面部生褐斑，伴乳胀一年余。患者一年前因为化妆品过敏后出现面部褐斑，逐渐形成面颊部成片。刻诊：面部深褐色成片，以两颊多见，其他散在，伴口干口苦，经前两乳胀痛，二便正常，舌质红，苔薄，脉弦细滑。

诊断：黄褐斑。

辨证：火斑。

治法：疏肝泻火，凉血消斑。

方药：逍遥散加味。

柴胡10g，龙胆3g，牡蛎30g，白芍10g，白术10g，茯苓10g，香附10g，桑叶30g，僵蚕10g，郁金10g，桃仁10g，甘草6g。14剂，同时以五白散外敷面部。

二诊：药后口干，口苦消失，面部色斑变淡。继续原方治疗，14剂。

三诊：面部片状色斑散开，点状斑点消失，经前无乳胀。上方去龙胆、牡蛎，加柿树叶15g。14剂，同时以五白散外敷面部。

四诊：药后面部仅有少许斑点，其他无不适。继续原方巩固治疗。

按：本例患者口干，口苦，乳胀，舌质红，苔薄，脉弦细滑。辨为肝气郁结，气郁化火，故诊断为火斑。以柴胡、龙胆、牡蛎疏泄肝火；白芍柔肝；白术、茯苓健脾；香附、郁金疏肝解郁。方中桑叶味甘、苦，性寒。归肺，肝经。功效疏散风热，清肝明目，清肺润燥，平抑肝阳。除治疗风热感冒以外，对治疗皮肤美容有一定的效果，特别适用于面部黄褐斑、痤疮的患者。对抑制色素沉着的发生起到很好的治疗效果。但只适用于肝火引起的色斑。剂量可以重用30～60g。

[案2] 谢某，女，34岁。2011-08-30初诊。

病史：面部黄褐斑，伴乏力2年余。患者2年前出现月经量多，以后经常感乏力，腰酸，怕冷。刻诊：面部褐色斑块，以前额部多见，面色萎黄，乏力腰酸，月经淋漓不断。舌淡苔白，脉沉无力。

诊断：黄褐斑。

辨证：虚斑。

治法：补中益气，养血祛斑，益肾。

方药：补中益气汤加味。

红参10g，黄芪24g，当归10g，陈皮6g，柴胡5g，升麻5g，白术10g，附子5g，灵磁石30g，菟丝子30g，僵蚕10g，白芷10g，干姜炭5g。14剂。外用五白散外敷面部。

二诊：药后面斑明显变淡，月经淋漓已愈。上方去干姜。14剂。

三诊：药后面部色斑已经消失。以补中益气丸善后。

按：本例患者以色斑为主，伴有气血两亏等一系列表现。辨为虚斑——气血不荣，脾肾两虚。治以补中益气汤，补益中气。附子、灵磁石温肾固下；菟丝子补肾；僵蚕祛风散结；白芷阳明经专用。诸药相伍，气血上达，其斑自退。

［案3］郑某，女，29岁。2011-10-11初诊。

病史：面部生褐斑3年余。刻下：面部褐斑呈片状，常感小腹疼痛，平时带下量多，色白，无瘙痒，舌苔白腻，脉沉细弦。

诊断：黄褐斑。

辨证：水斑——血虚水甚。

治法：活血去水消斑。

方药：当归芍药散加味。

当归10g，白芍10g，川芎10g，白术10g，苍术10g，茯苓30g，泽泻10g，白芷10g，海螵蛸10g，益母草30g，蝉蜕5g，僵蚕5g。10剂。外用五白散外敷面部。

二诊：药后带下，腹痛明显好转，舌苔见退，脉较前有力，继续原方15剂。

三诊：药后面部片状斑散开，已无腹痛，带下。上方去益母草。继续上方治疗15剂。四诊：药后仅有少量点状斑，余无不适。继续原方巩固治疗。

按：当归芍药散系《金匮要略·妇人杂病脉证并治第二十二》："妇人腹中诸疾痛，当归芍药散主之。"此方疏肝健脾、活血化瘀、健脾利湿，不仅能治疗腹中水气引起的腹痛，且对面部的水斑也有明显消退作用。

［案4］侯某，女，38岁。2012-10-29初诊。

病史：面部褐斑伴痛经5年。在多家医院诊断为黄褐斑，给予中药治疗，无明显效果。刻诊：面部色斑呈褐色，片状分布，以嘴唇上下多见；经前痛经，月经量少，色暗，有血块；舌质暗，边有瘀点；脉沉两尺涩。

诊断：黄褐斑。

辨证：瘀斑——血瘀互结。

方药：少腹逐瘀汤。

当归10g，肉桂5g，赤芍10g，蒲黄10g，五灵脂10g，干姜3g，茴香3g，没药10g，延胡索20g，血竭（冲服）2g。15剂，外用五白散外敷。

二诊：药后色斑变淡，中间处散开，继续原方治疗，10剂。

三诊：色斑明显缩小，无痛经，经色变红，量较前增多，已无血块。上方去血竭，继续上方治疗15剂。四诊：药后面部仅有少量斑点，其他无不适，以血瘀逐腐口服液善后。

按：本例面部色斑伴痛经，月经色暗，有血块。以血瘀为主证，主方少腹逐瘀汤。

[临床心得] 临证时，不要只盯祛斑治疗，辨证论治是中医学的精髓，有是证，用是药。在辨证的基础上外用五白散即白蒺藜、白附子、白珍珠、白僵蚕、白丁香打粉外敷面部，每次用适量蜂蜜调和外涂，能起到事半功倍的效果。方中白蒺藜《本草从新》："镇肝风，泻肝火，益气化痰，散湿破血，消痈疽，散疮毒。"白附子功效有祛斑、消斑、增白作用。白珍珠入心经，镇心安神，养阴息风，清热坠痰，"安魂魄，止遗精，白浊，解痘疗毒生肌"。僵蚕《神农本草经》："主小儿惊痫，夜啼，去三虫，灭黑，令人面色好，男子阴疡病。"白丁香，又名麻雀粪，《本草纲目》载有决痛疗作用，即有腐蚀作用，有明显的祛斑效果。但剂量一般3～5g，量大皮肤容易发红。诸药外敷，能解毒生肌增白。

治疗黄褐斑要注意以下几个问题：①妊娠斑治疗效果最好。②斑比较表浅的易治，反之斑深入皮肤较深的难治。③在治疗中要尽量少晒太阳，少食海鲜，多食大枣、核桃仁、新鲜水果等食物。

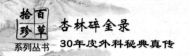
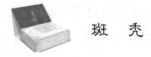 斑 秃

斑秃又名圆形脱发，表现突然发于头部的无炎症的局限性脱发。属于中医的"油风"范畴。

本病多见于女性，多因肝肾不足，气血亏虚，风寒之邪乘虚而入引起，风甚血燥，或寒滞血瘀，毛发失养而脱落。

余常用三方来治疗本病。

桂枝龙骨牡蛎汤，见于《金匮要略·血痹虚劳病脉证并治》："夫失精家，少腹弦急，阴头寒，目眩、发落，脉极虚芤迟，为清谷亡血，失精。脉得诸芤动微紧，男子失精，女子梦交。桂枝加龙骨牡蛎汤主之。"《素问·生气通天论》云："凡阴阳之要，阳秘乃固。"今阴精失去阳气的固摄。故走而不守，阳气失去阴液的滋养，故浮而不藏。故见头眩，发落，失精，梦交等症。本方以桂枝汤调和营卫，龙骨、牡蛎重镇固涩，又可潜阳入阴，使阴精下泄，虚阳不能上浮，从而达到阴阳相济，心肾交通。诸证可解。此方不仅能治疗脱发、斑秃，还可治疗哮喘病后期的巩固治疗，效果也佳。能明显增加食欲，增强人体的免疫功能。

[案1] 杨某，女，16岁。2012-04-10初诊。

病史：头顶部出现3块斑秃，最大一块2cm×3cm 5个月余，在多家医院诊治，效果不佳，伴面色萎黄，乏力，食少，月经量少，色淡，无口干、口苦，腹诊脐上悸动，舌苔白，脉细弦，沉取无力。

诊断：斑秃。

辨证：阴阳两虚。

治法：调阴阳，和营卫，兼固涩。

方药：桂枝加龙骨牡蛎汤加味。

桂枝10g，白芍10g，龙骨30g，牡蛎30g，何首乌20g，黑芝麻10g，桑椹15g，当归10g，补骨脂10g，骨碎补20g，甘草10g，梅花针叩刺，外用斑秃液，1日1次。10剂。

二诊：药后面色好转，无乏力，斑秃处见细小绒毛出现，脉较前有力，继续原法治疗。

三诊：药服30剂后，病变处已长满头发，临床治愈。

按：从患者临床症候，面色萎黄，乏力，食少，月经量少来分析，诊断为气血两亏，可用归脾汤。可余在临床中以桂枝加龙骨牡蛎汤加味治疗斑秃，效果非常满意。这个得益于对此方的把握。运用本方要点以面色黄，食少，乏力，腹诊脐上悸动，脉象虚浮即可使用本方。

滋肾养血祛秃汤：本方系余之经验方，专门治疗肝肾亏虚、风盛血燥之证。方药如下：熟地黄30g，当归10g，白芍15g，川芎6g，鸡血藤15g，首乌藤30g，菟丝子30g，枸杞子30g，桑椹15g，墨旱莲10g，黄芪30g，天麻6g，藁本6g。症见：圆形脱发，严重的毛发全部脱落，伴头晕，目干，耳鸣，五心烦热，腰酸，夜寐不安，舌头淡红，苔少，脉弦细数。

［案2］秦某，女，32岁。2013-09-17初诊。

病史：患者于6个月前发现头枕部斑秃一块，一周后在其周边又出现一块斑秃，后来逐渐发展而成全秃，经中西药医治罔效。刻下：头部光亮，心烦多梦，口干，大便干，月经先期，量多色红，舌红少苔，脉细数。

辨证：肝肾亏虚，风盛血燥。

治法：滋补肝肾，养血祛风。

方药：滋肾养血祛秃汤。

生地黄30g，当归10g，赤芍15g，川芎6g，鸡血藤15g，首乌藤30g，菟丝子30g，枸杞子30g，桑椹15g，墨旱莲10g，黄芪10g，天麻6g，藁本6g。水煎服，10剂，每日1剂。另外用斑秃液。

二诊：患者服药10剂后，心烦多梦，口干明显好转，继服20剂后，毛发生长。药后3个月，黑发长满，病已愈。

按：中医学认为，肾藏精，其华在发。毛发的营养虽来源于血，其生机实根于肾。肝藏血，血液的正常运营，以及贮藏、调节，与肝密切相关。只有肝功能正常，全身各脏器及毛发才能得到血液的濡养。另外，肝主疏泄，当肝失疏泄，气机郁结时，可致气血运行不畅，毛发营养供应受阻。故以生地黄、当归、菟丝子、桑椹等滋补肝肾壮水；四物汤养血，血旺发荣；天麻、藁本祛风，实因血虚生风之故。另外用斑秃液，内外同治，以除病源，提高治疗效果。

龙胆泻肝汤：《医宗金鉴·删补名医方论》："胁痛口苦，耳聋耳肿，乃胆经之为病也。筋痿阴湿，热痒阴肿，白浊溲血，乃肝经之为病也。故用龙胆泻肝胆之火，以柴胡为肝使，以甘草缓肝急，佐以芩、栀、通、泽、车前辈大利前阴，使诸湿热有所以出也。然皆清肝之品，若使病尽去，恐肝亦伤也，故又加当归、生地黄补血以养肝，盖肝为藏血之脏，补血即所以补肝也。而妙在泻肝之剂反作补肝之药，寓有战胜抚绥之义矣。"临床应用以口苦溺赤，舌红苔黄，脉弦数有力为辨证要点。

[案3] 吕某，男，50岁。2011-10-12初诊。

病史：后头枕部出现0.5cm×3cm，0.1cm×1.1cm的大小斑秃两枚，在中医院予以中药及外用搽剂治疗无效。刻下：口干，不苦，二便正常，舌质红，苔黄腻，脉细弦。

诊断：斑秃。

辨证：肝胆湿热。

治法：清化肝胆湿热。

方药：龙胆泻肝汤加减。

生地黄30g，龙胆6g，黄芩6g，茯苓10g，泽泻10g，桑叶30g，黑芝麻15g，白蒺藜15g。20剂。

同时外用方斑秃灵。用法：用棉签蘸斑秃液，擦斑秃处至红润为度，每日2～3次。

二诊：药后斑秃部有细小毛生长，患者精神佳，舌苔渐化，继用原方治疗。45天收效。

按：本例患者以口干，舌红，苔黄腻，脉细弦滑。辨证是肝胆湿热引起。故以清利肝胆湿热，祛风养血，配合外治法治疗，效如桴鼓。但此型比较少见。

外用方斑秃灵方：补骨脂50g，当归20g，桂枝15g，生姜30g。用法：捣碎和匀，加入95%乙醇500ml内浸泡1周后备用。取棉签蘸斑秃灵少许，擦斑秃处至红润为度，每日2次。功效：补肾活血，养血生发。

[临床心得] 斑秃的治疗一般从上面三个方面来辨证，在此基础上加用祛风养血之品。因为古有"发为血之余""血为发之本"之说。祛风养血之品余常用桑叶、女贞子、何首乌、桑椹、黑芝麻、当归、白芍等。

脱　发

脱发是常见病之一，特别是现代社会，生活节奏加快，压力较重，过食寒凉之品，此病有逐年增加趋势。此病中医称之为"斑秃""油风""鬼剃头"等。此病虽小，但严重影响患者的生活和工作。中医治疗一般从补肾、补肝、补气血入手，但效果参半。引起脱发的病因很多，治疗上应该根据患者的体质综合分析，辨证施治。余在临床中主要从以下几个方面来分析，即：湿热型、寒湿型、血虚型、血瘀型。四型共同点是"瘀"。因为久病必虚，久病及肾，久病必瘀。下面从病例说明之。

[案1] 江某，男，27岁。初诊：2012-06-10。

病史：脱发1个月余伴瘙痒。患者一个月前开始，每天起床发落满枕，曾用章光101及中成药治疗乏效。刻诊：头顶发落明显，头皮比较油腻瘙痒，口干，舌苔黄腻，脉弦滑。

诊断：脱发。

辨证：湿热型。

方药：以麻杏薏甘汤合清震汤加味。麻黄5g，杏仁10g，薏苡仁30g，苍术10g，升麻10g，荷叶10g，桃仁10g，黄柏10g，侧柏叶15g，豨莶草15g。同时用苍耳子汤外洗：苍耳子15g，野菊花15g，夏枯草15g，白矾5g。水煎外洗患处，二日一次。

二诊：上方服10剂后，脱发明显减少，头发无油腻，无瘙痒，继续上方内服及外洗。

三诊：上法治疗30天后，头发无脱落。

按：此例患者湿热证明显，余常用麻杏薏甘汤宣肺化湿，清震汤升清降浊。湿热化，气血上达，三妙散祛其湿热，脱发自愈。苍耳子汤外洗治疗头发油腻有佳效。对于湿热的治疗，要分清在肺、在脾、在肝、在肾。在肺湿热，余喜用麻杏薏甘汤合清震汤加味，通过宣肺来达到通调水道，下输膀胱之效。在脾胃湿热可选半夏泻心汤。肝胆湿热，可选龙胆泻肝汤。肾经湿热可选三妙散来治疗。对于麻杏薏甘汤合清震汤这个经方组合，余还用来治疗湿热型肺癌的治疗，也取得很好的疗效。

[案2]王某，女，31岁。初诊：2112-09-11。

病史：患者头发脱落一年。患者因流产后调理不好，一直闭经，后出现头发脱落，心情忧郁，怕冷，失眠，舌淡苔白，脉沉弱。

诊断：脱发。

辨证：阳虚寒凝。

治法：温阳散寒通络。

方药：附子汤合桂枝龙骨牡蛎汤。

附子10g，白术10g，茯苓30g，白芍10g，红参10g，桂枝10g，甘草10g，龙骨30g，牡蛎30g，酸枣仁24g。外用侧柏叶200g，放在95%乙醇500ml中浸泡一周后搽头皮，1日2次。

二诊：服上方10剂后，睡眠较前明显好转，精神佳，脉较前有力，仍以上方治疗。

三诊：服上方20剂后睡眠正常，怕冷减轻，头发无脱落，月经来潮，量少，舌淡，脉细弦。上方去酸枣仁，加四物汤善后。

按：此例患者阳虚寒凝证，表现心肾阳虚，以附子汤温肾阳，桂枝龙骨牡蛎汤温心阳，二方合用，心肾同治，达到寒凝化，气血升，毛发生之效。治疗脱发要有整体观，不能只见落叶，不见树木。

[案3]张某，女，48岁。初诊：2012-11-09。

病史：脱发6年伴加重5个月。患者6年前，因发热1个月后出现脱发，每次洗头见头发脱落数十根，重时几百根，中西医治疗无明显效果。近半年来脱发明显，伴腰酸，怕冷，舌胖大有齿印，脉两尺弱。

诊断：脱发。

辨证：阳虚水犯。

治法：温阳利水，养血生发。

方药：真武汤合四物汤加味。

黄附片10g，白术10g，茯苓30g，白芍10g，当归10g，川芎10g，熟地黄10g，何首乌20g，黑芝麻20g，桑椹20g，紫苏叶10g，麻黄2g。10剂。

二诊：药后腰酸明显好转，舌脉较前好转，继续原方治疗20剂后，脱发明显好转，舌仍见齿印，脉较前有力。上方加泽泻10g。继续原方治疗30剂后，无明显脱发。

按：此例肾阳亏虚，水饮上泛，故取真武汤温阳利水，合四物汤养血，何首乌、黑芝麻、桑椹补肾养发，紫苏叶、麻黄二药，在水湿泛滥中，通过宣肺来治水，另外可以宣透毛孔之效。

［案4］徐某，男，35岁。初诊：2012-12-24。

病史：头发脱落3个月。患者3个月来发现头发一小片脱落明显，后逐渐加重，头前大部分脱落，伴有头痛，失眠，面色暗，舌暗紫，苔白，边见瘀点，脉沉涩。

诊断：脱发。

辨证：瘀血阻隔，发失濡养。

治法：活血化瘀。

方药：通窍活血汤。

桃仁10g，赤芍10g，红花10g，川芎10g，藁本6g，白芷10g，葱白7根。同时外用侧柏叶200g，放在95%乙醇500ml中浸泡1周后搽头皮，1日2次。共用本方治疗45天，脱发止，新发出。

按：从患者的症状来看，属于瘀血阻络，以通窍活血汤治疗，达到祛瘀生新之效。通窍活血汤是清代名医王清任创制的经典方剂。余发现部分患者身体羸瘦，有失眠，头痛，面暗，脉细涩，舌质紫瘀等症状，其脱发之根源是久病血瘀，络脉受阻，新血不足以濡养肌肤皮毛而致。对于重症患者加用麝香0.5g冲服，效果更佳。

［临床心得］脱发一般从寒、热、虚、瘀来辨证。余在临床中所见，热证、寒证多见。热一般以肝胆热邪上灼，这种余称为火烧，这是余平常和患者交流所说，以便患者理解。另一种是寒湿证，也就是水湿泛滥证，这种余称为水淹。还有就是寒凝、血瘀。血虚者近年见之较少。治疗脱发，余效李士懋老师那句名言："法无定法，方无定方"，观其脉证，知犯何逆，随证治之。

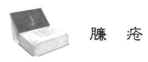

臁　疮

臁疮即以下肢溃疡为主要表现，多发于小腿下1/3的"内臁、外臁"部位，是外科的常见病之一。无论是急性溃疡或慢性溃疡，皆不容易愈合。也是下肢静脉曲张的并发症。病因常因脾胃湿热，流注下肢，脉络痹阻，或者因为外伤、虫咬、破损皮肤所致。

下面从案例说明之。

[案1] 冯某，男，60岁。初诊：2011-05-12。

病史：右下肢内臁处溃烂3年余。2年前曾在南京某医院治疗半年好转，食海鲜后又流水，继之出现溃烂，无糖尿病、高血压等病史。刻诊：形体消瘦，乏力，右下肢患处可见6cm×8cm大的溃疡，伴清稀液渗出。溃疡面颜色苍白，上面附着一层白色黏状物，周围皮肤呈暗黑色，舌淡，苔白腻，脉沉细。

诊断：臁疮。

辨证：气血两亏，寒湿下注。

治法：阳和汤加味。

方药：麻黄1g，熟地黄30g，炮姜10g，鹿角胶10g，甘草6g，白芥子10g，肉桂5g，制附子5g，10剂。同时用艾叶汤即艾叶30g，肉桂10g，乳香6g，没药6g，红花10g，葱须10根。煎水外洗患处。再用祛腐生新膏外搽。

二诊：上方治疗10天后溃疡面渗出液减少，但疮面未见肉芽组织。改十全大补汤加益母草。

方药：红参10g，白术10g，茯苓30g，甘草6g，当归10g，黄芪24g，肉桂5g，白芍10g，川芎10g，益母草30g。外洗方及祛腐生新膏继用。

服上方20剂后，疮面已无分泌物，疮面可见红色肉芽出现，周围皮肤颜色正常。继服原方20剂后，疮面已完全结痂。继续用祛腐生新膏善后。

[案2] 颜某，男，66岁。初诊：2013-03-06。

病史：左下肢溃疡伴下肢肿胀40余年，加重1年余。患者40年前因为外伤后，继发左下肢前外侧溃疡，多方治疗无明显效果，近1年来，由于肝硬化在医院治疗后，下肢溃疡面达15cm×20cm伴下肢肿胀。刻下：下肢肿胀明显伴溃疡部疼痛，怕冷，大便时干时稀，舌苔白腻，脉沉弱。

辨证：脾肾阳虚，热毒内蕴，瘀血内阻。

治法：先以清热解毒，活血止痛治其标。

方药：四妙勇安汤加味。

当归60g，金银花120g，玄参15g，甘草15g，牛膝9g。20剂。外洗方：艾叶30g，肉桂10g，乳香6g，没药6g，红花10g，葱须10根。10剂。

二诊：药服20剂后，左下肢水肿消失，溃疡面如前，仍有疼痛，舌淡苔白，脉沉弱。以阳和汤加味，温补脾肾生肌敛疮。

方药：熟地黄20g，鹿角胶10g，炮姜5g，肉桂3g，麻黄3g，白芥子10g，甘草6g，益母草30g，黄附子5g。20剂，外洗方同前，10剂。

三诊：创面可见新生肉芽，但渗液较多，仍感怕冷，舌苔薄白，脉较前有力。上方黄附子改10g，20剂，外洗方同前，同时加用祛腐生新膏。

四诊：创面进一步缩小，已无疼痛，但感口苦，舌淡苔白，脉细弦。上方加龙胆2g，牡蛎30g。20剂。

五诊：药后口微苦，上方去龙胆、牡蛎。继服20剂。

六诊：创面肉芽鲜活，无流水、流脓，舌淡苔白，脉弦。改十全大补汤加益母草。方药：红参10g，白术10g，茯苓30g，甘草6g，当归10g，黄芪24g，肉桂5g，白芍10g，川芎10g，益母草30g。外洗方及祛腐生新膏继用，原方继服30剂后痊愈。

［临床心得］外治方面，臁疮初起疮面流脓溃烂，可用三味洗药外洗。外涂臁疮膏。1日1次。三味洗药：黄柏15g，蒲公英30g，白矾10g。臁疮膏：煅龙骨24g，血竭62g，红升丹31g，轻粉31g，制没药93g，甘草31g，煅石膏250g，煅炉甘石124g。一般2周左右愈合。对于慢性臁疮，疮面暗黑，流清水者，外用艾叶汤：艾叶30g，肉桂10g，乳香6g，没药6g，红花10g，葱须10根，煎水外洗患处。同时用祛腐生新膏外用。艾叶汤具有良好的温经散寒、活血生肌长肉之功。方中艾叶辛、苦，温。《名医别录》载：主妇人漏血，下部疮，利阴气，生肌肉。肉桂辛、甘，大热，能散寒止痛、温通经脉。乳香、没药，先辈张锡纯经验是其二药不但善入经络，用之以消疮疡，或外敷疮疡，而且能流通经络之气血，诸凡脏腑中，有气血凝滞，二药皆能流通之。红花活血通经、散瘀止痛。余在临床中治疗贫血一般在补气生血基础上加红花3g，其一是可以起到流通气血作用，其二是小剂量红花有养血之功，在治疗因瘀血引起闭经时，红花一般用10～15g，因为大剂量主要是活血。葱须辛、平，归肺经，有祛风散寒、解毒、散瘀之功。诸药相伍，温经散寒，活血生肌。

内治方面，对于慢性溃疡，表现疮面苍白，脓液清稀，无腥臭味，伴下肢无力，疼痛等证候，余一般采用十全大补汤加益母草与阳和汤加附子交替内服来治疗。一般情况下，如果疮面脓液清稀，可先用阳和汤加附子治疗，待脓液减少，再用十全大补汤加益母草来生肌长肉。如果单纯地给予十全大补汤治疗，容易壅滞气血，加益母草能够利水、解毒、消肿、活血。慢性溃疡，气血阴阳亏虚是本，瘀腐是标，故在治疗上务必补泻结合。达到补而不壅，滋而不腻的效果。根据国医大师朱良春教授的经验：益母草具有活血、利水之双重作用，对于水、血同病，或者血瘀水阻所致之肿胀，堪称佳品。但剂量一般30～60g，如果是水肿甚可用120g。如果见到肉芽生长慢，可先用阳和汤加附子，但附子一般3～5g为宜。案2首诊以四妙勇安汤解毒、活血，对于下肢肿胀有殊效。

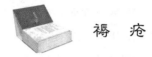

褥　疮

褥疮多见于半身不遂或下肢瘫痪的患者。因久着席褥生疮，故命名为"席疮"。本病在《外科启玄》中早有记载：席疮乃久病着床之人挨擦破而生。

褥疮的形成有两大原因：一为久病之体，气血运行失常，肌肤失润，复因摩擦而生。二是大病着床，不能转侧，皮肉长期受压，气血受阻，运行不畅而致皮肉坏死。

本病表现分为三种：①褥疮早期，局部红润，肿胀，麻木，有触痛。②褥疮中期，局部皮肤呈暗红色，可有肿胀，压痛。③褥疮后期，皮肤破溃，疮面脓水渗出，可有黑色腐肉。余治疗褥疮从温阳益气，解毒消肿入手。方药：附子汤合当归补血汤合五味消毒饮加味。附子10g，白术20g，白芍10g，茯苓30g，红参10g，当归30g，黄芪30g，金银花30g，蒲公英30g，天葵子10g。

外治法是治疗本病的关键。祛腐生新是外治法的重要原则。能改善症状，促进伤口愈合。《医宗金鉴·外科心法要诀》中有关去腐生肌理论，书中云"腐着坏肉也，腐不去则新肉不生，若遇气实之人用刀割之取效；若遇气虚之人则维持药力以化之。"所以治疗此病，视溃疡面情况而定，一般腐肉多的可以使用刀法予以切开或引流，然后用黄柏15g，蒲公英30g，白矾10g，水煎外洗患处。后用海马拔毒生肌散外用，待肉芽长出，再用麻蛇散膏外用收口。褥疮的护理也特别重要，对于久病卧床者，采取帮助患者变换体位，在骶骨部用气垫衬入。如果褥疮已经破溃，应更加重视，尽量减少疮面受压而引起局部血液循环障碍，有利于腐去新生。

附：海马拔毒生肌散

组成：海马30g，大黄30g，全蝎30g，炮山甲（代）60g，蜈蚣40g，麝香16g。诸药碾成细末，备用。

海黄膏：海黄散30g加凡士林100g调制而成。

功效：拔毒，祛腐，生肌。

主治：溃疡顽固性，久不收口。

此方出自《验方新编》，经过数百例患者应用效果很佳。

［案］唐某，男，61岁。2012-03-01初诊。

病史：尾骶部皮肤溃烂2个月。患者因为重症肺炎住院治疗后出现尾骶部5cm×6cm皮肤溃烂，流脓，舌淡苔白腻，脉细弱。

诊断：褥疮。

治法：温阳益气，解毒敛疮。

方药：附子10g，白术20g，白芍10g，茯苓30g，红参10g，当归30g，黄芪30g，金银花30g，蒲公英30g，天葵子10g。局部用三味洗药外洗，外用海马拔毒生肌膏外敷。

二诊：经过内服外洗5天后，疮面肉芽出现，无脓液渗出，继续治疗20天后痊愈。

 脂溢性皮炎

脂溢性皮炎是好发于头皮、面部、耳、胸、后背，皮脂分泌旺盛部位的一种慢性炎症性皮肤病。表现为暗红斑片皮损覆有鳞屑或痂皮。属于中医的"面游风"或"白屑风"范畴。

《外科正宗》云："白屑风多发生于头、面、耳、发中，初起微痒久之渐生白屑，叠叠飞起，脱而又生。此皆属于热体当风，风热所化。"

病因病机：平素湿热内甚之体感受风邪或者血燥之体，感受风热之毒，形成风热血燥或阴伤血燥。

余采用凉血清热祛风法，活血祛风法，清肝凉血祛风法来辨治。

[案1] 孙某，男，27岁，初诊：2011-10-11。

病史：一年来面部泛发性红斑丘疹，时起时伏。常用氟轻松等激素软膏外搽，能缓解。刻下：面部可见红斑，丘疹，伴脱皮，口干，口渴，二便正常，舌质偏红苔薄，脉弦滑。

诊断：脂溢性皮炎。

辨证：风热血燥。

治法：祛风清热凉血法。

方药：生地黄30g，赤芍10g，当归10g，生石膏30g，金银花30g，连翘15g，野菊花10g，蝉蜕10g，白蒺藜10g。同时以药渣加水再煎洗脸，1日1次。

二诊：上方连续服用及外用10天后，皮损见红斑消退，丘疹缩小，口干时有，无口渴。上方去生石膏加牡丹皮10g，麦冬10g。

三诊：上方又服10剂后，皮疹消失，无皮屑。继续原方巩固治疗。

按：此经验方来源于朱仁康老的经验——皮炎汤，经临床应用效果非凡。余治疗数百例效果都佳。特把这个经验写出来供同道临床使用。运用皮炎汤时要灵活变通，也就是辨证论治。红斑明显，可加重生地黄的用量。伴有感染应加重解毒药的用量。痒甚可在本方基础上增加祛风药。

[案2] 杜某，男，35岁。初诊：2012-08-10。

病史：面部丘疹伴红斑，瘙痒半年余。刻下：面暗黑，局部可见红斑伴肿胀，皮粗厚，口不干，二便正常，舌淡苔白腻，舌下静脉怒张，脉弦细数。

诊断：脂溢性皮炎。

辨证：湿邪内阻，瘀热内结。

治法：活血凉血祛风。

方药：丹参12g，降香10g，当归10g，赤芍10g，何首乌20g，生地黄20g，紫草10g，荆芥10g，防风10g，羌活10g，白芷10g。同时用黄柏50g煎水外涂。10剂。

二诊：面部丘疹渐消，皮损渐薄，但仍痒，舌淡苔白，脉较前有力。15剂。

三诊：药后面部少许丘疹，痒剧，上方加白蒺藜15g，龙骨30g，珍珠母30g。继续服用15剂，仍以黄柏50g煎水外涂。

四诊：药后面部无皮损。

按：本例患者虽然发病时间短，但治疗起来比较棘手。辨证论治是皮肤科的重中之重，以皮损论治是治疗皮肤病的基本功。本例患者以丹参、降香、当归活血，即"治风先治血，血行风自灭"；生地黄、何首乌、赤芍、紫草凉血，补肝；荆芥、防风、羌活祛风止痒消肿。此病治疗一般要治疗2～3个月。

[案3] 刘某，女，39岁。初诊：2012-03-20。

病史：头皮多处痒一年余，患者一年前因染发致接触性皮炎，经治疗好转。近一年来出现头皮痒，头屑多，大便干，舌红，苔黄，脉细弦滑。

诊断：脂溢性皮炎。

辨证：肝胆郁热。

治法：清肝凉血祛风。

方药：柴胡10g，黄芩9g，生地黄30g，赤芍10g，牡丹皮10g，苦参10g，连翘10g，夏枯草15g，侧柏叶10g，白鲜皮15g，秦艽10g。10剂。同时以豨莶草汤：豨莶草15g，王不留行15g，苍耳子15g，侧柏叶15g，皂角15g。煎汤外洗，1日1次。

二诊：药后头皮痒渐轻，偶发，继续上方巩固治疗。10剂。

三诊：经过20天治疗，已无瘙痒。

[临床心得] 外洗方豨莶草汤是余治疗头部皮炎经验方，方中豨莶草《本草纲目》云："治肝肾风气，四肢麻痹，骨痛膝弱，风湿诸疮。"王不留行《神农本草经》："主金疮，止血逐痛，出刺，除风痹内寒。"苍耳子《日华子本草》："治一切风气，填髓，暖腰脚。治瘰疬、疥癣及瘙痒。"侧柏叶《本草汇言》：善清血凉血，去湿热湿痹，骨节疼痛。捣烂可敷火丹，散疗腮肿痛热毒。皂角《本草从新》载：内服能涌吐痰涎，外用能散肿消毒。诸药同用，能祛风消肿止痒。

痔

痔是指直肠黏膜下或者肛管皮下静脉丛发生扩大曲张所形成静脉环。早在《黄帝内经》中已有描述："因而饱食，筋脉横解，肠澼为痔。"在《外科正宗》曰："夫痔者，乃素积湿热，过食炙烹，或因久坐而血脉不通，又因七情而过伤生冷，以及担轻负重，竭力远行，气血纵横，经络交错，又或酒色过

139

度，肠胃受伤，以致浊气瘀血，流注肛门，俱能发痔。"《医宗金鉴》："痔疮形名亦多般，不外风、湿、燥、热。"这些已总括了本病的病因病机。依据历代医籍所叙述痔的原因，归纳起来可以分为以下几点。

① 风、湿、燥、热四邪相合而成。

② 饮食失节：过食烤炙、肥腻、生冷、辛辣食品或饥饱失常，或饮酒过量等。

③ 起居失慎：久坐久立，或负重远行，或房事过度等。

④ 其他：泻痢日久，或长期便秘，或妊娠生产，腹部肿瘤等。

上述各种原因，都可使气血不调，经络阻滞，瘀血浊气下注肛门，而形成本病。

痔分内痔和外痔两种。出血与疼痛是痔的两大症状。解决好这两个问题，可以让患者免受刀伤之苦。其实中医治疗痔有很大的优势，余在临证中善用中医来治疗痔，从医二十余年来，治疗数百例痔病人效果很佳。现就病例来谈谈痔的治疗经验。

外痔案

[案1] 秦某，男，39岁。2011-10-20初诊。

病史：肛门外有物突出肿胀伴疼痛3天。患者3年前有痔病史，3天前因喝酒后，肛门外有物突出肿胀伴疼痛，无出血，不发热，口不干，舌苔白，脉弦。

诊断：外痔。

治法：三味洗药加味。

方药：黄柏30g，蒲公英30g，白矾15g，红花6g，芒硝100g，川芎15g，白芷20g，五倍子10g，瓦松10g。煎汤坐浴20分钟，1日1次。5剂。

外用田螺水外搽，1日2次。二诊：药后5天，患者症状消失。

按：外痔以外洗方为主，余之经验方三味洗药加味，用此法治疗数百例病人都是药到病除。

[案2] 徐某，男，67岁。2011-05-25初诊。

病史：大便时有鲜红血6年多，伴加重3天。患者近3天来便血量多，色鲜红。刻诊：口干，口苦，舌红，苔黄腻，脉弦滑。肛门局部检查：截石位3点，痔核渗出鲜血。

诊断：内痔出血。

治法：和解少阳，凉血止血。

方药：乙字汤合三黄泻心汤加味。

柴胡10g，黄芩10g，大黄6g，黄连5g，当归10g，升麻6g，生白芍30g，侧柏叶炭15g，槐花炭15g。7剂。

二诊：药服3剂血止，7剂病愈。

按：对于内痔出血，我一般采用乙字汤加味能起到立竿见影的效果。对于本案合用三黄泻心汤，泻火止血；侧柏叶炭、槐花炭能凉血止血。

[案3] 李某，女，56岁。2012-03-27初诊。

病史：痔反复出血7天。患者患内痔20多年，前后做了3次手术。刻下：痔反复出血，伴面色萎黄，头晕乏力，爪甲色白，舌质淡红，苔薄，脉沉弱无力。肛门局部检查：截石位6点，痔核渗血。

诊断：痔出血。

治法：益气止血。

方药：补中益气汤加味。

黄芪15g，党参15g，白术15g，陈皮6g，当归6g，炙甘草9g，升麻1.5g，柴胡1.5g，地榆9g，枳壳9g，大枣5枚，仙鹤草30g。10剂。

二诊：药后出血明显减少，头晕乏力减轻，继用原方40剂，诸症消失。

按：益气止血法使用于久患痔血而身体虚弱者，效果十分显著，一般服药数剂，患者头晕眼花，四肢无力的症状，便会逐渐改善，而内痔出血亦会减少。

[案4] 耿某，女，44岁，2012-04-01初诊。

病史：肛门突发肿物疼痛2日。患者平素大便干燥，近2天来由于大便时用力过度，便后自觉肛缘肿物不能还纳，疼痛，舌质暗红、苔薄腻。肛门局部检查：截石位肛缘12点有花生米大小肿物，色紫，拒按。

诊断：痔。

治法：活血消肿。

方药：地榆汤。

地榆20g，槐角20g，苦参12g，乳香12g，没药12g，延胡索12g，桃仁10g，红花10g，牡丹皮10g，赤芍12g，鸡血藤15g，刺猬皮15g，麝香0.3g，5剂。

二诊：患者自述，服药3剂疼痛完全消失，继用原方治疗。共服15剂，复查，痔核消失。

按：血栓外痔多因便秘，排便用力过猛，或肛门静脉丛炎症、痔静脉破裂、血液凝结形成血栓而致。究其病因病机为血热内燥，以致血络破裂，瘀血栓塞而成。正如《普济方》云："盖热伤则血伤，血伤则经滞，经滞则气不周行，气与血俱滞，乘虚而坠入大肠，此其所以为痔也。"地榆汤是余经验方。方中地榆、槐角、赤芍凉血止血；苦参燥湿；桃仁、红花、乳香、没药活血止痛；刺猬皮苦、涩，平，归肾、胃大肠经，具有固精缩尿、收敛止血、化瘀止痛之功效。《神农本草经》曰："主五痔阴浊下血，赤白五色血汁不止，阴肿痛引肩背，酒煮杀之。"《寿世保元》中，治疗痔漏，常与槐角同用，如猬皮丸。本药不仅能收敛止血，而且能化瘀止痛，是治疗痔的特效药。麝香辛温，归心、脾经，具有开窍醒神、活血通经、消肿止痛之功效。本品辛香行散，有良好的活血散结、消肿止痛作用。治疗痔肿痛常与雄黄、乳香、没药同用。

[案5] 金某，男35岁，2012-05-20初诊。

病史：肛门疼痛4天。患者4天前发现肛旁起肿物，肿胀疼痛持续加重，痛至难眠，活动受限，无发热，大便未行，舌质暗红，苔黄腻，脉滑数。肛门局部检查：截石位4点有皮下肿物，中心有波动，色红。

诊断：肛痈。

治法：解毒消痈。

方药：仙方活命饮加减。

穿山甲（代）6g，皂角刺10g，贝母10g，赤芍10g，防风6g，乳香5g，没药5g，金银花10g，白芷10g，甘草6g，陈皮6g，当归10g，大黄10g。5剂。同时采用火针排脓法，排出脓液。麻蛇散外敷。

二诊：药后肿痛症减，二便正常，去大黄，继用原方巩固治疗。

按：肛痈早期以消为主，中期以火针排脓。本病多因饮食不节，过食辛辣食物后，湿热内生，下注大肠，蕴阻肛门而致。《外科正宗》有："夫脏毒者，醇酒厚味，勤劳辛苦，蕴毒流注肛门结成肿块。"仙方活命饮具有"脓未成可促消，脓已成可促溃"的功效，故本例选用。脓液已成，应尽早切开。

附：龚志贤老中医治疗痔的经验

用鬼针草嫩叶切碎，调和鸡蛋两枚，可加少许白糖，用植物油煎之，早晨空腹吃，连服5～7天，内痔可自行脱落（鬼针草嫩叶煎鸡蛋分量以调蛋合适为度）；或用鬼针草60～90g，煎水服，每日1剂，连服30余剂亦可。内痔肿痛时，用上好槐花15g泡开水服用，疗效极好。

考辨：鬼针草系菊科植物鬼针草的全草，全草入药。《本草拾遗》载："味苦，平，无毒。功用清热，解毒，散瘀，消肿。"《泉州本草》载："消瘀，镇痛……治肠出血。"近来江南人多用来治疗脂肪肝。一般每天20g煎水当茶饮，坚持一二个月，也有一定疗效。

槐花系豆科植物槐树的花蕾。上好槐花指结花蕾将开时，采鲜花晒干备用。若花开落地后再用，疗效不佳。其味苦，性凉，有清热、凉血、止血之功，主治肠风便血、痔血。

 带状疱疹

带状疱疹有专方，瓜蒌红花效更佳。带状疱疹又称为缠腰火丹，是由水痘-带状疱疹病毒引起，以单侧神经分布的簇集性小水疱为特点。皮损特点：开始皮肤出现疼痛，轻度瘙痒，皮肤相继出现红斑，水疱或丘疱疹，累累如串珠，排列成带状，沿一侧神经分布，局部疼痛为特点。古人对此病的认识比较全面，如《医宗金鉴·外科心法要诀白话解》缠腰腰丹记载："此症俗名蛇串疮，有干湿不同，红黄之异，皆如累累珠形。干者色红赤，形如云片，上起风粟，作痒发热；湿者色黄白，水疱大小不等，作烂流水，较干者多痛。"又如《外科启玄》蜘蛛疮记载："此疮生于皮肤间与水窠相似，淡红且痛，五七个成堆，亦能散开"。亦有人称之为"缠腰龙"者。

病机：本病多因素志不遂，肝气郁结，郁久化热，或因饮食不节，脾失健运，湿热搏结，兼感毒邪而发病。中医认为，凡是皮肤上突然出现红色的疔、疱等，多是由于长期过食膏粱厚味，导致痰湿过盛，日久化热成"毒"，蕴结于循行部位。而主运化的肝脾两经主走胁部，因此带状疱疹多出现在腰、腹、两胁部，有少数患者会出现在面部或者眼部。

余治疗带状疱疹以"拔毒"为先，但这个毒不一定一味使用清热解毒药。治疗毒的方法有多种，主要是根据患者的体质全面去考虑，有的温阳可以解毒，有的补气可以解毒等。下面从病例来说明之。

[案1] 宋某，女，33岁，2012-10-21初诊。

病史：左胁部丛集样疱疹伴疼痛3天，患者3天前自觉左胁部触痛，继之出现红斑，水疱或丘疱疹，累累如串珠，排列成带状，沿左侧神经分布，局部疼痛，口淡，手足逆冷，舌淡红苔白，脉细弦。

诊断：带状疱疹。

辨证：寒毒凝聚，气血郁滞。

治法：温阳散寒拔毒，化瘀通络。

方药：瓜蒌红花散合麻黄附子细辛汤。

瓜蒌30g，红花9g，甘草6g，麻黄5g，制附子10g，细辛10g。5剂。

外用：雄黄散。

组成：雄黄15g，冰片5g，蜈蚣2条，乌梢蛇20g。将四味打粉放入75%乙醇内浸泡一周备用。用时用棉签蘸药液涂患处，1日5次。

二诊：药后水疱消失，无疼痛。继续原方3剂善后。

按：瓜蒌红花散原载于明代名医孙一奎的《医旨绪余》，清代傅青主把此方作为胁痛的专方。何绍奇老师甚赞此方治疗疱疹有奇效。

考辨：瓜蒌清热化痰、散结止痛，红花化瘀止痛，生甘草清热结毒、缓急止痛。三药共用，能解毒散结止痛。麻黄附子细辛汤是治疗伤寒少阴表证的主方，此患者素体阳虚，感受毒邪，阳虚无力抗毒外出，以麻附细汤温阳解表，托毒外出于表。同时外用雄黄散也起到事半功倍的效果。

［案2］权某，女，22岁。2013-04-11初诊。

病史：头痛5天，头部疱疹2天。患者5前无明显诱因出现头痛，呈持续性胀痛，以颞部及顶部为甚，2天后左侧头皮出现疱疹呈簇状分布，疼痛剧，口干，口苦，小便黄，大便正常，舌红苔白，脉弦滑。

诊断：头部带状疱疹。

治法：疏泻热邪，解毒止痛。

方药：瓜蒌红花散合小柴胡汤合"马大紫草"。

瓜蒌30g，红花6g，甘草10g，柴胡10g，黄芩9g，龙胆6g，牡蛎30g，马齿苋30g，大青叶15g，紫草15g，败酱草30g。外用雄黄散，1日5次。

二诊：药服5剂后，疼痛明显好转，口苦消失，时有口干，水疱萎缩，上方加玄参10g，继续治疗。

三诊：药服7剂后，疼痛，疱疹皆愈。

按：此例患者表现为口干、苦等少阳郁火症，以小柴胡汤合用瓜蒌红花散治疗。方中马大紫草是由马齿苋、大青叶、紫草、败酱草四味组成。对于热毒引起的各类感染有佳效。

综合上述：治疗带状疱疹以"拔毒"为先，这样可以避免引起后遗症神经痛的发生。瓜蒌红花散是胁痛的专方，也可以理解为半身疼痛的专方，历代医家非常重视此方治疗带状疱疹。余效其法，在前人的基础上，寒证合用麻黄附子细辛汤，热证合用小柴胡合马大紫草方取得一定的效果。

 带状疱疹后神经痛

带状疱疹后神经痛是指急性带状疱疹患者，在疱疹皮损消退后，仍然存在受累区皮肤疼痛，持续3个月以上。其主要特征为皮肤持续性、阵发性灼痛或深在性跳痛、自发性刀割样疼痛、异常性疼痛和痛觉过敏。发病率为（30～100）/10万，随年龄增大而增加。随着人口老龄化，带状疱疹及带状疱疹后神经痛发病逐年增多，由于其临床症状重、持续时间长，导致患者出现焦虑、抑郁情绪和睡眠障碍，严重影响生活，因此受到越来越多学者的关注。余认为带状疱疹出现后遗症神经痛的病因是由于病毒滞留与火邪、湿邪，结合而成。笔者多年致力于本病的研究，筛选出效方：活络效灵丹合瓜蒌红花散加味。瓜蒌30g，红花6g，大青叶15g，当归9g，丹参20g，灵磁石30g，生石决明20g，赭石20g，牡蛎30g，乳香10g，没药10g，甘草6g，赤芍15g，鼠妇30g。久治不愈的可以配合梅花针治疗。

［案1］徐某，男，61岁。2012-07-21初诊。

病史：带状疱疹后遗症伴疼痛3个月。患者3个月前左胁部出现疱疹，在某院治疗后疱疹消失，但遗留左胁疼痛。曾在无锡多家医院诊治，花去数万元费用，效果不理想。口微干，夜间疼痛难忍，失眠，余无不适。刻诊：左胁部可见2cm×5cm大小斑块，呈暗紫色，触之有灼热感，苔白腻，舌质偏红，脉弦滑数。

诊断：带状疱疹后神经痛。

辨证：毒热未清，气血凝滞。

治法：清解余热，活血通络。

方药：瓜蒌30g，红花6g，大青叶15g，当归9g，丹参20g，灵磁石30g，生石决明20g，赭石20g，鼠妇30g，牡蛎30g，乳香10g，没药10g，甘草6g，赤芍15g。7剂。外用梅花针于病变的对侧叩打皮肤，3天1次。

外用：生马钱子15g炒黄，放冷了磨成细末，用醋调成糊状外敷，敷时先从两头再到中间。1日1次。

二诊：上方口服7剂，梅花针叩打2次后疼痛基本消失，局部热感消失，睡眠佳。继续上方7剂善后。

[案2] 唐某，男，63岁。2012-11-21初诊。

病史：右下肢带状疱疹后遗症伴疼痛半年，患者半年前右下肢带状疱疹，曾在医院给予输液治疗，后来疱疹消失，遗留疼痛之苦。刻下：口不干，不苦，右下肢疼痛以刺痛为主，舌质暗红，苔白，脉弦涩。

诊断：右下肢带状疱疹后神经痛。

辨证：气滞血瘀，余毒未清。

治法：活血化瘀，清解余热。

方药：当归10g，丹参20g，乳香10g，没药10g，瓜蒌20g，红花8g，甘草6g，赤芍20g，龙骨30g，牡蛎30g，大黄5g，鼠妇30g。同样用梅花针外治。外用马钱子粉外敷患处。

按：带状疱疹后遗症一般发生在中老年人。由于此类人群免疫功能下降，病毒一旦进入后，病毒内陷，无力托邪外出，在体内引起疼痛。故早期以中医治疗非常关键，可免疼痛之苦。但很多患者出现疱疹之后，以西医抗病毒治疗，极容易引起神经痛。治疗方面，以活血化瘀为主，清解余毒为辅。方中活络效灵丹出自张锡纯的《医学衷中参西录》，原方由当归五钱，丹参五钱，生乳香五钱，生没药五钱组成。治疗气血凝滞，疮癥癖瘕，心腹疼痛，腿痛臂痛，内外疮疡，一切脏腑积聚，经络湮瘀。在临床中辨证为瘀血引起的疼痛，余以活络效灵丹为主方来治疗，效果很佳。瓜蒌红花散清解余毒，辅以止痛，方中一味止痛之圣药——鼠妇，味酸、咸，性凉，归肝、肾经。功效：破瘀血，消癥瘕，通经闭，利水道，解热毒，止疼痛。国医大师朱良春教授善用此药，治疗肝癌引起的疼痛效果佳。余在临床中用它来治疗骨质增生、带状疱疹引起的疼痛，同样取得佳效。但量一般要30～60g。原方中有几味重镇药：灵磁石、生石决明、赭石、牡蛎。因为疼痛一般与肝有关，通过镇肝而达到止痛效果。梅花针叩打患侧的对面相对应点，是应用针灸平衡原理，"左病治右，右病治左，上病下治，下病上治"的原则。用马钱子外用治疗神经痛是因其有善通络止痛之效。

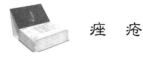

痤 疮

痤疮寒热错杂多，经方治疗显神效。

痤疮又称为"粉刺"，俗称"青春痘"，男女老少均有发病。以前多见于青少年，男孩多见于15岁以后青春期患者，故称为"青春痘"。现在因生活条件改善，饮食结构改变，多食辛辣油腻、海鲜等，患此病的很多，特别是三四十岁多发，而且女性居多。究其原因：大多和女性晚婚、晚育，加上工作紧张，过分劳累，睡眠减少等因素有关。表现为粉刺、丘疹、脓疱、结节、囊肿及瘢痕，好发于面、背、胸等部位。

皮肤是人体最大的器官，皮肤病虽然发生在皮肤肌表，但其发生均与机体内脏腑功能关系密切。脏腑功能失调常常引起皮肤病外在损害，内服药物治疗，通过调节脏腑功能来治疗皮肤症状。

病因病机

现代名老中医认为痤疮好发于面部，以口周、鼻部多见。肺主皮毛，开窍于鼻，痤疮均从肺来辨证。肺为娇脏，不耐寒热，肺经风热，上熏于头面而起疹，脾与胃相表里，开窍于口，口面之证，可从脾胃来辨证。内伤于情，郁化火，火热之邪，内盛于心，心火亢盛，积热上冲而发疹。肝主疏泄，性喜调达，肝郁则病，郁久化火。过食膏粱厚味则生湿助热，肝郁与湿热并存，外发于肌肤而发疹，脾失健运，水湿内停，湿聚成痰，日久化热，湿热夹痰，凝结于皮肤出现脓疱结节、囊肿。故痤疮发生与肺、胃、心、肝、肾密切相关。

历代医家对痤疮的认识和治疗积累了丰富的经验。《素问·生气通天论》云："汗出见湿，乃生痤……劳汗当风，寒薄为皶，郁乃痤。"《医宗金鉴·外科心法要诀》云："此证由肺经血热而成。每发于面鼻，起碎疙瘩，形如黍屑，色赤肿痛，破出白粉汁，日久皆成白屑，形如黍米白屑。宜内服枇杷清肺饮，外用颠倒散，缓缓自收功也。"《洞天奥旨》曰："此疮妇女居多，盖纹面感冒寒风，以致血热不活，遂生粉刺，湿热两停也。"

余刚毕业那几年治疗本病走过一段弯路。痤疮患者，以青春期孩子多见。余当时参考了《医宗金鉴》中治疗痤疮的经验，常用枇杷清肺饮来治疗，效果参半。后来学习了经方，对本病的认识有了很大的提高。在临床中，治疗很多月经不调伴痤疮的患者，辨证为虚寒证，给予温经汤治疗，月经正常了，面部痤疮也好了。此后治疗痤疮只要是虚寒证伴月经异常者，余选用温经汤来治疗。古方中有两个"温经汤"，一个是东汉张仲景《金匮要略》中的"温经汤"，另外一个是宋代陈自明的《妇人大全良方》中的"温经汤"。二方虽同名，但方药却不一样。在这里，余采用张仲景的温经汤。为什么选用温经汤治疗痤疮有效呢？后来研究"温经汤"的原文发现，《金匮要略·妇人杂病脉证并治》第22"问曰：妇人年五十所，病下利十日不止，暮即发热，少腹里急，腹满，手掌烦热，唇口干燥，何也？师曰：此病属带下。何以故？曾经半产，瘀血在少腹不去。何以知之？其证唇口干燥，故知之。当以温经汤主之"。为什么张仲景讲妇人年五十所，出现此证，是因五十之妇人肾气衰，寒瘀互结引起。用现代医学来分析，此时雌激素功能非常低下，雄激素相对偏旺，而引起面部痤疮。"温经汤"能提高患者体内雌激素功能。这样就能对抗雄激素过高引起的痤疮。所以在临床辨证痤疮过程中，只要是形体偏瘦，伴有月经病改变者，舌淡苔白，脉细。首先选用温经汤来治疗，效果很好。后期巩固治疗可以用庄国康老的经验方：大黄䗪虫丸配益母草膏口服。这二个成药合用可以祛褐斑、痤疮、瘢痕等。原理也是化瘀，活血，对抗雄激素。

第二方：潜阳封髓丹。此方是温潜法的代表方，也是火神派最善用的方药之一。起初我们用本方治疗复发性口腔溃疡，后来临床治疗痤疮，观察到好多患者，共有的证候：怕冷，手脚起冻疮，腰酸，面部痤疮发红，或者见暗红，口干，口渴，舌苔白，脉弦细两尺弱。郑钦安认为这个火是龙雷之火，这个火上冲，就会引起头面部的疾病。所以用药必须扶阳抑阴，运用桂附类药能补坎离中之阳，火旺阴自消。潜阳丹：附子、龟甲、砂仁、甘草。封髓丹：黄柏、砂仁、甘草。方中黄柏的剂量是根据口干的程度决定。口干程度重，多用，反之少用。在此基础上，常加忍冬汤：忍冬藤50g，金银花40g，甘草15g。此方见于《医学心悟》，书中谓此方"治疗一切内痈痛肿，皆可立消。"余治疗多例单纯性阑尾炎，效如桴鼓。余移之治疗痤疮，见到疮面色红，有脓头的效果也很佳。余还善用虎杖、三棵针来治疗痤疮。考：虎杖味微苦，性平，善于活血通络、清热利湿。《滇南本草》云：攻诸肿毒，止咽喉疼痛，利小便，走经络。在辨证的基础上加用，明显能增加疗效。剂量一般用10～15g。虎杖，不仅能治疗痤疮，而且能治疗扁桃体炎、前列腺肿瘤。三棵针，苦，寒，有毒。本品泻火解毒之功甚强，《贵州草药》载："解热，利湿，散瘀，止痛，凉血。"特别是痤疮伴红肿者加用。瘢痕组织的治疗，在辨证的基础上加用四味软坚汤即海藻、昆布、三棱、莪术。同时可以外用瘢痕散，即乌梅50g，五倍子15g，打碎成粉末，加醋调成膏外敷，每日1次，10次为1个疗程。

第三方柴胡桂枝干姜汤合桂枝茯苓丸。这类患者表现形体偏胖，面部痤疮，色暗，时有脓头，伴口干，经前乳胀，月经量少，色暗，或伴血块，大便不成形，舌尖偏红，苔腻，脉弦细。此类患者上有肝火证候，下有脾寒，同时夹有瘀血证候。对于这种寒热错杂伴瘀血者，恒用二方组合取得良效。下面用案例说明。

[案1]陈某，男，30岁。2009-12-09日初诊。

病史：患者面部起丘疹伴口渴3年。3年前面部起丘疹，反复发作，逐渐出现脓疱结节脓肿囊肿瘢痕，经久不愈，并伴有口渴。刻下：面部可见脓疱丘疹结节瘢痕，以前额多见，患者口干口渴，怕冷，小便黄，大便正常，舌胖苔白，脉细弦沉取无力。

中医诊断：粉刺。

辨证：肾阳虚衰，龙雷之火上冲。

治法：温清法。

方药：潜阳封髓丹加味。黄柏12g，砂仁10g，甘草10g，附子5g，龟甲10g，龙骨30g，牡蛎30g，忍冬藤30g，金银花30g，穿山甲（代）10g，海藻10g，生石膏30g。10剂。

二诊：上方用10剂后，结节变软，脓肿消失，口渴口干消失。上方去生石膏，继续口服。

三诊：上方连续服用20剂，无新生丘疹，结节较小。

四诊：上方继用20剂以后，面部只有少许囊肿，瘢痕仍在。以瘢痕散外敷巩固治疗。

[案2]王某，女，23岁。2013-09-02日初诊。

病史：面部起丘疹伴月经延后2年。2年来面部反复起丘疹，月经来时加重，月经量少，月经延迟5～7天，色暗黑有血块。时常使用外用药及调经药治疗，未见明显效果。刻下：形体消瘦，面部散在暗红色丘疹，以口周及下巴多见，月经量少，月经延迟，手脚怕冷，舌淡苔白，脉细弱。

诊断：粉刺。

辨证：冲任不调。

治法：温通冲任。

方药：温经汤加味。吴茱萸5g，阿胶10g，桂枝10g，肉桂5g，红参10g，牡丹皮10g，麦冬10g，当归10g，川芎10g，甘草6g，制附子5g，莪术10g，益母草30g。10剂。

二诊：药后面部丘疹明显缩小，舌苔如前，脉较前有力。继续原方治疗。10剂。

三诊：近日月经来潮，量明显增多，面部丘疹仅留少许疹印，其他无不适，以大黄䗪虫丸配益母草膏口服巩固治疗。

[案3] 郝某，女，26岁。2013-11-12初诊。

病史：面部起丘疹及结节3年，3年来面部反复起丘疹，色暗，结节数枚，月经量少。在数家医院治疗无明显效果。刻诊：面部有红色丘疹伴有脓头，结节，经前乳胀，月经量少伴有血块，口干，大便先干后溏，舌尖红，苔白腻，舌下静脉怒张，脉弦细。

诊断：痤疮。

辨证：肝热脾寒伴瘀血内阻。

治法：和解少阳，温阳生津，活血化瘀。

方药：柴胡桂枝干姜汤合桂枝茯苓丸加三棵针。柴胡10g，黄芩9g，桂枝10g，干姜5g，天花粉10g，牡蛎30g，茯苓30g，牡丹皮10g，桃仁10g，赤芍10g，三棵针10g，穿山甲（代）10g。10剂。

二诊：药后面部丘疹好转，脓头消失，仍有口干，大便成形，舌苔渐退，上方去三棵针继续服10剂。

三诊：药后进步结节变少，无口干、乳胀，舌淡红，苔白，脉仍弦。10剂。

四诊：面部丘疹消失，仍有少许结节，上方加海藻15g。继服20剂后，面部结节消失。

按：案1患者以脓疱、丘疹、口渴等一派阳热假象在外，但全身虚寒在内，所以采用温清法来治疗，既调理了患者的体质，又把龙雷之火潜下归于原位。温清法是在温潜法的基础上加用清热解毒药。此法治疗头面部诸疾病，如顽固性疮、疖、扁桃体炎等效果很佳。

案2患者以面部痤疮伴月经量少，怕冷，舌淡苔白，脉细弱，辨为寒凝胞宫，以温经汤温肾散寒，附子温阳通经，莪术、益母草活血化瘀，取得了很好的疗效。

案3患者以面部丘疹伴结节，同时伴口干、乳胀、月经血块、大便时溏等一派肝热脾寒伴瘀血证候。以柴桂姜汤合桂枝茯苓丸加味。柴胡桂枝干姜汤见于《伤寒论》第147条，原文为"伤寒五六日，已发汗而复下之，胸胁满微结，小便不利，渴而不呕，但头汗出，往来寒热，心烦者，此为未解也。柴胡桂枝干姜汤主之。"历代医家对本方争论较多，余认为此方从证候来看属于少阳兼虚寒证。为什么治疗痤疮有效？痤疮的病机往往是寒热错杂，虚实相兼，这与柴桂姜汤的病机相吻合。桂枝茯苓丸在痤疮的治疗中见结节、囊包，伴色暗，或者伴舌下静脉怒张者，可大胆应用。可有效的祛除面部的黑头、囊包及结节。但力量较弱，在临床使用中，一般改为汤剂为佳，剂量可加大。在方中加了穿山甲，为了增加消结节的效果。穿山甲不仅善治诸疮，还能宣通经络之瘀滞。

临床上虽然以"辨证论治"为核心，但"知常达变"是取得疗效的关键，每一种病都有共性，我们在临床治疗中不断寻找规律，找到了共性，也就掌握了疾病的本质，可以少走弯路，尽可能早的给患者带来福音，是我们的职责。痤疮的饮食控制也非常重要。因为患此病的大多属于阳虚体质，所以饮食方面应该少食甜食，海鲜，水果类中特别是芒果、火龙果最容易引起痤疮的复发，尽量少食这些食物。

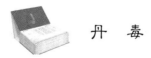

丹　毒

丹毒虽重病机明，轻宣热毒效如神。丹毒因色赤如丹而得名。是热毒之气，暴发于皮肤肌腠之间，不得外泄，毒热壅滞而发病。本病起病急，病情发展迅速，可引起高热、烦躁、神昏谵语、恶心、呕吐等症状。因发病的部位不同，命名也不同。生于头面部的称抱头火丹；生于下肢的称为流火。现代医学认为本病是溶血性链球菌侵入皮肤黏膜的网状淋巴管所引起的急性感染。给予抗生素治疗，往往容易转成慢性，给治疗带来一定困难。余治疗丹毒紧紧抓住"热毒"这个根本，重用清热解毒药控制病邪，取效很快，很少转成慢性。现从案例说明之。

[案1] 张某，男，35岁。2012-09-19初诊。

病史：左侧面部出现红斑伴发热、头痛3天。患者3天来，开始出现恶寒，继之左侧面部出现红斑、疼痛。刻诊：面部出现光亮红斑，边界清晰，稍高出皮肤，触痛明显，口干，便干，溲赤，舌苔黄腻，脉浮数。

诊断：面部丹毒。

辨证：血热染毒，风热上攻。

治法：清热凉血，疏风解毒。

方药：普济消毒饮加减。金银花120g，连翘30g，野菊花30g，黄芩10g，赤芍10g，大青叶15g，牡丹皮10g，黄连6g，牛蒡子10g，紫花地丁30g，升麻6g，玄参20g。5剂。

外用：大黄青黛散。大黄60g，寒水石50g，青黛15g，芒硝250g。打成极细末，老陈醋适量调成糊状外敷，1日1次。

二诊：药服5剂后，面部红斑消退大半，无口干，大便正常，舌淡苔白，脉稍浮。仍以原法出入。药用：金银花50g，连翘30g，黄芩10g，赤芍10g，升麻6g，玄参10g。仍以大黄青黛散外敷。

三诊：药服3剂，诸症皆消。

按：治疗此病，解毒散热是大法。本案重用金银花、连翘、玄参。金银花甘、寒，为清热解毒之良药，大量金银花不仅能清热毒之邪，还可以发汗，使毒邪从毛孔之间散出；连翘泻火解毒，消肿散结；玄参有滋阴降火、凉血解毒之功，且有清热凉血、散瘀止痛、清肝泻火功效。此三味药是丹毒的特效药，必须早用且重用，能迅速清热解毒、凉血散瘀、消肿止痛。菊花、紫花地丁能增加金银花、连翘的解毒效果；黄芩、黄连清热燥湿，泻火解毒，除上中焦热邪；牡丹皮、赤芍凉血解毒。诸药合用，共奏清热解毒、凉血散瘀、消肿止痛之效。

[案2] 王某，男，30岁。2010-03-20初诊。

病史：左下肢片状红肿热痛2天，自服抗生素无明显效果。

刻下：患处红肿，高出皮肤，触之灼热，口干，舌红苔黄腻，脉弦数。

诊断：下肢丹毒。

辨证：热毒壅盛。

治法：以清热解毒，凉血消肿。

方药：金银花90g，连翘20g，板蓝根15g，赤芍10g，牡丹皮10g，车前草30g，黄柏10g，牛膝9g，紫花地丁30g，泽泻10g，玄参10g。3剂，外治法：火针放血。方法：局部常规消毒，用一次性针头火烧红后，在局部散刺放血，后用山羊血外涂，1日1次，一般3～5天即愈。

二诊：药服3剂后患侧红色明显变浅，肿胀消退，触之无热感，舌红苔薄腻，脉弦，继用上方加减。仍用山羊血外涂患处。

金银花90g，连翘30g，玄参15g，赤芍15g，怀牛膝15g，茯苓30g，甘草6g。

三诊：药服3剂后症状全部消失。

［案3］黄某，男，50岁。2013-07-21初诊。

病史：右下肢内侧红肿热痛伴发热2天。患者1天前右下肢突然出现红肿疼痛，发热，体温39℃，口干口渴，烦躁。在某医院给予输液治疗效果不佳，仍高热不退，下肢疼痛，舌红苔黄腻，脉弦滑。

诊断：下肢丹毒。

辨证：血热染毒，湿热下注。

治法：清热解毒，凉血利湿。

方药：生石膏60g，知母15g，金银花90g，连翘30g，玄参15g，怀牛膝15g，茯苓30g，车前草30g，土牛膝20g，甘草6g。同样以火针放血，用山羊血外涂。

二诊：药服3剂后，热退，口渴缓解，肿消痛减。上方去石膏、知母，继续服上方3剂痊愈。

［临床心得］下肢丹毒，余善用大剂量金银花、连翘、玄参来散热邪，同时加利湿解毒之品，如车前草、泽兰、茯苓、土牛膝等。为什么不用黄芩、黄连、黄柏等苦寒之品，而用花类等清热解毒之药？皮肤疮毒，热在皮毛肌腠之间，轻宣透邪是大法。另外苦寒药苦寒败胃，容易使丹毒走向慢性，故尽量少用或不用。火针放血法：此法治疗下肢丹毒、下肢静脉曲张等疾病效果特佳。治疗丹毒时一定要严格消毒，通过放血，使热毒之邪散出，有利于病情的早日痊愈。外涂

山羊血，本品味甘，性热，无毒，入心。《本草汇言》云："能活血，散血，消肿。"《四川中药志》云："治一切痈肿。"所以运用本品能活血，散瘀，通络，解毒。大黄青黛散是余治疗丹毒外敷经验方，方中大黄泻火解毒，寒水石清热泻火。《普济方》载寒水石散：寒水石、石膏、黄连、黄柏各50g，上为末，水调搽患处，治小儿丹毒游走不定，焮热，赤肿疼痛。青黛咸，寒，归肝经，能清热解毒、凉血、定惊。芒硝咸、苦，寒，归胃、大肠经，内服泻热通便，润燥软坚，外用清火消肿。诸药同用，能泻火解毒、清火消肿。

血栓闭塞性脉管炎

血栓闭塞性脉管炎属于中医学的"脱疽，十指零落"等范畴。《黄帝内经·灵枢·痈疽》云：发于手足，名脱疽。以单侧下肢膝关节下，尤以足指多见，又以足大指最为常见。

病因及病机：一般中医认为本病与寒凉所伤，寒湿下渗，以致经络受阻，血行不畅，阳气不达，四肢经脉失之温煦引起；也有的是由多食膏粱厚味，肠胃功能失调，火毒内生；也有房劳伤肾，阴亏火浮，导致火毒内结，气滞血瘀。

余治疗数例血栓闭塞性脉管炎，以寒、热来辨治。

热毒型：局部可见红肿热痛，皮肤潮红，发热，疼痛，夜间疼痛更重，舌质红，苔黄腻，脉弦滑。

寒瘀型：局部发凉，疼痛剧烈，皮肤颜色紫暗，走路时可见间歇样跛行；或开始局部发麻，单侧或某一指头发凉，足背动脉搏动减弱，舌淡苔白，脉沉涩。

鉴别诊断：与血栓型静脉炎的鉴别：脉管炎指动脉栓塞，血液不能向远端流动，局部表现稍微水肿。而血栓型静脉炎，表现为整个下肢肿胀疼痛。

治疗：热毒型：四妙勇安汤加减。

方药：当归120g，玄参30g，生甘草15g，金银花（后下）60g，川牛膝9g。

疼痛剧烈可加川乌、草乌各3g；出现水肿加地龙15g，木瓜30g；水肿较甚则将金银花改为120g，当归改为30g。

考辨：金银花甘，寒，归肺、胃经，清热解毒、疏散风热。常用来治疗痈毒疔疮，外感风热，温病初起，热毒血痢。笔者体会：金银花具有清热解毒，扩张血管，消水肿的作用。花有发散作用，易于出汗，以达到消肿目的。不管是脉管炎还是下肢静脉炎引起的水肿，最小量为120g，最大可达240g。局部外洗消水肿效果也佳。

寒凝型：附子汤加鹿角。

方药：附子9g，白术30g，茯苓30g，白芍30g，红参20g，鹿角10g，肉桂10g。外用：桑枝30g，艾叶30g，透骨草30g，骨碎补30g，伸筋草30g，炙乳香15g，炙没药15g，葱白15g。水煎外洗，可帮助功能恢复。附子汤见于《伤寒论》第305条："少阴病。身体痛，手足寒，骨节痛，脉沉者，附子汤主之。"

附子的量9～120g，根据病情决定其用量。掌握的要点是舌质淡、苔润腻，脉细弱。但附子大量使用要先煎2小时。

[案1] 陈某，男，32岁。2010-07-27初诊。

病史：左下肢开始出现怕冷发麻，有间歇性跛行，左足趾及足背颜色紫暗，左大趾溃烂，在某医院确诊为血栓闭塞性脉管炎。曾在某医院服用中药200多剂，仍时轻时剧。经朋友介绍来我处治疗。刻下：形寒肢冷，面色㿠白，下肢疼痛，食欲尚可，二便调和，舌淡，苔白腻，脉沉细弱。

查体：两下肢肌肉萎缩，足背、趾色紫暗，右侧更甚。大趾、次趾溃烂面各1.0cm×1.0cm。脓水稀薄特臭。足背动脉及腘动脉搏动不能触及，右侧两脉有微弱搏动。

诊断：血栓闭塞性脉管炎。

治法：先以温经散寒、和营通络，兼补气血。

方药：附子汤加味。附子30g，白芍10g，茯苓30g，白术30g，甘草6g，红参10g，鹿角胶10g，肉桂6g，川牛膝9g，车前子10g，益母草30g。10剂。

外洗剂：疏经活血七味汤。桑枝30g，艾叶30g，透骨草30g，骨碎补30g，伸筋草30g，制乳香15g，制没药15g，葱白15g。水煎外洗，另加用露峰房30g煅为末，醋调搽患处，一天3～4次。蜂房散内服可疗痈、消肿，解毒，又能扶正治本。外用露蜂房，败毒而又不伤正。

二诊：药后脓水渐少，无臭味，局部皮肤颜色变红，继用原方，以基本方加减，共用本方84剂，病愈。

按：本例形寒肢冷，面色㿠白，下肢疼痛，苔白腻，脉沉细弱。表现为寒凝型证候，余善用附子汤加鹿角来治疗。方中附子、肉桂回阳通脉；红参、白术、茯苓、鹿角补脾肾之气；牛膝引经下行；车前子、益母草利湿、活血。诸味同用，共奏益气回阳、通脉止痛之功。

[案2] 王某，男，45岁。2011-11-20初诊。

病史：右脚蹈趾紫暗伴溃烂3个月。患者患血栓闭塞性脉管炎5年余，素感下肢冷，肤色紫暗，足指疼痛，近3个月，跌阳脉消失，右脚蹈趾出现溃烂，脓水腥臭，溃疡面2cm×3cm，口干，小便黄，舌红苔黄腻，脉弦滑。

诊断：血栓闭塞性脉管炎。

辨证：热毒型。

方药：四妙勇安汤加味。

当归120g，玄参30g，生甘草15g，金银花（后下）60g，川牛膝9g。

外用三味洗药：黄柏15g，蒲公英60g，白矾10g。水煎外洗，再用麻凡膏外搽。以上法治疗30天后，疼痛消失，疮面分泌物明显减少，又经过5个月的治疗，疮面完全愈合。

按：热毒型脉管炎一般以四妙勇安汤治疗，用药的剂量是取效的关键。特别是当归与金银花的配比，非常重要。同时外用洗药及麻蛇散。此病治疗显效慢，需要内外结合，才能取得好的效果。

下肢静脉炎

血栓性静脉炎是临床中常见周围血管病，属于中医的"脉痹"。治疗方法单一，常常使本病迁延、复发，给病人带来更多痛苦。患者表现主要疼痛、下肢肿胀等。余常用四妙勇安汤加味治疗本病取得较好疗效，现介绍如下。

[案1] 王某，男，51岁。2012-10-21初诊。

病史：左下肢疼痛伴肿胀1年，加重3个月。患者1年来感左下肢疼痛肿胀，医院诊断为左下肢静脉炎。给予西药抗生素治疗，效果差。近3个月来症状逐渐加重，活动受限。刻诊：左下肢肿胀，肢后肌群压痛明显，左腹股沟压痛，未触及包块，足背动脉搏动正常，恶寒，舌质暗，苔白腻，脉沉细。

诊断：左下肢血栓性静脉炎。

辨证：痰湿内阻，气血瘀滞。

治法：活血化瘀，利湿通络。

方药：四妙勇安汤加味。

当归30g，金银花（后下）120g，玄参30g，甘草15g，川牛膝9g，桃仁10g，水蛭10g，附子30g，川乌10g，草乌10g。5剂。

二诊：药进5剂，肿疼减轻，继服20剂后，局部疼痛消失，肿胀消退，临床治愈。

按：此例血栓性静脉炎以肢体肿胀为主要特点，伴有血瘀。金银花清热解毒，扩张血管，消除水肿有特效，但需后下。花类有发散作用，服药后可喝热粥，以便发汗，有助肿消。治疗下肢静脉炎一般用120～240g。《经》云："血不利则为水。"重用水蛭可以消肿；当归补血活血；玄参滋阴解毒；牛膝是下肢引经药；桃仁活血；附子、川乌、草乌温阳散寒止痛。诸药同用，活血消肿、散寒止痛。

［案2］汤某，男，31岁。2013-03-15初诊。

病史：右下肢红肿胀痛3天，在人民医院诊断为右下肢血栓性静脉炎。给予扩血管治疗无明显效果。刻诊：右下肢红肿，从右足踝处发绀疼痛，触之灼热，活动不灵，舌质红，苔白腻，脉弦滑。诊断：右下肢血栓性静脉炎。

治法：清热解毒，活血利湿。

方药：四妙勇安汤加味。

当归120g，金银花60g，玄参30g，生甘草15g，川牛膝9g，寒水石20g，赤芍30g，桃仁10g，地龙10g。5剂。另用芙蓉膏外敷。

二诊：药进5剂，右下肢红肿，灼热明显好转。上方去石膏，加忍冬藤30g，继续治疗10剂后，肿消痛止。

按：此例湿热下注，气血瘀毒互结。以四妙勇安汤治疗。重用当归甘温而润，辛香善行，既可补血，又可活血，且能润肠，兼有行气止痛之功，故用于治疗周围血管病而见血虚血滞证者。金银花甘寒，清热而不伤胃，清香透达而不恶邪，既能宣散风热，又能清热解毒，故用于周围血管病急性感染期而见热证或热毒证者；玄参，甘、咸、苦、寒，凉血滋阴、泻火解毒。故用于下肢静脉炎湿热型及深静脉栓塞急性期；甘草，甘、平，泻火解毒，常用于急性感染性疾病，尚未化脓之前及粘连性浅表静脉炎；寒水石性寒，能清热降火、利窍、消肿。《医林纂要》记录：寒水石除妄热，治天行大热及霍乱吐泻，心烦口渴，湿热水肿；

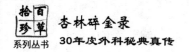

赤芍、桃仁、地龙活血通络。诸药同用，共奏活血止痛、清热消肿之效。

[临床心得] 四妙勇安汤是清·鲍云韶所编《验方新编》中的名方，广泛用于治疗血栓闭塞性脉管炎、动脉硬化闭塞症、大动脉炎、糖尿病坏疽及急慢性静脉炎，取得了良好的疗效。四妙勇安汤有清热解毒、活血通脉之功。治疗静脉炎关键是灵活调整当归与金银花的剂量，其运用指征是肢体以疼痛为主，皮肤发红，灼痛，舌质红，苔黄厚，脉数大。此时重用当归60～120g，效果佳；金银花改为60g即可。肢体以肿胀为主伴疼痛，舌苔白腻，脉沉弦。重用金银花120～240g消肿解毒；当归改为30～60g。这样配伍可以取得很好的疗效。

运用四妙勇安汤治疗下肢静脉炎时，应注意：

①原方组成药物不可少。

②患者表现瘀血证候明显时，可辅以水蛭、桃仁等化瘀之品，出现湿热毒邪辅以寒水石。

③根据患者的证候灵活应用当归与金银花的剂量。

第四篇 医 话

临证间，常常有些想法，值得深入琢磨。此篇是笔者多年积淀下来的随笔，其中不乏对诊疗过程中某些问题的探索、体悟，以及我所敬重的授业恩师传授的临床经验。不忍私藏，谨录于此，望能抛砖引玉，供广大同仁一并参详。

疗疮及走黄治疗浅谈

疗疮是外科中常见病。特别是20世纪90年代之前，发病率非常的高，近年来发病较少。此病发生时在患处首见红肿，坚硬如脚，状如钉疗，形小，故命名疗疮。病因大多为受四时不正之气，或常食膏粱厚味之品，气血壅滞引起；或七情郁结或微小外伤所致。易发部位为颜面、手足、四肢。因好发面广，故命名也多。如生在头部称为眉心疗、眉梢疗、印堂疗、太阳疗、鼻疗、迎香疗、唇疗等十六种之多。如手部称为蛇头疗、蛇眼疗、虎口疗、蛇背疗、托盘疗等七八种。如足部的涌泉疗、冷疗等。四肢的称为红丝疗。它们共同点是起病急，局部皮肤红肿，根盘坚硬，状如疗状。民间早有嚼黄豆鉴别法：如果感觉有豆腥味即可诊断为疗疮。

疗疮走黄即现代医学的败血症，也是一种危险症候。有种说法：如不及时治疗，可早发夕死，随发随死。所以出现这种危候要倍加小心。所有的疗疮，除足部为冷疗外，其余皆属阳证、热证。治疗采用消散、拔毒、生肌三大法则来治疗。下面分别论述。

颜面疗疮，指发生在颜面部的急性化脓性疾病。本病的特征：疮型如粟，坚硬根深，状如钉疗之状。由于面部血管丰富，毒邪容易走散，炎症反应剧烈，发病迅速，易发走黄。由于部位不同，形态各异。

病因病机

恣食膏粱厚味、酒浆、辛辣烤制食品，以致脏腑蕴热，火毒结聚而成；或外感火毒之气，蚊虫叮咬，复经挠破染毒，以致气血凝滞而成。头为诸阳之会，气血充足，内有脏腑之热毒聚于头面而成。总体来说，本病是火毒为病，治疗以清热解毒为大法。

临床表现

初期：颜面部皮肤上有粟粒样脓头或痒或麻，以后渐渐出现红肿热痛，范围逐渐扩大，根深坚硬。

中期：肿势扩大，疼痛加剧，脓头破溃。

后期：顶高根软，溃脓，后脓栓随脓而出，肿消痛止而愈。

但面疗和手部疗疮治疗略有区别。

手部疗疮：自拟方金银花30g，紫花地丁30g，菊花30g，黄连10g，蒲公英30g，天葵子15g，赤芍10g，加姜黄10g，丝瓜络10g，重在引经。加减法：高热加石膏、天花粉、竹叶。剧痛加乳香、没药。脓出不畅的加白芷、桔梗、皂角刺。

面疗自拟方：紫花地丁、菊花、半枝莲各20g，金银花20g，连翘20g，赤芍20g，牡丹皮10g，重楼10g，甘草6g，生地黄15g，黄芩10g。在解毒的同时可以加清阳明和少阳之热之药。加减法：毒邪盛加大青叶、黄连；高热的加石膏、竹叶、栀子；便秘的加大黄；出脓不畅的加皂角刺。

外用药

① 消散消炎：疗疮初起，红肿热痛，未破溃时可用芙蓉膏外敷，1日1次。

② 拔毒：疗头已破，或即将破溃时可以用拔疗丹外用于疮面上，外用膏药密封，24小时揭开后用麻凡膏外用，拔毒生肌。每日换药一次。

从临床实际而论，凡生疗疮，皆可能发生走黄。然相对来说，颜面部疗疮，因其所生之处，系阳明经脉所主，血脉丰富，气血充甚，又为诸阳交汇之所。诸疗因其病势急暴,极易化腐,故走黄者较多。疗系火毒之患,火为阳邪,其毒内攻营血,必耗伤营阴,扰动血分。内走脏腑,最先受累者为心和肝二脏。火毒攻心,神明则乱;火毒传肝,动风痉厥;或疗毒随气血流行,横窜逆走,四散经络,聚结而成流注或附骨疽。治疗以清心凉血,解毒为大法。本病治疗注意点:颜面疗疮最好不要用激素,容易造成炎症的扩散,特别在农村,抗生素、激素的滥用。余在20多年前,在临证过程中亲眼见过一位病人,因为颜面疗疮高热时用激素、抗生素治疗,引起疗毒扩散病情恶化。患者来就诊时,面部肿胀,冷汗肢厥,烦躁不宁,大便秘结,舌苔深黄,脉沉伏。辨证:内闭外脱,阳热盛于内,气阴格于外。在西医抗休克等急救同时结合中医治疗。余大胆采用陈瑞山老中医治疗疗疮走黄二法,即开、固同用,救危于顷刻之间。采用"疗毒泻下汤""参附汤"两个处方同时并用,即"疗毒泻下汤"和"参附汤"要同时煎好,当"疗毒泻下汤"服下,患者感要大便时,说明内闭已通,这时由于气阴外泄,虚弱过度,在大便之前要先服用"参附汤",切不可等病人大便之后服用"参附汤"(恐有便通而病人虚脱不能抢救)。用药要得法,两种方药要同时煎好,并要根据病人病情不同而先后服用,以达到救治病人的目的。

疗疮原是火症,病情发展较快,从外引起内变,且变化无常,虽经他医治疗,疗毒仍不能排除,气阴外脱虚弱过度,则促使病人脉伏细弱,处于死亡边缘,经采用上述两个处方和"先开而后固"之法,患者体温逐步正常,烦躁止,脉象回,转危为安,继而再按疗疮一般治疗法治疗,十多天后痊愈。

疗毒泻下汤:金银花50g,栀子10g,滑石18g,牛蒡子6g,连翘10g,通草10g,大黄6g,皂角刺4.5g,天花粉10g,乳香6g,没药6g,芒硝3g,重楼10g。

参附汤:红参10g,附子10g。

按:实践证明上述两个处方是"疗疮"救急的有效方剂,在应用方法上要两种同时煎好,按前所述先后服用,不可有误。

饮食宜忌

宜食:清淡容易消化的食物。可以食用金银花汤、绿豆汤等。

忌口:肉类,公鸡,海鲜,烟酒,辛辣之物。

［案］杨某，男，38岁。初诊：2011-12-09。

病史：上唇生疮伴疼痛5天。患者3天前上唇皮肤有一米粒大小的脓头，自己挤压弄破，次日即向周围蔓延肿胀，疼痛连及前额。自服罗红霉素未能控制病情。2日后溃破，流脓不多，突发高热住院治疗。经朋友介绍请余诊治。刻诊：体温39℃，上唇肿胀，边界不清，延及面颊，中心有脓头，周围红肿灼热，口干，大便正常。舌红苔薄黄腻，脉弦数。

诊断：唇疔。

辨证：脾胃湿热上蕴，血凝毒滞，防其毒散走黄。

治法：清心凉血，解毒消肿。

内服：五味消毒饮和黄连解毒汤。

方药：黄连6g，大黄10g，黄芩10g，野菊花15g，金银花30g，蒲公英30g，天葵子10g，紫花地丁30g。5剂。

外用：芙蓉膏外箍，中间用拔疔丹，1日1次。

二诊：药后第三天，高热退去，局部红肿渐消，脓头已出，继用原方3剂，巩固治疗。

附：苍耳子虫治疗疮。

每年7—9月份，苍耳草根中有虫一条，先将苍耳子虫取出放在大豆油中浸7日，取出虫，再浸入麻油内，加朱砂、冰片少许，收入玻璃瓶中备用。

功效：能提疔拔脓。治疗一切疔疮。

用法：用苍耳子虫一条，放膏药贴患处。

此经验方来源于江苏北部民间，广泛应用，对于早、中期疔疮效果很佳。

针刺放血疗红丝疔

红丝疔也称为"赤疔"，相当于西医的淋巴管炎。化脓性细菌从破溃的皮肤侵入淋巴管引起急性炎症，皮肤上可见一条红线，称为红丝疔。

病因病机：主要是皮肤感染，手部外伤，手足癣引起。易发部位在小腿内侧，或者前臂。临床表现，先在原发病灶出现红肿热痛，然后有红丝一条，由前臂或小腿沿躯干方向走窜。上肢常停留在肘部或腋下，下肢常停留在腘窝或腹股沟，附近淋巴结肿大伴疼痛，常伴有全身症状。红丝疗表现为有的细，有的粗，常伴有硬结，肢体肿胀比较明显，严重的可引起败血症。

治疗：针刺放血疗法，效果快速。具体方法：先用碘酒、乙醇常规消毒，从红线的两头刺破放血，然后用针灸针5～7根，沿红线的边缘扎针，留针15分钟。一般1～2次肿块和红丝即消。外敷仙矾散。

仙矾散：仙人掌50g，白矾15g，捣烂外敷，24小时换药一次。

对于伴有全身症状者可以内服五味消毒饮治疗。

火针排脓疗甲沟炎

甲沟炎在临床中比较常见，多见于鱼贩，因为手接触鱼虾，被刺后不加重视引起，临床表现多局限于手指的一侧边缘近端处，有轻微的红肿热痛，一般2～3天成脓，若治疗不及时，可引起指甲周围发炎，也成蛇背疗，若脓肿侵犯到指甲以下称为沿爪疗。西医治疗一般选用拔甲治疗，余在临床中以火针排脓法治疗甲沟炎，效果很佳，可免拔甲之苦。

方法：火针排脓法：三棱针酒精灯烧红，局部皮肤碘仿消毒，若脓点不清楚，可用手电筒从指甲的另一侧照光，可发现脓点。用三棱针对准脓点部位刺入，可排除脓液。但要见到少量的出血才比较理想。排脓后以三味洗药：黄柏15g，蒲公英30g，白矾10g。外洗。连续3天即愈。

如何识别三陷证

三陷证是指疮疡邪毒内攻所出现的火陷、干陷、虚陷等三种逆证，是一种全身性化脓性感染。

火陷：见于疮疡的成形期或化脓期，疮顶不高，根盘散漫，疮色紫暗，疮口干枯无脓，但灼热剧痛。并有壮热，口渴，便秘尿短，烦躁不安，神昏谵语，舌绛脉数等表现。多因阴液亏损，火毒炽盛所致。

干陷：多见于成脓至穿溃期。多因气血两亏，不能酿脓，故毒不得外托，局部腐脓不透，疮口中央糜烂，脓少而薄，疮色灰暗，疮顶平塌。伴有发热恶寒，神疲，自汗，脉虚数等表现。甚则转为肢厥脉微的脱证。多见于老年人、体弱之人。

虚陷：多见于收口期，因气血两伤，或脾肾阳衰，故腐肉虽脱，而脓水稀薄，新肉不生，疮口经久虽敛，疮面不知疼痛。伴有虚热不退，潮热，脉细无力或神疲纳呆或腹痛泄泻，汗出肢冷，脉微欲绝。在疮疡范围，除了疔疮毒邪，走串入里称为走黄外，其他疮疡称为内陷。走黄来势比较急，内陷较慢。

治疗：

① 处理原发病灶，保持脓腔引流通畅。

② 辨证施治，早期以清热解毒、凉血为主，选用犀角地黄汤和黄连解毒汤加减；中期称为平陷证，属正不胜邪，以托里消毒饮治疗；后期虚陷证，以脾肾阳虚为主，以附子理中汤加味治疗。

③ 中西医结合治疗，选择有效的抗生素。

对于这类重症，第一要识证，第二要有胆有识，第三要敢于守方。

痈证浅谈

痈是指气血为毒热所闭，壅塞不通。分为内痈和外痈。内痈生于脏腑，外痈生于体表。外痈相当于现代医学的蜂窝织炎、急性淋巴结炎，它是生于皮下组织筋膜下肌肉层的急性、弥漫性、化脓性的炎症。由于生长部位不同，名称各异。内痈包括肝痈、肺痈、肠痈。本文主要谈谈外痈。

颈痈

颈痈是指发生在颈部两侧的急性化脓性的疾病。本病的特点：多发生在儿童，相当于现代医学的急性淋巴结炎。

病因病机：多有肝胃火毒挟痰、挟湿凝聚以致经络阻隔、气血凝滞而成，也因外感风温，风热引起。

临床表现：初起患部结块，呈白肿热痛，形似鸡卵，活动度不大，7～10天成脓，此时结块变成红色，肿势高突，疼痛加剧。痛为鸡啄样疼痛，按之中央变软，有波动感。溃后，脓液黄白稠厚，肿消痛减，约10天后愈合。本病多伴有全身症状，如恶寒，发热，口干，便秘，溲黄，苔黄脉数。痈肿溃后，大多症状消失，患儿大多伴扁桃体炎，口腔炎，龋齿炎症，或头面部生疮等病史。

本病治疗要点：运用抗生素治疗以后，往往形成慢性炎症，可致脓肿坚硬，难消。所以，对于此病的治疗尽量少用抗生素。

鉴别诊断：

① 慢性淋巴结炎叫痰核，特点为肿块小，不发热，推之可移，活动度大，很少化脓，一般无全身症状。

② 流行性腮腺炎，一般在腮腺部位呈现漫肿，无头，边界不清，以耳垂为中心，不化脓。1周左右肿消。

颈痈的治疗：活血，凉血，祛风。

重点三味药即板蓝根30g，大青叶30g，土茯苓30g。

因为颈部位于人体上方，多受风温，风热之邪侵入，一般加用荆芥3～6g，薄荷3g，防风3g，牛蒡子3g。

方药：板蓝根30g，大青叶30g，土茯苓30g，荆芥3～6g，薄荷3g，防风3g，牛蒡子3g，栀子12g，杏仁9g，金银花10g，甘草3g。

外治法：芙蓉散外敷。若化脓，采用火针排脓，一般不留瘢痕。对于久不收口的，可用八二丹或九一丹治疗。

脐痈

脐痈是指生于脐部的化脓性疾病，部位在神阙穴（属任脉）。本病分为两种情况，一部分病人在溃后可愈合，相当于现代医学的脐炎的范围；但也有一部分病人久不收口，属于先天性畸形，容易继发感染，往往需要手术治疗。

病因病机：由于心、脾湿热，火毒流入小肠，结于脐中，以致血凝毒滞而成，或因脐部外感风湿，外伤感染等均能引起脐痈。

临床表现：初期脐部微红肿痛，渐渐脐部高突，皮色或红或白，触之剧痛。在酿脓期可伴有全身症状，溃后脓液无臭味者，容易收口愈合。

治疗：药物只能解决脐炎的问题，可用三味洗药外洗，即黄柏15g，白矾15g，蒲公英60g，煎开后，外洗脐部，最好洗半小时，用纱布覆盖，特别注意此病不能敷药膏、药粉。因为药膏、药粉敷脐，脓不易出来，炎症不易消散。

臀痈

臀痈是指发生在臀部的急性化脓性疾病。由于肌内注射引起最为常见。特点为病位深，范围大，来势急，容易化脓，腐溃。相当于现代医学的臀部蜂窝织炎。

病因病机：由于人体的虚弱或由于疗、疖损伤感染，失于诊治，或挤压、碰撞致使毒邪走散，入营而邪毒郁结不散，经络阻塞，气血凝滞而成。正如《外科正宗》云：臀部生于腹部之后，位远僻奥，气亦罕至，凡生此者，湿热凝结而成，得此毒必外发，庶不内攻。此证特点：系无菌性炎症继发感染，治疗起来比较难。

临床表现：初起局部疼痛，漫肿，色白微热，3～5天后出现红肿热痛，可触及肿块，伴有寒战高热，周身不适，苔黄腻，脉洪数。约两周后，局部肿块增大，中央微红而软，按之有波动感，并见高热不退，时时汗出，口渴欲饮，溃后流出，黄稠或白黏脓水，肿痛渐消，高热减退，经两周以后，脓尽愈合。早期治疗非常重要。

鉴别诊断：与髋关节结核相鉴别。髋关节结核发病比较慢，有结核病史，白细胞总数正常或者偏低，疼痛较轻；本病发病比较快，大多有外伤史，白细胞总数偏高，疼痛比较明显。

治法：清热解毒，和营化湿。余常用三星汤加味治疗。

金银花（后下）120g，蒲公英60g，生甘草30g，牛膝9g，生大黄20g。

金银花量一定要大，量大扩张周围血管，还容易出汗，消肿很快；牛膝用川牛膝，主要起到引经药的作用；大黄的量根据体质来决定，大便干可以多用，量一般要15～20g，取其清热泻火、凉血解毒之效。煎服法：此方可以煎三次。头煎、二煎喝，三煎多放点水，加酒100ml，先熏后洗。如果局部红肿不太明显，出现发硬发紫，直接用活血化瘀桃红四物汤治疗。溃后久不收口，用补气养血八珍汤或人参养荣汤。

注意点：此病一般不要用抗生素治疗，容易造成慢性窦道久不收口。

附：赵炳南老中医治疗臀痈的一个医案

王某，男，55岁，臀痈8～9日，左臀部可见8mm×5mm大小的肿块，伴红肿热痛，舌质红苔黄腻，脉弦数。赵老予以清热解毒，活血托毒；药用金银花、连翘、蒲公英、当归、赤芍、青皮、陈皮、白芷、穿山甲（代）、皂角刺、甘草，两周痊愈。

 对口疽治法浅谈

对口疽是指生于脑后发际正中的有头疽，发病部位正好和口的位置相对，所以叫对口疽。是单个毛囊和皮脂腺急性化脓性感染，大多数见于中年人，有糖尿病病史的患者更易发生。此病特点：初起皮肤上即有粟粒样的脓头，灼热、红肿胀痛，容易向深部及周围组织扩散，脓部可向深部广度扩散。溃后状若蜂窝，处理用药不当，可使邪毒扩散，导致生命危险。

病因病机：多由湿热交蒸或五脏蕴毒，凝聚于肌肤，以致营卫不和，气血凝滞，经络阻塞而成。若阴虚之体，每因阴虚火旺而致热毒壅结更盛，局部疮面平塌，根盘散漫，疮色紫滞，不能化脓脱腐，溃出脓水稀薄或带有血水，疼痛剧烈，全身高热，唇燥口干，食欲缺乏，大便秘结，小便短赤，舌质红，苔黄，少津，脉细数。

临床表现：初期后发际处见一肿块，上有粟粒样脓头，肿块渐渐向周围扩散，脓头逐渐增大，色红灼热，高肿疼痛伴有寒热头痛，食欲缺乏，舌红苔黄，脉滑数。

溃脓期：疮面渐渐腐烂，形似蜂窝，肿块范围扩大，伴有高热口渴便秘。如果脓液渐渐畅泄，腐肉脱落则病情停止发展，全身症状缓解。

后期：脓腐散尽，新肉始生，逐渐愈合，病程一个月左右。

治疗大法：分清阴阳表里。有表者以寒热往来，焮红肿痛，宜用荆防败毒散加味治之。有里者以唇焦口渴，大便燥结，宜用内疏黄连汤加味治之，可无疮陷致危之虞。总之，对于疽在未成脓之前，先采用上述处方治疗皆取效很快。成脓之后，以三星汤治疗。以上方法及处方系我三十年实践中得出的认识，就诊者均药到病除，特写出供临床参考使用。

［附］

荆防败毒散加味：党参10g，茯苓10g，川芎6g，羌活10g，独活10g，前胡6g，柴胡6g，枳壳4.5g，桔梗6g，防风6g，荆芥4.5g，蒲公英10g，紫花地丁

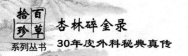

10g。

内疏黄连汤加味：黄连3g，木香4.5g，栀子6g，当归10g，黄芩10g，白芍10g，薄荷3g，槟榔10g，大黄3g，桔梗6g，连翘10g，蒲公英10g，紫花地丁10g，甘草3g。

针药结合疗肠痈

肠痈，疾病名即现代医学的阑尾炎，是痈疽之发肠部者，出《素问·厥论》。肠痈为外科常见急腹症，属"急腹症"范畴。多因饮食失节，暴怒忧思，跌仆奔走，使肠胃部运化功能失职，湿热邪毒内壅于肠而发。因饮食不节，湿热内阻，败血浊气壅遏于阑门而成。以持续伴有阵发性加剧的转移性右下腹痛、肌紧张、反跳痛为特征。可发于任何年龄，多见于青壮年，男性多于女性。发病率居外科急腹症的首位。

根据六腑以通为用的原则，通腑泄热是治疗肠痈的关键。清热解毒、活血化瘀法及早应用可以缩短疗程。

①瘀滞证：行气活血，通腑泄热。以大黄牡丹汤加减。

②湿热证：通腑泄热，解毒利湿透脓。以大柴胡汤合大黄牡丹汤加减。

③热毒证：通腑排脓，养阴清热。大黄牡丹汤合透脓散加减。前辈在临床中对本病总结出很多有效的经验。

余在临床中善用针灸加经验方来治疗阑尾炎，取得很好的疗效，且简单、经济、见效快等特点。现介绍如下。

针灸取穴：在患者右膝下，足三里穴下二寸，距胫骨二厘米处，诊者以两指并列，从上向下触诊，若患者有酸麻重胀之感，或见小豆大的硬结，即可定为阳性点，即为针刺点。凡遇急性或亚急性阑尾炎，可在此点上施以强刺激，留针30分钟，疼痛即可减轻，炎症即可消退。一般连续治疗3～5次。此经验来自《中医临床经验汇编》一书。余临床30年来一直使用，疗效很佳。

内服经验方：银花忍冬藤汤。金银花60g，忍冬藤100g，生甘草15g，牛膝9g，酒为饮。对于单纯性阑尾炎一般1～2天即愈。若阑尾化脓，未穿孔之前一般合用大黄牡丹皮汤或者大柴胡汤或薏米附子败酱散同用，一般3～7剂即愈。

考辨：银花甘草汤来源于《验方新编》。书中介绍：此方治肿毒初起时，皆可立消。内服此药，外敷远志膏，一切恶毒无不消散，但宜早服为妙，倘疮已成脓，必须外溃，无从消散。忍冬甘草汤来源于古典小说《镜花缘》第三十回。据书中作者介绍，忍冬藤乃疮毒之要药，忍冬汤即忍冬藤五两，生甘草一两。专治痈疽发背，一切无名肿毒，不论发在头、项、腰、脚等处，并皆治之。未溃即散，已溃败毒收口。病重者不过数剂即愈，忌铜铁器。方法：将忍冬藤以木槌敲碎，用水两大碗，同甘草放砂锅内，煎至一大碗，加入无灰黄酒一大碗，再煎数沸，共成一大碗，去渣，分作三服，一日一夜吃尽。

四药相伍，解毒散结消肿力甚强，且无苦寒伤胃之弊，是治疗肠痈之良药。治疗数例肠痈患者，皆取得很好效果。

[案] 梁某，男，17岁。2012-06-19初诊。

病史：腹痛伴发热12小时。患者最初上腹部疼痛，6小时左右出现转移性右下腹疼痛，恶心、呕吐，在门诊给予抗生素及止痛药治疗，无明显效果，急来我处诊治。刻诊：患者急性面容，发热，体温38℃，脉搏98次/分，腹部麦氏点压痛明显，下肢反应点阳性。初步诊断为肠痈。当即给予针灸治疗（必要时手术治疗），留针30分钟，同时煎银花忍冬藤汤5剂治疗，当晚疼痛明显好转，2天后已无疼痛。

[临床心得] 肠痈在临床中非常常见，余在治疗肠痈时，以银花忍冬藤汤作为底方，结合患者的症情，合用大黄牡丹皮汤或薏苡附子败酱散，配合针灸，大多数患者经过治疗可免于手术，而目前大多患者选择西医手术治疗，但时有发生肠粘连的风险。因为在患者的心里，西医治疗比较有把握，作为中医，如何能在急诊疼痛这块取得很好的疗效，在患者面前树立口碑，就需要我们狠下工夫，挖掘古方、验方，针药结合，只有这样才能在与西医的竞争中立于不败之地，让西医外科刮目相看。

浅谈甲状腺疾病的治疗

甲状腺疾病主要包括甲状腺功能亢进（甲亢）、甲状腺功能减低（甲减）、甲状腺结节、亚急性甲状腺炎、甲状腺癌等。目前我国有超过2亿甲状腺疾病患者，中华医学会内分泌学会进行的《社区居民甲状腺疾病流行病学调查》显示，我国甲亢患病率为1.3%，甲减患病率为6.5%。刚刚完成的中国十城市社区居民甲状腺疾病流行病学调查显示，在使用灵敏度并非最高的手提便携式B超筛查情况下，居民甲状腺结节患病率就已高达12.8%。有的医家认为是碘盐引起，也有的认为是环境引起。西医治疗不良反应多，对肝肾功能影响比较大，所以近几年来，余以中医辨证论治治疗甲状腺疾病，其发病皆与正虚关系密切，所以以扶正为先，结合理气化痰散瘀取得很好的效果，特介绍如下。

甲状腺癌

甲状腺癌是发生在甲状腺的恶性肿瘤，临床表现为早期可甲状腺内出现坚硬结节，随吞咽上下移动；当肿瘤增大压迫、侵犯气管时可出现呼吸困难；压迫食管时可出现吞咽困难；侵犯喉返神经时可出现声音嘶哑。检查可发现甲状腺结节（多为单发），质地偏硬，表面凸凹不平，活动受限或固定；晚期可出现颈淋巴结转移，并伴有颈和锁骨上淋巴结肿大。

本病在中医学属于"石瘿""肉瘿"等范畴，现代医家把本病分为肝郁气滞、痰湿凝聚、气血两虚三型。

余认为甲状腺癌以气虚为本，痰湿、瘀血积聚为标。所以在治疗上以补气健脾为主，化痰散结化瘀为辅，兼用清热解毒。下面从病例来阐述。

［案］黄某，女，21岁。2013-10-19初诊。

病史：左侧甲状腺癌切除术后4年，再发2个月。在无锡某医院B超示：右侧叶形态规则，内部回声增粗，分布不均匀，左侧叶残余腺体内可见约4mm×3mm无回声。医院再次要求患者手术治疗，患者对手术失去信心，遂来中医治疗。刻诊：左甲状腺明显肿大，乏力，口干，心慌，二便正常，舌淡苔白，脉细弦，右寸弱。

辨证：气阴两虚，痰瘀互结。

治法：益气养阴，化痰散结。

方药：当归10g，黄芪24g，红参20g，白术10g，麦冬20g，海藻15g，甘草10g，黄药子10g，三叶青15g。7剂，同时服用消瘤丸。

二诊：药后口干，乏力明显好转，继续原方治疗。7剂。

三诊：病情好转，继续原方。7剂。

四诊：药后突然出现胃部疼痛，恶心欲吐，舌淡苔白，脉寸关弱。考虑系黄药子引起。上方去黄药子加猫爪草10g，继续治疗。7剂。

五诊：药后仍感胃痛，恶心，舌苔白腻，脉右关弱。改附子理中汤加味。药：附子5g，白术10g，干姜3g，红参10g，白芍10g，高良姜6g，香附10g，肉桂3g，紫苏叶3g，黄连1g，甘草6g，生姜5片，红枣5枚。5剂。

六诊：药后胃痛消失，无恶心，口干、口渴明显，舌红少苔，脉细滑。改方生地黄15g，麦冬10g，当归10g，沙参10g，枸杞子10g，川楝子6g，天花粉20g，夏枯草15g，牡蛎30g，土鳖虫10g，乌梢蛇10g，徐长卿10g。7剂。

七诊：药后无口干渴，舌苔正常，脉细弱。仍然以补气散结法来治疗。药：当归10g，黄芪24g，红参20g，白术10g，麦冬20g，海藻15g，甘草10g，黄药子10g，三叶青15g。

此方连续服用2个月，B超检查：肿块消失。无锡人民医院医生颇为感叹，中医太神奇了。

按：此例成功的关键在于对脉的把握，专病专药的应用。一诊患者表现气阴两虚证，特别是右寸弱，以当归补血汤作为主方，益气生血，气旺上达，领诸药直达病灶，达到消瘤之目的，所以在临床中，特别是肿瘤的病人，凡是见右脉弱者，首选当归补血汤。红参、白术、甘草补脾益气。海藻配甘草，相反相成，特别在甲状腺疾病中应用，消瘤力甚强。黄药子《本草纲目》载：凉血降火，消瘿解毒。国医大师朱良春经验，此药是对甲状腺肿瘤、甲状腺功能亢进疗效卓著，但要注意肝功能损伤。三叶青《贵州草药》载有清热解毒、活血化瘀、理气化痰、祛风止痛的功效。现代药理研究表明其可促进癌细胞凋亡，同时提高人体的细胞免疫和体液免疫。四诊患者出现胃部证候，当时考虑系黄药子引起，改用猫爪草。五诊患者仍有胃部不适表现，考虑脾胃寒湿，以附子理中汤加味。六诊出现阴虚证候，改一贯煎加味治疗。七诊后仍然以补气散结为法，取得了佳效。

甲状腺功能减退

甲状腺功能减退是由于多种原因引起的甲状腺激素合成、分泌不足的一组症候群。由于长期缺少甲状腺素可引起循环系统、神经系统的抑制状态，表现为心慌、气短、乏力、怕冷、水肿，表情淡漠，闭经，阳痿。属于中医的"虚

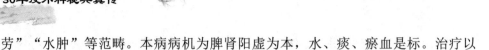

劳""水肿"等范畴。本病病机为脾肾阳虚为本，水、痰、瘀血是标。治疗以阳和汤加味，收效较速。

[案] 杨某，女，54岁。2012-06-20初诊。

病史：患甲状腺功能减退2年余。曾在多家医院诊治，一直服用甲状腺片及中药治疗。近日乏力明显来求治于余。刻诊：形瘦，精神差，甲状腺Ⅱ度肿大，乏力，畏寒，厌食，大便干结，舌苔白腻，脉沉弱。甲状腺B超示：回声偏低，明显不均。甲功检查：T_3 14ng/dl，T_4 1.0 μg/dl，TSH 60 μU/ml。

诊断：瘿病。辨证：脾肾阳虚。方药：阳和汤加减。

麻黄5g，熟地黄30g，肉桂3g，鹿角胶15g，白芥子10g，炮姜10g，黄附片5g，淫羊藿30g，黄芪24g，菟丝子15g，枸杞子15g，甘草6g。10剂。

二诊：用上方治疗10天后，乏力，畏寒明显好转，食欲好，大便正常，继续以原方治疗2个月，诸症消失，复查T_3、T_4、TSH均正常。

按：阳和汤方出自《外科全生集》，由熟地黄、鹿角胶、炮姜、麻黄、肉桂、白芥子、生甘草组成。具有养血益精生髓，温补肝肾，宣通血脉，散寒祛痰之功效。

古代阳和之意：

①春天的暖气。《史记·秦始皇本纪》："维二十九年，时在中春，阳和方起。"宋·李昂英《瑞鹤仙》词："想阳和早遍南州，暖得柳娇桃冶。"明·刘基《梅花》诗之三："不是孤芳贞不挠，阳和争得上枯枝。"

②借指春天。南朝宋·刘义庆《世说新语·方正》："虽阳和布气，鹰化为鸠，至於识者，犹憎其眼。"《旧唐书·于志宁传》："今时属阳和，万物生育，而特行刑罚，此谓伤春。"元·萨都剌《雪中妃子》诗："疑是阳和三月暮，杨花飞处牡丹开。"所以服用此方以后，身体如阳光之普照，冰雪融化。

方中加附子温阳散寒，温通十二经脉；黄芪补脾益气之力甚强；淫羊藿、枸杞子、菟丝子温肾。此方特点是补而不滞，温而不燥，对气血不足、寒湿凝滞诸症。可放胆使用。

甲状腺功能亢进症

甲状腺功能亢进症（甲亢）是甲状腺分泌过多引起的一组症候群。临床以甲状腺肿大，心悸，畏热，出汗，乏力，急躁易怒，食欲亢进表现。现代中医一般以平肝泻火，滋阴潜阳治疗。余认为本病以气阴两虚为本，火热是标。以生脉饮为主方，热重合用黄连阿胶汤，虚症明显合用桂枝龙骨牡蛎汤。

［案］曹某，男，32岁。2012-04-11初诊。

病史：患甲亢病史1年，加重1个月。患者一年前出现身体消瘦，心悸，烦躁，汗出乏力，手颤。在某医院诊断为甲状腺功能亢进。给予普萘洛尔、甲巯咪唑治疗，症情稳定，1个月来，因为感冒发热后，出现心悸，气急，烦躁，口干，出汗，乏力，舌红少苔，脉细数。

诊断：瘿病。辨证：气阴两虚证。方药：生脉饮合桂枝龙骨牡蛎汤加味。

红参10g，麦冬15g，五味子10g，桂枝10g，龙骨30g，牡蛎30g，甘草10g，玄参10g，川贝母10g，夏枯草15g，石见穿10g。10剂。

二诊：药进10剂，诸症明显好转，继续以原方治疗3个月，诸症消失。

按：桂枝龙骨牡蛎汤出自《金匮要略·血痹虚劳》，原文云："夫失精家，少腹弦急，阴头寒，目眩，发落，脉极虚、芤、迟，为清谷亡血失精。脉得诸芤微紧，男子失精，女子梦交，桂枝龙骨牡蛎汤主之。""失精家"为过失精者，日久阴虚阳亢，故用桂枝芍药通阳固阴，甘草、姜、枣和中，龙骨、牡蛎潜阳，红参、麦冬、五味子益气养阴。消瘰丸、夏枯草、石见穿化痰活血散结。诸药相伍，益气养阴，消肿散结。

亚急性甲状腺炎

亚急性甲状腺炎初期表现上呼吸道感染症状，伴一侧甲状腺肿大、疼痛并向枕部及耳部放射，可伴发热畏寒等表证。后期可表现甲状腺肿硬，气短乏力，舌苔白腻，脉弦滑等。

从患者病变的部位来看，属于少阳经，首选小柴胡汤治疗。由于此病早、中期大多选择西医激素治疗，所以中后期大多出现寒热交杂、水湿内停等证候，余仍选小柴胡汤合当归芍药散治疗，效果颇佳，现从下面病例说明。

［案］刘某，女，42岁。2012-08-20初诊。

病史：患甲状腺炎伴甲状腺肿大半年余。患者半年前因为感冒后出现颈部疼痛，在无锡某医院诊断为甲状腺炎，给予泼尼松治疗半年，经过朋友介绍来求治于中医。刻诊：甲状腺肿大，满月脸，口干口苦，腰酸，小便黄，舌质红苔黄腻，脉弦细滑。B超示：甲状腺左叶7mm×6mm（上极）右叶最大范围5mm×3mm。

诊断：瘿病。辨证：少阳湿热证。治疗：和解少阳，活血利水。

方药：小柴胡汤合当归芍药散加味。

柴胡10g，黄芩9g，姜半夏12g，红参10g，甘草4g，当归10g，白芍10g，川芎10g，白术20g，茯苓30g，泽泻10g，山慈菇10g。10剂。

二诊：药后口干，口苦明显好转，继续原方治疗，同时泼尼松减量每周减半片。10剂。

以后患者坚持服药半年，在激素减量期间出现心慌、胸闷，适当加生脉饮，龙骨、牡蛎。消肿块又增加了石见穿、穿山甲（代）等药。出现腰酸时加黄附子。最终坚持全部正常。

按：亚急性甲状腺炎，早期患者一般以西医治疗，大剂量激素不良反应很大，给中医治疗带来很大的困难。激素治疗后，一般出现少阳阴虚夹湿证候，从少阳入手，调利三焦水道。一方二用，既能清解少阳之热，又能输利三焦水液，合当归芍药散活血利水，其功甚强。徐灵胎在《伤寒论类方》中指出：上焦得通，津液得下，胃气因和，身濈然汗出而解，此四句是对小柴胡之功效高度概括，所以诸症得之而解。

肿瘤疼痛治疗初探

肿瘤疼痛是我们临床最常见的症状之一，这种疼痛的特点是持续时间长，进行性加剧，长期应用西药止痛、麻醉药品有成瘾性，而中药止痛效果肯定，具有用药完全，无成瘾性等优点。由于其病因复杂，症状不同，必须遵循辨证论治的原则，谨守病机，采用经方时方同用，结合专病专药，灵活加减，综合治疗，多管齐下才能达到一定的效果。从下面病例来讨论之。

[案] 王某，男，71岁。2012-03-15初诊。

病史：双下肢疼痛2个月。患者1年前发现咳嗽、咯血，在某医院确诊为肺癌。给予化疗。2个月来双下肢疼痛较剧，在多家医院诊断为肺癌骨转移，给予吗啡等治疗，效果差。刻诊：形体消瘦，面色㿠白，仍轻微咳嗽，无咯血，双下肢疼痛剧烈，难已转侧，无口干、口苦，舌淡苔白，脉沉细弱。

辨证：肺肾阳虚，气血虚衰，瘀血互阻。

治法：大补气血，脾肾双补，化瘀止痛。

方药：补中益气汤加味。

红参10g，黄芪24g，白术10g，茯苓10g，陈皮5g，升麻5g，柴胡5g，当归10g，甘草9g，附子5g，灵磁石30g，菟丝子30g，枸杞子30g，补骨脂30g，淫羊藿30g，血竭5g，三七5g，鼠妇30g。10剂。

艾灸：关元、气海穴，每穴20分钟，同时用火针在下肢找阿是穴压痛点，除病变局部压痛点外，还有远端压痛点。

二诊：针药同治10天后，疼痛明显缓解，能下床活动，精神较佳，脉较前有力，继续以上方治疗。10剂。

三诊：药后进步，疼痛减轻，停用吗啡。继续原方巩固治疗。

按：《素问·举痛论》云："脉泣则血虚，血虚则痛。"此例患者形瘦，面色㿠白，舌淡苔白，脉沉细弱，属于"不荣则痛"。病至晚期，不能见瘤治瘤，以大补元气顾其本。以补中益气汤补中气，附子、灵磁石温肾，用李可老肾四味固肾。血竭、三七、鼠妇活血散结止痛。特别是血竭、鼠妇相伍善治骨痛。同时结合艾灸温肾，火针止痛诸法同用，固元气，扶生气，达到扶正祛邪之效。火针能温壮阳气，散寒除湿，祛瘀止痛。《灵枢·终始》篇第九云："在骨守骨，在筋守筋。"在治疗过程中，若病变部位深，应当深刺；若表浅，可浅刺。

[案]钱某，男，76岁。2013-08-31初诊。

病史：睾丸肿瘤后骨转移3个月，伴下肢疼痛1个月。在上海某医院给予化疗21次，食5种抗肿瘤药。刻下：脱发，腰痛及下肢疼痛，口干、口苦，纳呆，下肢不肿，大便干，小便黄，舌质偏红，苔白腻，舌下静脉曲张，脉弦细滑。

辨证：少阳郁热，瘀血水湿内阻。

治法：和解少阳，疏利三焦，活血止痛。

方药：小柴胡汤合当归芍药散合下瘀血汤加味。

柴胡10g，黄芩9g，生半夏12g，红参10g，当归10g，川芎6g，白芍15g，苍术10g，茯苓30g，泽泻15g，大黄10g，桃仁10g，土鳖虫10g，甘草6g，三七10g，水蛭5g，谷芽15g，生姜5片，红枣10枚。15剂，嘱停用抗肿瘤药。

二诊：患者精神佳，食欲好转，口不苦，但感口干，腰及下肢仍然疼痛，大便仍干，苔脉不详。因路程较远，家属来配药。

上方加附子10g，细辛10g。继服15剂。

三诊：患者诉，近日医院查白细胞低，左侧胁下部疼痛明显，下肢仍痛，口苦，舌苔薄腻，脉弦细。

上方加龙胆3g，牡蛎30g，仙鹤草100g（单煎），阿胶10g。15剂。

四诊：药后医院复查白细胞在正常范围，但又发呕吐，便下稀水样便，腰腿部仍然疼痛，下肢无力，口干不渴，舌苔黄腻，寸关虚浮。以四逆人参汤合桂枝龙骨牡蛎汤固脱。黄附片10g，干姜5g，甘草10g，红参10g，桂枝10g，白芍10g，龙骨30g，牡蛎30g。10剂。

五诊：腰椎及左侧下肢疼痛，大便正常，口不苦，舌苔白腻，脉较前有力。以小柴胡汤合当归芍药散，南星20g，防风6g。15剂。

六诊：继续原方治疗。15剂。

七诊：药后腰腿仍然疼痛较甚，以夜间加重，舌苔白腻，脉沉缓。改阳和汤加味。附子10g，麻黄5g，熟地黄30g，白芥子10g，炮姜6g，肉桂5g，鹿角胶10g，甘草10g，独活10g，威灵仙20g，透骨草15g，伸筋草30g，延胡索30g，鼠妇30g，穿山甲（代）5g，红参10g，当归10g，赤芍20g，川芎10g，骨碎补30g，白花蛇10g，生姜5片，红枣7枚。15剂。

八诊：腰及下肢疼痛明显好转。口干，舌苔白腻，脉弦缓。上方加石斛20g。15剂。

九诊：药后症情平稳，继续原法巩固治疗。

按：此例患者睾丸肿瘤后骨转移引起疼痛，治疗比较棘手。属于热、湿、瘀互结，气血瘀阻，不痛则痛之范畴。初诊从少阳三焦入手，一方面和解少阳祛其郁热，另一方面活血利水。中途因腹泻出现虚脱之象，改参附龙牡救逆汤。后期阳虚显露以阳和汤加味，特别提出的白花蛇甘、咸，温，有毒。《开宝本草》："主中风，湿痹不仁，筋脉拘急，口面㖞斜，半身不遂，骨节疼痛，大风疥癞及暴风瘙痒，脚弱不能久立。"国医大师朱良春先生谓：白花蛇祛风透骨之力甚强，能镇痛消癥，对于肿瘤既能止痛，又能消除肿块。抗癌中成药金龙胶囊主要成分为鲜守宫、鲜白花蛇等组成。治疗肝癌血瘀郁结证有效。

附：治肝癌疼痛验方——止痛酊。处方：蟾酥3g，细辛20g，大黄20g，生半夏20g，生南星20g，生草乌20g，全蝎20g，冰片20g，95%乙醇500ml。用法：诸药研细，放入乙醇中，密封1周，外搽疼痛部位。此方系浦鲁言先生之经验方，余学习使用，有一定疗效。

肿瘤疼痛的治疗是个大课题，在治疗癌痛过程中，始终以虚实为纲，以经方为经，时方为纬，结合专病专药、火针治疗，定能取得较好的效果。

 ## 林为雄老师治疗石淋经验

河北省中医外科已故名老中医林为雄老师，善治外科疑难病，特别对肿瘤、银屑病、红斑狼疮等外科疾病有独特疗效，20年前，余曾跟随河北省中医学外科林为雄老师学习，他对"石淋"以三期论治。疗效颇佳，现介绍如下。

尿路结石是以疼痛，尿血，并引起尿路梗阻和继发感染为特点。属于中医学淋证范畴一。林老从三期论治石淋。

疼痛期：腰腹绞痛，辗转反复，少腹拘急或排尿中断，尿道窘迫疼痛，小便艰涩，舌红，苔腻，脉沉弦，证属气滞血瘀。治法：理气止痛活血。方药：厚朴30g，枳壳30g，川楝子15g，延胡索15g，木香9g，赤芍30g，白芍30g，甘草15g。根据现代病理检查可知，疼痛是由于结石嵌在肾输尿管或膀胱某一部分，因结石移动而引起尿管痉挛，此时切不可妄用利尿通淋之品，原因在于越利，尿结石对平滑肌刺激越大，这样更加重疼痛，中医理论认为，"通则不痛"，气血调和，痛则不通，气血瘀滞，尿路结石疼痛，归根到底是气血不通所致，根据"郁结者解之，瘀积者行之"的原则，采用理气活血止痛法，能使痉挛的平滑肌迅速而又持续的舒张，这样迅速的达到止痛效果，同时有利于结石的排出，从临床观察来看，理气活血法应用后，最快的15～30分钟可迅速缓解疼痛，另外特别要注意的，理气药用量大可迅速达到停止痛效果。

缓解期：腰腹隐痛，面色少华，精神萎顿，小便色黄，或手足心热，舌淡红，苔腻，脉沉，此时利尿通淋排石，采用经验方排石汤：金钱草60g，海金沙15g，赤芍30g，芒硝10g，两头尖10g，鸡内金10g，冬葵子15g，琥珀（冲）5g，甘草6g同时加服金匮肾气丸1丸。

静止期：腰酸不适，小便时黄，或如常人活动自如，舌淡、苔白，脉弦细，治法以补肾活血，软坚散结。方药：三棱30g，莪术30g，炮山甲（代）

15g，皂角刺15g，夏枯草15g，海藻30g，昆布30g，鹿角（代）10g。

静止期的特点是结石和周围组织形成粘连，通过补肾活血，软坚散结法解除粘连，有利于结石的排出。

综合上述，疼痛期以理气止痛法，迅速解除疼痛；缓解期和静止期的治疗可以结合现代应用广泛的B超检查，如用利尿排石之剂，通过B超提示未见结石下移或缩小，可以改用补肾活血，软坚散结法以后再用通淋排石。灵活掌握，只有这样，方可达到排石效果。（本文发表于2009-12-02《河南中医学院学报》）

沈仲良老中医运用薏苡附子败酱散的经验

败酱草：消肿排脓解毒。附子：温阳扶正，通行十二经。

用法：薏苡仁常用30～80g，附子根据病情常用6～60g，败酱草60g。

病机：只要符合湿滞瘀阻，皆可运用本方。

运用本方加味治疗慢性盆腔炎、盆腔积液、肠粘连，宫颈糜烂。薏苡附子败酱散见于《金匮要略·肠痈》用于治疗肠痈脓已成的症后。沈仲良老中医善于运用此方治疗多种病症，疗效确切，举例如下。

方义：本方由薏苡仁、附子、败酱散三味药组成，薏苡仁主治经脉拘急，化湿解凝，利小便。主治宫颈糜烂、前列腺炎、牛皮癣、慢性阑尾脓肿等多种疾病，皆取得良好疗效，从而扩大本方应用范围。

慢性盆腔炎

慢性盆腔炎常因急性盆腔炎治疗不彻底，湿热毒邪内蕴或经期、产后胞脉亏虚，寒湿之邪，乘虚而入，阻遏气机致气滞血瘀而形成慢性盆腔炎，以薏苡附子败酱散为主方。湿热的配伍当归贝母苦参散，寒湿的配伍当归芍药散，小腹胀的配伍四逆散。灵活的运用本方治疗亚急性或者慢性盆腔炎，疗效十分显著，能很快减轻疼痛达到治愈的作用。

宫颈糜烂

薏苡附子败酱散排脓、解凝，对于治湿邪瘀滞引起的宫颈糜烂有很好的作用。小腹胀常配四逆散，带下量多加土茯苓、大血藤、紫花地丁、蒲公英。

前列腺炎

前列腺炎常因肾阳虚衰，膀胱湿热，寒热互结，以腰骶部酸、冷痛，会阴、睾丸胀痛，手足不温等，以薏苡附子败酱散温阳、化瘀、解毒。在此基础上配大黄7～15g，桃仁15～20g，淫羊藿30g益肾活血化瘀等药。

牛皮癣

牛皮癣具体病因不明。中医认为急性期血热，外受风邪，血热生风所致。慢性期与湿邪、瘀血有关，湿邪瘀血引起皮肤增厚。薏苡附子败酱散不但能够排脓还可以除湿痒，尤其是红皮病和顽固性牛皮癣，常用薏苡仁30g，败酱草15g，附子3～6g，配伍桃红四物汤。

肠粘连

手术后常见并发症是发生肠粘连。湿邪瘀血阻于肠，气虚失运导致窒塞不通。当以化湿，祛瘀，解凝。常用薏苡附子败酱散加黄芪。

慢性阑尾脓肿

慢性阑尾脓肿是由于急性阑尾炎治疗不当引起，湿滞血瘀，热腐成脓。常用薏苡附子败酱散配伍下瘀血汤。

综上所述，薏苡附子败酱散因其具有温阳化湿、祛瘀排脓之功效，同时又具有镇痛、消炎等药理作用，将其用于治疗妇科、外科等相应疾病，疗效可靠。但应强调使用本方是一定要符合湿滞瘀阻的病机才可应用。本文载于2009-06《中外健康文摘》。

运用萝卜芒硝汤治疗肠梗阻的经验介绍

萝卜芒硝汤组成和煎服法

组成：生白萝卜2500g，芒硝100g。

运用萝卜芒硝汤，受启发于张锡纯《医学衷中参西录》硝菔通结汤，又结合经方大家李可之经验。萝卜芒硝汤由生白萝卜和芒硝两药组成。芒硝软坚泻下，清热除湿，破血通经，消肿疗疮；萝卜下气消食，除痰润肺，解毒生津，和中止咳，利尿通便。张锡纯谓其味甘，性微温，功能补益，且可提出莱菔之咸味，治便结不通有推墙倒壁之功。两药相合则软坚润下甚伟，而无伤正之嫌。

煎服方法：取生白萝卜2500g，切块。煎药容器内放入3000ml水，加入部分萝卜，中火煎煮，等萝卜熟烂后去萝卜，滤汤，在汤中继续加入适量剩余萝卜，如上法煎煮、取汤。待萝卜全部煎煮完毕，最后形成500ml萝卜汤，这时加入芒硝100g，煎40分钟，药汁浓缩至300ml。嘱患者每2小时服用一次汤药，每次30～50ml。

临证注意事项：

① 关于萝卜芒硝汤的适用范围。大承气汤为治疗肠梗阻常用配方，疗效确切，一般适宜于体壮、阳明热盛之人，但体虚、寒性者应慎用。而萝卜芒硝汤治疗肠梗阻，体质之强弱、病证之寒热均可应用，可谓肠梗阻之专病专方，适用于粘连性肠梗阻、蛔虫性肠梗阻、结核性肠梗阻、粪块阻塞性肠梗阻，对于绞窄性肠梗阻、先天畸形及肿瘤等，如无法进行手术治疗，也可用此方，或可解决患者所苦。除了治疗肠梗阻，萝卜芒硝汤亦可治疗老年性便秘。当然也不可执方不变，如肠梗阻之轻证有矢气者，可选大柴胡汤；明显阳虚肠结腹痛者，可选大黄附子细辛汤、温脾汤；明显瘀血阻滞者，可用桃核承气汤、下瘀血汤等。

② 应嘱患者另取红参50g，单煎2小时，浓汤备用，如患者服药或排便后出

现汗出、心慌、气短等症状则尽快服用。

③ 萝卜芒硝汤起效较快，一般服药2～3次，即汤药50～150ml，即可见效，最快者10分钟即有肠道排气反应，慢者3～5小时见效。如排便后腹痛明显减轻或消失，大便变稀，有多量气体同时排出，腹胀明显减轻或基本消失，后续不可再服。肠梗阻缓解后，可服红糖水促进康复。

④ 不能口服汤药者，可用胃管鼻饲，亦可灌肠，如病情需要，可用外治之法，如葱白熨法、针灸、药浴等措施。

⑤ 如病情需要，可配合西医保守治疗措施：禁饮食，输液纠正水、电解质和酸碱平衡紊乱，胃肠减压治疗，应用抗生素等，可改善患者体质，提高保守治疗成功率。

⑥ 如病情不见好转或继续恶化，应及时修改治疗方案，以免贻误时机而影响预后。或处方考虑整体情况，改善患者体质，提高生活质量，延长患者寿命，病情或有转机，当不可仅限于通便一途。

⑦ 肠梗阻解除后，应改善患者体质，消除肠梗阻诱因，治疗相关疾病，防止复发。

［案1］吴某，女，85岁，安徽六安人，2010-03-10初诊，形体消瘦，属细长型。因年高喜卧而出现大便不解，时有半月，至腹痛、腹胀、呕吐、无排气，遂急诊入院。入院诊断为肠梗阻，经用输液、胃肠减压、抗菌消炎等措施治疗而效差。面诊时，上腹疼痛，大便闭结不通，无排气，脉弦滑数，舌淡红苔腻。辨证：阳明火盛，虚实夹杂。处以萝卜芒硝汤原方。病人从当日21：00—23：00，共依法服用4次，后便下硬结粪块十余枚，疼痛顿消，后自动出院。

［案2］梁某，女，59岁，无锡北塘人，2011-02-25初诊。患糖尿病7年，血糖控制不佳，在10～15mmol/L波动，因春节期间过多摄入油腻之物，而致大便闭结，7日未行，伴腹痛腹胀，遂入无锡101医院，确诊为急性肠梗阻及2型糖尿病，历经禁食6天，输液、胃肠减压、甘油灌肠2次、番泻叶50g泡服等处理而未效，腹胀、腹痛、恶心、无排气，无奈之下由其嫂登门代诉，脉苔不详。处以萝卜芒硝汤原方。病人初服药汁50ml，觉咸味重，不打算再服此药，不料10分钟后便有排气，大约1小时后排出大便6枚，硬结如羊粪，伴稀水，病症若无，第二日自动出院。

按：肠梗阻为常见急腹症，可由多种因素引起。案1中，患者年高喜卧，全身各脏器退行性改变，肠道功能低下，肠道的消化、吸收、分泌、蠕动等功能易出现紊乱，从而出现大便堵塞肠腔，导致肠梗阻。案2中，患者血糖控制不佳，出现平滑肌纤维变细，收缩能力减退，消化腺功能减退，胃肠神经变性，胃肠动脉粥样硬化，肠道毒素吸收，消化道血氧供应障碍，电解质紊乱，从而形成肠麻痹，最终导致肠梗阻。西医一般治疗措施有：禁饮食，输液纠正水、电解质和酸碱平衡紊乱，胃肠减压治疗；重症可用抗生素，必要时手术治疗。以上两案经西医常规保守治疗而效差，如果拖延治疗，会发生体液和电解质的丢失，肠壁循环障碍、坏死及继发感染，甚者可致毒血症、休克、死亡。在患者服用萝卜芒硝汤后，肠梗阻很快解除，且很快康复出院，从案可知本方能提高保守治疗的成功率，并且具有起效迅速、药少价廉、患者康复快等优点，希望此经验能够推而广之，造福百姓。注：此文由刘西强博士与笔者合著。

中医外科的辨证方法

中医外科是中医学的组成部分之一，同样具有悠久的历史，在殷商时代，有许多治疗外科疾病的记载。到了周代，外科已经形成独立的专科，并也有疡医的记载。到了汉代著名中医华佗不但精通方药，还擅长外科。著名的"麻沸散"，治疗外科手术麻醉可达5～6小时。处方：曼陀罗花12g，生川乌12g，生草乌12g，香白芷12g，川芎12g，天南星3g。煎汤内服，此方是世界上最早的麻醉剂。汉代张仲景的《金匮要略》一书对肺痈、肠痈等病的治疗，积累了丰富的经验。最早的外科专著《刘涓子鬼遗方》，书中的痈、疽、疬、疔、疮、癣等病的诊治有较详细的论述，并着重于金疮的治疗。唐朝的《千金要方》和《外台秘要》也属于外科学的重要参考文献。明代陈实功的《外科正宗》重点论述了各证的病因、证候、辨证、治疗及预后，并附治验医案，切合实用。清代陈世铎的《外科秘录》及《医宗金鉴》中的《外科心法》流传盛广。近代主要是张山雷的《疡科纲要》，不但对于疡疡的辨证用药较为确切，而且对于外疡的脉象亦有较详细的分析。近年来，随着现代医学的不断发展，人民生活水平的不断提高，中医外科基本萎缩。20年前，由于卫生条件比较差，疮疡肿毒的病人很多，时至今日，病种在不断变化，现在中医外科主要是以糖尿病坏疽、丹毒、带状疱疹、银屑病、湿疹为主，但中医外科人才严重匮乏，能够熟练运用中医外科诊疗方法的人才越来越少，有些外科绝技基本失传。比如：丹剂的制作与应用，臁疮膏的制作等。所以要积极总结老中医的经验，不能让其失传，迫在眉睫。

我在中医外科方面主要从五个方面来进行辨证。

按病因辨证

（1）外因

①邪毒：泛指外界风、寒、暑、湿、燥、火六淫之邪，均可引起外科病症。因为六淫邪毒侵袭，易于化热、化火、腐脓、蓄毒。所以在外科常见的感染性疾病的发病过程中以"风毒""热毒""火毒"致病者最为多见。其他寒湿、湿热等也都可以引起外科病症。

②损伤：凡因跌仆损伤、水火烫伤、虫兽咬伤、毒物接触、金刃、爆炸、挤压、扭伤等，均可以引起皮肉、筋骨、内脏等损伤，以致气滞血瘀、伤筋动骨或经肌肤破损染毒而发病。

（2）内因

①情志内伤：内伤七情（喜、怒、忧、思、悲、恐、惊）以致脏腑功能失调，经络、气血失调均可引起外科病证。如愤怒伤肝，肝气郁结，郁久化火；或忧思伤脾，脾失健运，痰湿内生。气郁、火郁、痰湿凝聚，经络阻隔，气血凝滞，多引起痰核、流注、乳核、乳岩、瘿瘤等外科病证。

②饮食失节：过食膏粱厚味、醇酒或辛辣动风食物，以致脾运失健，湿热火毒内生，易于发生痈、疽、疔、疮，如《素问·生气通天论》中说："膏粱之变，足生大疔。"饮食生冷或暴饮暴食，可引起脾胃升降失常、六腑传导失调而常发为多种急腹症。

③阴阳失调，脏腑失和，劳伤虚损：这些内在环境的紊乱，可引起机体某种程度和形式的正气虚弱，六淫外邪易于乘虚而入，即所谓"邪之所凑，其气必虚"。

外因邪毒可以引起发病，但是决定的因素在于人的整体防御功能，即所谓"正气存内，邪不可干"。但是在一定的条件下，强烈的外因，当它严重地破坏了机体局部的防御功能时，在外科病证的发生过程中，同样能起到决定性的作用，可以说是外科病证的发病特点。至于上述外邪为病，也往往兼挟杂感，而机体的反映和各个阶段的表现也不一致，所以应当全面地分析病情，分别对待。同时，由于病因的不同与发病部位也有一定的关系，例如风热、风湿、风火，因其风性善变，火性炎上，所以病位多在头、面、颈、项等上部；而寒湿、湿热，因其湿性趋下，所以病位多在臀、腿、足、胫等下部。若与气郁、火郁相夹杂时，则因气火多发于中，而病位则多在胸、腹、腰、背等人体中部。

按八纲辨证

《疡医大全》指出："凡诊痈疽，施治必先审阴阳，乃医道之纲领。阴阳无误，治焉有错。医道虽繁，可以一言以蔽之者，曰阴阳而已。"所以疮疡首辨阴阳，阳证急性发作，发于皮内浅表，色为焮红，局部灼热肿胀高起，疼痛剧烈，脓液稠黄。初期常伴有低热，口渴，食欲不振，大便秘结，小便短赤，溃后症状消失，持续时间短，预后好，具有易消、易溃、易敛的特点。阴证慢性发作，发于筋骨深处，色紫暗或皮色不变，肿胀平塌，无局限性，不热或微热，疼痛较轻，不痛，隐痛或抽搐，或见夹有败絮之物。初起时一般无明显全身症状，酿脓期常伴潮热，颧红或者面色㿠白，自汗，盗汗，溃破期更甚，阴证一般病程比较长，具有难消、难溃、难敛等特点，预后差。

按发病过程来辨证

第一辨火：实火表现红、肿、热、痛。虚火表现淡红或微热、不热等慢性炎症的特点。火在气分的表现只热不红，比如慢性淋巴结炎，火在血分的表现又红又热，比如蜂窝织炎就属于此类。外感火毒的表现，疾病一开始就变红热，比如疖疮疔肿。郁久发热的表现是逐渐出现红热，比如慢性淋巴结核。内生火毒的表现为红热现象出现在前，或者同时出现内脏功能紊乱的症状，如糖尿病引起的痈。

第二辨肿痛：气血壅滞，不通则痛。《医学入门》："先痛后肿伤于血，先肿后痛伤于气，痛肿并见气血俱伤"，先肿后痛病浅，多在肌肤。先痛后肿病深，多在筋骨。

第三辨痒：皮内间气血不畅的表现，它与痛是程度上的差异。痛之轻微谓之痒，一般疮疡辨证是以热微则痒，热盛则痛，引起皮内之间气血不畅，而作痒的病邪。主要是风、湿、热、虫、血虚等。

第四辨脓：脓形成是肌腠之间，湿热蒸酿，以致肉腐而为脓，也是由于气血所化。脓在未溃之前首辨是否成脓，成脓辨深浅。

辨脓法

①手法辨脓法：适用于比较表浅较大的。具体方法：用两手指如弹钢琴一样，如有波动感，周围硬中间软，发红、发白说明有脓。

②透光辨脓法：适用于手脚指化脓。具体方法：用手电筒从一侧面照向另一个侧面，透过度强的脓已成熟；透过度差的为脓未成。

辨脓的形状、色泽、气味、厚薄，来推测气血的盛衰。脓色黄稠，无特殊气味的，表示气血充盛；脓色污秽稀薄，有特殊气味的为气血两衰；脓色黑绿稀薄表明病程长。

辨脓是否通畅：首先观察全身和局部的症状如脓液通畅，红肿较小，无高热，表明愈后好。若脓液不通畅，肿胀加剧，体温不降，愈后差。

辨疮色：色红一般为火热证，色白一般为虚寒证，色青紫为内有瘀血，色黯黑多为死肌，色白渐转红多为半阴半阳证。

辨酸：体质虚弱，气血不足，受寒邪侵袭，附着筋骨，凝滞难化，则筋骨酸痛；房劳过度，肾水亏虚，感寒入络入髓，阻滞不化，也可致酸。

辨麻木：麻木多由气血亏虚，气虚不运，血不滋养，经络不通所致。

辨脂水：脂水为皮肤病常见症状。凡皮肤脂水，皆为湿邪为患。疮疡有脂水不化脓，多为逆象。

辨溃疡：溃疡由皮肤损害加之感染等因素所致发，可分阳证、阴证、瘀滞证、毒滞证、气虚证、血虚证等。

辨皮损：即辨各种斑、丘疹、结节、水疱、脓包、风团、鳞屑、糜烂、痂皮、皲裂、色素沉着、抓痕、苔藓样变、瘢痕等。

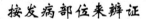
按发病部位来辨证

同一种疾病因为发病部位不同，其病因也不尽相同。例如疮疡，发于头面部的以荆防败毒散治疗；多于胸胁部的以柴胡清肝汤治疗；多于下肢的以木瓜汤来治疗。正如古人所说："头面肿为风，脚肿为湿。"

发病部位与脏腑所属所合也有关。发于眼目，目疾归于肝，可以从肝论治；发于舌，舌疾常归于心，可以从心论治；发于口唇，口唇常归属于脾胃，可以从脾胃论治；发于鼻，鼻病归属于肺，可从肺论治；发于耳，耳疾归于肾，可以肾论治；发于肤表常责于肺，可以从肺论治；发于肌肉，多责于脾，从脾论治；发于血脉，常责于心，从心论治；发于筋，多责之于肝，从肝论治；发于骨，多责于肾，从肾论治。

辨病与辨证相结合

在外科疾病的临床诊断过程中，辨病与辨证相结合，是很重要的一种分析方法。中、西医由于理论体系不同，都有各自的分析和诊断方法，也就是说各自有不同的辨病与辨证方法。但是由于外科疾病的特殊性，从现实的情况、发展的眼光和中西医结合的观点来看，辨病是借助于病史的询问，体格检查及实验室、病理、X线片、同位素等现代医学技术，做出疾病的西医诊断，也就是抓住疾病的一般规律。例如，转移性右下腹痛，伴有胃肠道反应，阑尾区明显压痛，白细胞计数增高等，西医诊断为急性阑尾炎。中医通过辨证认识疾病，从整体观念出发，通过四诊，运用中医的基本理论，根据疾病发生的各种因素和条件，结合具体病人的不同情况和证候特点，进行分析归纳得出了初步概念，也就是抓住具体病人的特殊规律。例如上述患者，除已述病象外，腹部危急拒按，恶心欲吐，大便闭结或腹泻，舌质红、苔薄白，脉弦数，中医辨证为气血瘀滞，湿热内蕴。这样首先明确疾病的西医诊断，进而按中医理论辨证分型，即掌握它的一般性，又掌握具体病人的特点，针对性就会更强，疗效也相应提高。

辨病与辨证相结合，可以发挥中西医各自的特点进行治疗。有时在未能及时做出明确的西医诊断，例如以急性腹痛为主症的所谓"腹痛待查"时，也可以根据中医辨证进行治疗而取效。有时西医的不同病种，而表现相同的中医辨证，例如下肢丹毒、泌尿系统感染、急性附睾炎、急性前列腺炎、下肢溃疡继发感染等，都可以出现湿热下注的证型。例如急性阑尾炎，开始为瘀滞期，表现为"毒热炽盛，肉腐成脓"，治疗的重点也就有所不同。这就是"异病同治"和"同病异治"的辨证法则。在具体运用这一法则时，辨病与辨证的结合，也会随着时间和认识的提高而逐步深化。例如，在急性阑尾炎发病过程中，可以分为单纯性阑尾炎、蜂窝织炎性阑尾炎和坏疽性阑尾炎，从临床病象来看，单纯性阑尾炎相当于中医的瘀滞期，而后两者相当于毒热期。这说明两个医学体系虽然不同，但是有共同的病理生理基础。

辨病与辨证相结合，要注意在疾病发展的不同阶段中，随时修订或改变辨病与辨证的内容，即所谓"在发展中诊断"，这样才能在治疗中掌握主动权，取得良好效果。例如，烧伤是一种火热外伤，烧伤后可引起气血失调，也可发生火毒传里，燔灼脏腑，从而出现不同的病证，这就要抓住不同阶段的主要矛盾，运用中、西医结合进行治疗，才能取得良好的效果。

因此外科疾病的诊断，辨病与辨证的相结合，可以说是首要的，应当加以重视。

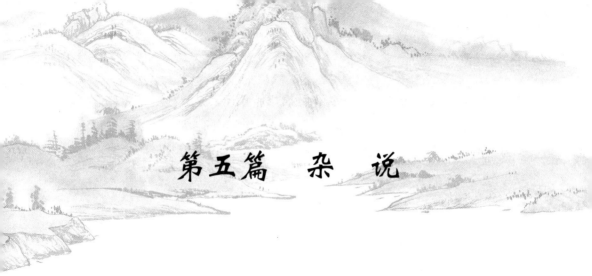

第五篇 杂 说

平日偶有心得、感想，常录于笔端，集结为篇。此篇虽杂，也见眼目，是为以上诸篇的补充。

 丹药简述

丹剂在《疮疡大全》中早有记载，具有"提脓长肉，治疮口坚硬，肉暗紫黑，或有脓不尽者。"《疮科心得集》云："治一切疮疡溃后，拔毒去腐，生新长肉。"疮疡溃后，久不收口，尽早应用丹药能祛腐生肌，祛腐排脓。但现能用丹剂的中医越来越少，懂得炼制丹剂的中医更是少之又少。余不敢私秘，特把师传的丹药炼制方法公布于众。

①红升丹（大红升丹，五灵开药）：朱砂15g，雄黄15g，水银30g，白矾30g，火硝120g。研细末，放铁锅中，上放一大碗，碗锅接触，用纸泥密封。锅底用桑枝先文火后武火。3炷香时间停火，用炭火煨，碗底放棉花，棉花变黄即可，药全部在碗底上——粉红色细末。

②白降丹（水火丹）（降药）：水银30g，白矾45g，火硝45g，皂矾45g，食盐45g，硼砂15g，雄黄6g，朱砂6g。制法同红升丹。

③三仙丹（小红升丹）：水银30g，火硝30g，白矾30g。制法同红升丹。此丹刺激性小，作用较红升丹弱。

红升丹、白降丹、三仙丹三者皆能拔毒去腐，生肌长肉。

以上三种丹药因腐蚀性较强，不能直接接触皮肤，多数与其他药配伍应用，配成八二丹、五五丹、九一丹等。应用于痈疽溃后，脓出不畅，腐肉不

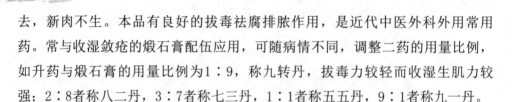
去，新肉不生。本品有良好的拔毒祛腐排脓作用，是近代中医外科外用常用药。常与收湿敛疮的煅石膏配伍应用，可随病情不同，调整二药的用量比例，如升药与煅石膏的用量比例为1：9，称九转丹，拔毒力较轻而收湿生肌力较强；2：8者称八二丹，3：7者称七三丹，1：1者称五五丹，9：1者称九一丹。

此外，升药也可用于治湿疮、黄水疮、顽癣及梅毒等。

五五丹祛腐力最强，适用于伤口面暗，腐肉多；九一丹适用于年老体弱，腐肉不多者。

林为雄老师家传方秘红丹。

组成：轻粉10g，红升丹10g，朱砂3g，血竭4g，琥珀3g，麝香0.5g，冰片2g。

功效：各种疮疡，无论阴证、阳证皆可使用。阴证用该方后可以转成阳证，遇到疮口久不收口，可加象皮粉10g。用量不宜多，一般用毛笔尖蘸取药粉点上即可。本品有大毒，只供外用，不可内服。余在临床中常用秘红丹治疗皮肤癌。

浅谈箍围消散法

箍围消散法是中医外科外治法中最常用的一种方法。它有"敷"和"围"两种方式。敷者散也、化也，就是使用药物遍敷患处，可促使疮肿消散而不致化脓，是疮疡初期的治疗大法；围法是将药物环绕疮肿周围敷贴，而留出顶部，是治疗疮疡化脓时的方法，可使疮毒容易破溃出头，不致内陷的一种方法。在疮疡溃后，使用箍法可以束根盘，祛余毒。

一般来说，凡是红肿疼痛的属于阳证疮疡；平塌慢肿的属于阴性疮疡。阳性疮疡以茶和蜂蜜调药；阴性疮疡以热酒或热姜汁调药外敷。

治疗阳性疮疡以《外科正宗》金黄散外敷。药有天花粉、黄柏、大黄、姜黄、白芷、厚朴、甘草、苍术、陈皮、南星十味药组成，具有清热、解毒、散瘀、消肿、止痛的功效。凡一切急性的，化脓性的，阳性外科疾病，局部具有红肿热痛症状者，皆可应用。因此药为金黄色，又临床运用得心应手，效果如意，故称为如意金黄散。陈实功称赞说："随手用之，无不应效，诚为疮家良便方也。"陈宏斌老中医的芙黄散也是治疗阳证外科疮疡的专用方。因为药味简单，疗效显著，余经常使用。

临床上，对于阴疮，余常用玉真散来治疗。症见慢肿无头不痛者，皮色不变之寒湿阴证。玉真散出自《外科正宗》，药有白附子、生南星、防风、白芷、天麻、羌活，有祛风散寒、镇痉止痛的作用。

半阴半阳用冲和散，药有紫荆皮、独活、赤芍、白芷、石菖蒲，主治疮疡阴阳不和，冷热不明，证属半阴半阳者。

 ## 荆防败毒散治疗淋巴癌感悟

那是1992年，余大学毕业不久，遇上一位五十多岁的杨姓病人。病人主诉：右锁骨上有一鹌鹑蛋大的肿块，在市第一人民医院CT诊断为淋巴癌，建议化疗。因家庭困难，未在医院治疗。刻诊：形体偏瘦，面黑，口干，右锁骨上鹌鹑蛋大的肿块，质地硬，食欲可，二便调，舌淡，苔白，脉细弦。诊断：淋巴癌。辨证：寒痰凝滞。方药：荆防败毒散加味。

羌活、柴胡、前胡、独活、枳壳、茯苓、荆芥、防风、桔梗各4.5g，甘草1.5g，石见穿10g，山慈菇6g，生姜5片，红枣5枚，水煎服。6剂。

二诊：药后肿块明显缩小，疼痛减轻，其他无不适，继续原方治疗。6剂。

三诊：药服12剂，肿块缩小到花生米大小，病人非常开心，后期再用此方病情无进展。后电话请朱良春老师会诊，建议早吃犀黄丸5g，晚吃小金丹3g。病情一直稳定半年多。有一次感冒发热以后，病情恶化，离世。

荆防败毒散见于《摄生众妙方》。功效：发汗解表，消疮止痛。主治：疮肿初起，红肿疼痛，恶寒发热，无汗不渴，舌苔薄白，脉浮数。余在临床中凡遇头面部的疮疡、睑腺炎、颈部淋巴结核等，在早期使用本方对消除炎症效果极佳，是应用"巅顶之上，唯风可到"的理论。此例病人用荆防败毒散治疗，有一定的效果。由于当时水平有限，对肿瘤病人的治疗经验尚少，今天特写出来供同道参考。另外对于本方用药剂量的问题，余参考《医宗金鉴·外科心法》中的剂量。在《医宗金鉴》中关于外科方面的用方剂量都比较小，余开始不太理解，后来学习《温病条辨》一书时，发现清代吴鞠通治疗温病时提出治

"上焦如羽"的治法，他主张治疗上焦病，剂量要小，这样气易上趋。其次疮毒之疾都生于皮毛肌腠之间，这样清轻宣发，让邪气从皮毛而解。《医宗金鉴》的方药来源于这些医家的临床经验，所以治疗外科病一般用量都小。余试过几位病人，剂量小和剂量大的疗效大体相当，关键还是药物之间的配伍比例很重要。如果运用《医宗金鉴》等古代书中的经验时，一定要按书中的剂量，不要随便加量。

控涎丹临床应用举隅

控涎丹出自南宋陈无择的《三因极一病证方论》，又名子龙丸，乃从十枣汤衍化而来。由大戟、甘遂、白芥子组成。《外科全生集》用以治疗瘰疬初起，并治横痃、贴骨疽等证。《医方集解》云："此手足太阳太阴药也。十枣汤加减，行水例药亦厉剂。"李时珍曰："痰涎为物，随气升降，无处不到，入心则迷癫痫，入肺则塞窍为喘咳背冷，入肝则膈痛干呕、寒热往来；入经络则麻痹疼痛，入筋骨则牵引灼痛，入皮肉则瘰疬痈肿，殊有奇效；此乃治痰之本，痰之本，水也湿也，得气与火，则结为痰，大戟能泄脏腑水湿，甘遂能行经隧水湿，直达水气所结之处，以攻决为用。白芥子能散皮里膜外痰气，唯善用者能收奇功也"。国医大师朱良春教授也善用此方治疗多种疑难病，效如桴鼓。余学习前辈的经验，在临床中使用此方治疗咽喉囊肿、悬饮、癥瘕取得一定的疗效。现介绍如下。

咽喉囊肿案

[案] 徐某，男，26岁。初诊：2010-12-15。

病史：语音含糊不清2个月伴咽喉不利。患者2个月前因为喝酒过度，出现咽喉不利，继之出现语音含糊不清，就诊于市人民医院。CT检查结果：喉部见1.5mm×2.2mm肿块。初步诊断：咽喉囊肿。因肿块较大，医生建议去江苏省人民医院外科手术治疗，家人甚为紧张，求治于余，以控涎丹治疗，每早空服5g，姜汤送下，半小时后再食早餐。患者一周后电话告之，咽喉梗阻感明显好转，连续治疗2个月后，咽喉无其他不适，语音正常，又坚持一个月治疗，CT检查无异常。患者感激之情溢于言表。

按：咽喉囊肿属于顽痰凝聚而成，控涎丹善祛顽痰、老痰，故取得良效。

悬饮案

[案] 张某，男，40岁。2011-10-17初诊。

病史：咳嗽伴呼吸困难2个月，患者2个月因为感冒后出现咳嗽，经门诊输液治疗未见好转，后住院治疗，诊断为胸腔积液。因积水甚多，抽水数百毫升，但不久胸腔积液又生，积液多又抽，如此反复，治疗1个月，自动出院。求治于中医。刻诊：咳嗽，胸膈满闷，气促喘急，面色萎黄，食欲差，舌淡苔白腻，脉沉弱。诊断：悬饮。治法：缓下水饮。予以大戟10g，甘遂10g，白芥子10g与40个大枣同煎，嘱患者第一天空腹吃2枚大枣。以后每天加两枚。观察大便情况，如大便稀，就以此时食大枣量作为标准。患者食6枚大枣后出现大便稀薄，以后每天早上空腹吃大枣6枚，1个月后，无咳嗽，胸闷，无气急，饮食正常，舌淡苔白，脉较前有力。X线片检查：胸腔积液50ml。继续以上法治疗1个月后复查，无胸腔积液。

按：治疗胸腔积液，很多中医善用十枣汤、控涎丹来攻凿水饮。对于体质强的，此法尚可解决患者一时之苦，对于反复出现胸腔积液，正气大伤，无力抗邪，用控涎丹的变方，可以缓下水饮而不伤正。此法系友人张学主任介绍，临床应用，确有良效。

癥瘕案

[案] 唐某，女，25岁。2011-12-21初诊。

病史：体检时发现卵巢囊肿，2011-12-20日B超：左卵巢囊肿直径约5cm，右卵巢囊肿直径约4cm，月经量少，色暗红，有血块，形瘦，怕冷，舌淡，苔白，脉弦细。诊断：癥瘕。治法：活血化瘀，温经散寒。予以少腹逐瘀汤加味。

方药：当归10g，川芎10g，赤芍10g，肉桂5g，蒲黄10g，五灵脂10g，没药10g，干姜3g，益母草30g，猪苓15g，茯苓30g，泽泻10g，海藻10g，牡蛎30g。同时每早空腹服用控涎丹5g，姜汤送下。

二诊：上方连续服用20天后，月经来潮，经量正常，色红，无血块，舌淡苔白，脉较前有力。现正值经期，予以桃红四物汤调经。当归10g，川芎10g，白芍10g，熟地黄15g，桃仁10g，红花6g。5剂。

三诊：月经已净，仍以化瘀消癥。予以桂枝茯苓丸加味。桂枝10g，茯苓30g，牡丹皮10g，桃仁10g，赤芍10g，猪苓20g，泽泻15g，夏枯草15g，牡蛎30g，续断15g。仍服控涎丹5g。1日1次。患者连续服用20天后，B超检查：双卵巢未见囊肿。

按：卵巢囊肿系水泡组织，控涎丹为祛痰饮之要药。余治疗数例囊肿患者，皆以汤药配控涎丹治疗，取得非常好的效果。

［临床心得］有非常之药专治非常之病，控涎丹搜剔顽痰之力甚猛，能搜肠刮肚，涤荡痰浊、顽痰伏饮，所以临床要辨证准确，一般见有形之积伴苔腻者皆可应用，但应从小剂量开始，根据体质的虚实，调整用药量，这样才能达到祛邪而不伤正。用量一般从2g开始，最大剂量每日5g。用法：每天早上空腹，煎10片生姜水送服子龙丸，30分钟后再食早餐。

乌梅丸加味治痒

［案］杨某，男，37岁。2012-10-21初诊。

病史：皮肤经常起风团1年余，时发时止，曾经中药治疗效果差。刻下：形瘦，口干，大便干，全身时感怕冷，舌质偏红，苔白腻，脉濡弱。

辨证：上热下寒证。

治法：清上温下。

方药：乌梅汤加味。

乌梅15g，黄连15g，黄柏10g，桂枝15g，附子10g，干姜10g，花椒10g，玄明粉5g，当归10g，白鲜皮15g，地肤子15g。14剂，水煎服，每日2次。

二诊：药后瘙痒明显好转，偶发，口不干，大便正常，舌苔渐退，脉较前有力。上方去玄明粉，继用原方10剂。

三诊：药后全身无瘙痒，无其他不适。

荨麻疹是常见的一种血管反应性皮肤病。发病原因繁多，如寒冷、风邪（风寒、风热）、高温、日光摩擦，或食鱼虾、山珍、海鲜、辛辣动风之物，或由肠寄生虫及其毒素所致，或胃肠湿热，冲任不调……，均能诱发本病。对其治疗方法颇多，但疗效有的不够理想，特别是慢性荨麻疹，往往数年不愈。根据《伤寒论》第338条："伤寒，脉微而厥，至七八日肤冷，其人躁，无暂安时者，此为脏厥，非蛔厥也。蛔厥者，其人当吐蛔。今病者静，而复时烦者，此为脏寒。蛔上入其膈，故其烦，须臾复止。得食而呕，又烦者，蛔闻食臭出，其人常自吐蛔。蛔厥者，乌梅丸主之。又主久利。"近代名医吴鞠通指出：乌梅丸是酸甘辛苦复法，酸甘化阴，辛苦通降，辛甘为阳，酸苦为阴，是一首寒热并用，调和阴阳的专剂。《伤寒论》厥阴篇提纲：厥阴之为病，消渴，气上撞心，心中疼热，饥不欲食，食则吐蛔，下之利不止。从提纲来看：肝阳虚是本，气机逆乱，造成上热下寒的格局。这类患者体质，一般是虚寒性为主，但局部呈现热证表现。用于治疗慢性荨麻疹的经验，纯属偶得，那是1994年春天，余买了一本《北方医话》，其中一位老中医的经验是用乌梅丸合用玉屏风散治疗蛔虫引起的荨麻疹，效果很好。受其启发：对于舌苔腻，脉弱引起的上热下寒证，恒用本方加味治疗顽固性荨麻疹20多例，效果佳。肝阳虚之人多因气虚血弱，腠理之间失去温煦而得病。腠理开，气虚表弱，则不能卫外，风、寒、湿之邪乘虚而入，故易发生瘙痒病。方中乌梅味酸入肝，梅得先春之气，主助生阳而杀阴类；细辛发少阳之初阳，以助厥阴之化；当归启少阴之血液，以资肝所藏之荣；黄连配花椒，助心火以杀蛔虫，益子气也；附子配黄柏，资肾气以回厥，助母气也；干姜佐人参，补中焦而止呕；桂枝制风木，疏肝郁。阴阳和而厥逆回，风邪散而气血足。加减法：痒甚可加白鲜皮、白蒺藜；大便干可加大黄、芒硝、桃仁。乌梅丸除治痒以外，余在临床中还广泛应用治疗白内障、青光眼、高血压、糖尿病等，效果也佳。例：黄某，男，75岁。2013-11-11初诊。病史：眼睛胀痛，头昏，头痛20天。医院检查眼压55mmHg，诊断为青光眼。予以降眼压治疗，效果不显。来我处诊治。刻下：眼睛胀痛，头昏，口干，失眠，大便干结，三日一次。舌淡苔白，脉左寸关弱。辨证：上热下寒。治疗：清上温下法。予以乌梅丸加味。乌梅15g，细辛3g，当归10g，黄连6g，黄柏6g，制附子3g，肉桂1g，白蒺藜15g，菊花15g，生石决明30g，决明子15g，党参10g，甘草6g。10剂。二诊：药后眼睛胀痛，头昏消失，口干，大便干好转，继续上方20剂后，检查眼压正常。故在灵活应用经方时，要谨守病机，有的放矢。

柴胡加龙骨牡蛎汤疗半身奇痒

[案1] 王某，男，39岁。2013-05-11初诊。

病史：左半身肢体奇痒半年余。患者半年前无明显诱因，出现左半身肢体奇痒，以上半身比较明显，夜间加重，如虫穿之感，在多家医院诊断荨麻疹，给予抗过敏药治疗，当时症状缓解，药停后，瘙痒继续出现，求治于中医。刻诊：左半身仍感瘙痒，但皮肤表面无明显斑丘疹，口干，乏力，易醒，大便正常，舌淡苔白，脉弦滑。

辨证：少阳郁热，血热生风。

治法：清解少阳，祛风止痒。

方药：柴胡加龙骨牡蛎汤加味。

柴胡10g，龙骨30g，牡蛎30g，黄芩9g，大黄3g，红参10g，茯苓10g，何首乌20g，白蒺藜30g，酸枣仁10g，珍珠母30g，甘草6g，生姜5片，红枣5枚。7剂。

二诊：药后瘙痒明显好转，睡眠佳，脉弦见缓。继续原方治疗21天后痊愈。

按：柴胡加龙骨牡蛎汤见《伤寒论》107："伤寒八九日，下之，胸满烦惊，小便不利，谵语，一身尽重，不可转侧者，柴胡加龙骨牡蛎汤主之。"其实本方是小柴胡汤的变方。方中以小柴胡汤去甘草，和解少阳之邪；龙骨、牡蛎、铅丹镇肝安魂；大黄泻内结之热；桂枝通阳化气；茯苓利三焦之水。务使内外之邪热能解，肝胆之气得以调畅为宗旨。在《伤寒论》中，识别本方证的关键指征为"胸满烦惊，小便不利，谵语，一身尽重，不可转侧"，其中"胸满烦惊"为辨证要目，即患者往往表现为胸膈胁肋部位的胀满、憋闷，呼吸不畅，或常欲叹息，烦躁易怒，甚至躁动不宁，容易惊悸，做恶梦，半身感觉异常等表现。余常用来治疗呼吸暂停综合征、冠心病，半身汗、半身痒等，该方证另外一种表现为一身尽重，动作不灵活、难以转侧，身动乏力，浮肿麻痹。余常用来治疗中风后遗症引起的半身肢体感觉异常、活动不利等，但一定要有肝经郁热的病机才可以应用。余在中风后遗症治疗中一般用柴胡加龙骨牡蛎汤合桂枝茯苓丸加全蝎治疗，效果很佳。

［案2］沈某，男，71岁。2013-12-09初诊。

病史：右侧肢体麻木、酸胀5年余。患者2009年中风后出现右侧肢体酸胀、麻木，血压正常，在北京多家医院康复治疗，效果不显，继往诊断有高血压3级、高危，胆囊结石，右侧颈内动脉粥样斑块形成，双下肢动脉硬化伴斑块形成。遂来我处求治。刻诊：头昏，口干，右侧肢体酸胀、麻木，二便正常，舌质偏红，苔白腻，脉弦硬。

辨证：少阳郁热，疏机不利，气血不畅。

治法：和解少阳，清肝泻火，活血通络。

方药：柴胡加龙骨牡蛎汤合桂枝茯苓丸加味。

柴胡10g，龙骨30g，牡蛎30g，姜半夏12g，桂枝10g，黄芩9g，茯苓30g，红参10g，大黄3g，灵磁石30g，牡丹皮10g，桃仁10g，赤芍10g，当归10g，川芎10g，地龙15g，秦艽10g，甘草6g。10剂。

二诊：药后右侧肢体自感发热，头昏明显好转，白腻苔渐退，继续原方治疗。10剂。

三诊：药后肢体酸痛好转，但仍感麻木，舌苔白，脉弦，上方加桑枝30g，白芥子15g，继续治疗。10剂。

四诊：患者无口干、头昏，患肢体仍麻木，上方加全蝎5g，徐长卿10g，连续服用20剂后，患者肢体无麻木，酸痛，临床痊愈。

按：中风后遗症一般用补阳还五汤治疗，但临床疗效不理想。余从少阳入手，选用柴胡加龙骨牡蛎合桂枝茯苓丸加减，取得一定效果。方中铅丹一般以灵磁石代替。

 ## 龙胆泻肝汤临床应用举隅

龙胆泻肝汤乃临床常用方剂之一，该方见于《医宗金鉴》，由龙胆、黄芩、栀子、泽泻、木通、车前子、当归、生地黄、柴胡、甘草10味药物组成，具有泻肝胆经湿热之功效。有人用龙胆泻肝汤治疗下焦湿热证，那就埋没本方之效。只要是肝胆湿热引起的头痛、口苦、耳肿流脓及妇女的阴肿，皆有良效。余在临床上以此为基本方，随症加减，灵活变通，治疗多种疾病，每每获效。

现举案如下。

痄腮合并睾丸肿痛案

[案] 张某，男，32岁。2010-02-06初诊。

病史：双侧腮颊肿痛，睾丸坠痛7天。患者7天前开始发热，体温39～40℃，持续不退，双侧腮颊肿痛，睾丸坠痛。在本院内科拟诊为流行性腮腺炎合并睾丸炎。用抗生素、激素，降温疗法效果不明显。刻诊：恶寒发热，体温38℃，双侧腮颊漫肿疼痛，右侧更甚，张口，进食时痛势加剧。睾丸坠痛，卧则稍减，口苦，溲黄，便干。舌淡红，苔薄黄，脉弦数。

诊断：腮腺炎合并睾丸炎。

辨证：少阳邪热上干，厥阴湿热下注。

治法：清利肝胆，消肿止痛。

药用龙胆泻肝汤加僵蚕6g，蝉蜕10g，板蓝根15g。同时外用甘矾合剂，药进3剂，疼痛明显好转。二诊：继续上方内服及外治5天后，身热未作，腮颊肿块尽消，睾丸肿痛亦除，痊愈。

按：此乃风温邪毒壅滞少阳，上结于腮腺，下结于睾丸所致。故用龙胆泻肝汤泻少阳之火，加板蓝根清热解毒，僵蚕消肿止痛。外治法甘矾合剂是本人的经验方，由甘露醇50ml，白矾15g，鸡蛋清2个混合而成，外敷。轻证不需内服药，只外用甘矾合剂，3～5天即愈。

湿疹案

[案] 徐某，男，26岁。2010-10-05初诊。

病史：阴囊瘙痒伴疼痛不适1周。患者1周来无明显诱因出现阴囊瘙痒伴疼痛，经输液，涂龙胆紫无效，遂来我处治疗。刻诊：阴囊微肿其表皮潮红，皮疹灼热，多处破溃，出黄色液体，痛痒较甚，行走不便，口苦，舌质红，苔白腻，脉弦数。

诊断：阴囊湿疹。

辨证：肝经湿热，循经下注。

方药：龙胆泻肝汤加减。

龙胆6g，黄芩10g，栀子10g，车前子（包煎）15g，泽泻10g，白果10g，茯苓10g，当归10g，黄柏10g，苦参10g，白蒺藜10g。

外用三味洗药：黄柏15g，蒲公英60g，白矾15g。煎水外洗。7剂。

二诊：口苦见愈，阴囊瘙痒、疼痛明显好转，无液体渗出。原方继进3剂而愈。

按：肝经湿热，循经下注，致阴囊作痒，痒不可耐，自行抓破；湿热较重，外合感染，致有黄色液体渗出。故投清热泻下焦湿热之龙胆泻肝汤，并合入清热燥湿收涩止痒之黄柏、蒲公英、白矾三味洗药外治，故得佳效。

阳痿案

[案] 钱某，男，27岁。2012-06-20初诊。

病史：阳事不举3个月。患者3个月来，因工作压力大，自感阳事不举。自服全鹿丸、六味地黄丸无效。后又寻多处中医治疗，看其处方都是温阳、壮阳之品，开始微效，后基本无效。刻下：患者心情郁闷不舒，面暗，阳事痿软难举，有时举而不坚，阴囊潮湿，湿如水浴，伴口苦，不思饮食，舌质红，苔黄厚腻，脉细沉数。追问患者，乃因新婚期日日饮酒无度，经常烂醉。

辨证：湿热内蕴，湿热下注。

投龙胆泻肝肠加减治之，原方加黄柏10g以燥下焦之湿，加麦芽30g、陈皮10g以调胃气，服药7剂。二诊：诸症明显好转，阴囊不湿，口不苦，思饮食，阳事可举，但不坚，药已中病，继进7剂而愈。

按：本例患者饮酒过度，生湿生热，湿热内蕴且下注，故投龙胆泻肝汤以清湿热之邪，药症相合，疾即除也。

下肢丹毒

[案] 王某，女，37岁。2012-03-01初诊。

病史：右下肢红肿疼痛1周。患者右下肢内侧出现一片如鸡卵大小的肿块，给予抗生素治疗1周无明显效果。刻下：右下肢胫前一巴掌大小红肿痛区，色如丹粉，触之剧痛，边缘清晰，伴口干口苦，唇赤，舌质红，苔黄腻，

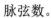
脉弦数。

诊断：下肢丹毒。

辨证：湿热邪毒下注。

方药：龙胆泻肝汤加味。

龙胆10g，栀子10g，黄芩10g，车前子15g，泽泻10g，当归10g，生地黄10g，柴胡6g，黄柏10g，连翘10g，板蓝根15g，蒲公英30g，野菊花10，甘草6。外用芙黄散以冷开水调敷患处，24小时换药1次。药服3日，红肿疼痛大减，继进10余剂，诸证均消。随访两年未复发。

按：丹毒，中医又名"火丹"。本例发于小腿，西药选用抗生素治疗无效；中医辨证施治，选龙胆泻肝汤清下焦之湿热火毒。加板蓝根、蒲公英、黄柏、野菊花、连翘等以助其力，增加解毒之功。更用芙黄散涂敷患处，内外合治。见效甚速。

[临床心得] 上述各案，病名虽异，但病机总离不开湿热内蕴，或湿热下注，或肝胆湿热。据异病同治之原则：病症异，病机同，其治法亦同，即异病同治是也。故选用龙胆泻肝汤随证加减，获得较为满意的临床效果。

本方药较为苦寒，易劫阴败胃伤正，故使用时，一要辨证准确，二宜中病即止。

 # 陈瑞山外科临床诊疗特色

已故中医陈瑞山主任有60年外科临床经验，其家族祖传三代中医外科，闻名于苏北。在临床实践中，他注重《黄帝内经》《医宗金鉴》等学术思想，百家论述为纬，兼收并蓄，融会贯通，坚持法治，重在实效的治学思想与外科经验，颇有持通。用药广取巧配，铸成自己独特风格，自成一体。现将先生主要学术经验选述如下。

探索理论，注重实践

先生在其父士公督导下，研习经典，并临床侍诊，历时十载，得其真传。从《黄帝内经》《难经》《伤寒论》《金匮要略》等经典入门，先后涉及历代名家学说。先生重视理论学习，尤其对《医宗金鉴》中外科学思想的研读，主张医生要早临床，多实践，在实践中领悟书本知识要点所在。举例为证，如《医宗金鉴·外科心法要诀》中有关去腐生肌理论，书中云"腐着坏肉也，腐不去则新肉不生，若遇气实之人用刀割之取效；若遇气虚之人则维持药力以化之。"所以在治疗外科疮疡之时，先生特别强调"疮疡主要治法，要坚持辨证思想""生中有去，去中有生，方得疮愈"。受其影响，先生在家传的基础上，创制去腐生肌散，方药如下：丁香15g，冰片3g，血余炭15g，土蜂房30g，炙蛇蜕10g，珍珠粉5g，上药研极细末，过120筛，收玻璃瓶密储，用时取去腐生肌散4份加凡士林6份，调成膏，即去腐生肌膏。功效拔毒、去腐、生肌、敛疮，主治一切疮疡，无论新久，脓已尽或未尽而生肌不速者。

典型病例：患者，男，30岁，农民，有糖尿病病史5年，1985年12月初诊。患者右小腿外侧创伤性疮面2年余，因起初清创不彻底，血糖控制不住，虽经全身，局部中西医治疗月余未见好转，就诊时可见疮面4cm×6.5cm大小，经采用去腐生肌膏外敷，配合小金丹内服，患者创面分泌物逐渐减少，疮面逐渐缩小，28天后痊愈，嘱其控制好血糖，以防复发。

专病专药，直达病所

先生认为辨证治疗要"伏其所在"，辨证治疗配合专方专药。如三星汤：金银花60g，蒲公英30g，甘草10g。治疗阳证，痈、疽、丹毒、发背。辨证加减：上部病变加川芎3g，中部加杜仲3g，下部加牛膝3g。方中金银花清热解毒，扩张血管，消水肿，兼有发汗作用，先生主张花类有发散、发汗作用，量大消肿很快，陈老经常这样讲，如果只知道金银花清热解毒，那是埋没它的作用了，名方四妙勇安汤治疗脱疽，为什么会有经久不衰的疗效，"四妙"者，功效绝妙也，其量大力专，其效勇猛，其中金银花用量很大，就是这个道理。

臀部多发性疖病，好发于夏季，反复发作，西药治疗效果差，临床治疗比较棘手，先生喜用防风山栀汤：防风3g，栀子6g，赤芍6g，大黄5g，连翘6g，滑石5g，石膏8g，甘草1g，薄荷2g。一般10剂左右即愈，如果见热毒灼甚即选败毒汤。

带状疱疹是临床常见病，一年四季均可发生，若治疗不彻底，容易产生后遗症神经痛。先生喜用火烧疗法治疗，常常火亮疹消。遇面部或眼部疱疹以雄蛇散外敷，即雄黄2g，乌梢蛇10g，蜈蚣1条，冰片10g，熟石灰10g。诸药研末，醋适量外敷，每日2次，取效神速，无后遗症。

中耳炎伴恶寒发热经验方：柴胡5g，龙胆6g，金银花10g，连翘15g，赤芍10g，泽泻10g，栀子6g，黄芩6g，木通5g，荷叶5g，苦丁茶3g。加减法：脓水夹血加生地黄、牡丹皮、石菖蒲。痛如针刺加牡蛎、珍珠母、夏枯草。

颈部肿块专用方：青皮6g，天花粉6g，白芷5g，金银花10g，当归10g，甘草3g，柴胡3g，羌活3g，独活3g，贝母3g，僵蚕3g，荆芥3g，防风3g。

以荆防败毒散治疗头面部诸疮，五味消毒饮合黄连解毒汤治疗疔，配合犀牛角地黄汤治疗疔疮走黄，类似有效的方剂，不胜枚举。

证病结合，善用外治

外洗药，简便易施，药力直达病灶，功效甚速，现将先生常用外洗方总结如下。①三味洗药：黄柏15g，蒲公英30，白矾7g，治疗一切阳证溃疡，已破溃未破溃皆可用之。也可用于药物性龟头炎，加白鲜皮15g。外痔水肿，三味洗药坐浴，每日30分钟。②六味洗药：桑枝30g，艾叶30g，透骨草30g，骨碎补30g，伸筋草30g，炙没药15g，水煎外洗，主治阴性疮疡，不红不肿，阴证经外洗后，可变成阳证，有利于缩短病程。③疝气外洗法：桑枝240g，荔枝核30g，五倍子15g，水煎外洗，每日1次，口服疝气丸，此法适用于6岁以下儿童。

病例：王某，男，37岁，1991年10月初诊。患者因便脓血数日，自服复方新诺明，服药后第二日龟头出现2枚水疱，在市一院虽经抗感染、抗过敏治疗，效果差。遂至先生处治疗，予以三味洗药加白鲜皮。方药：黄柏10g，蒲公英40g，白矾7g，白鲜皮15g。水煎外洗，3日后，龟头处水肿已消失，继以2剂善后。

重视验方，临床殊效

先生遵循仲景"勤求古训，博采众方"之法，拜师访友，取其所长。小金丹系一友人传授。方药组成：鹿角20g，核桃壳30g，真红花5g，蜈蚣5g。研成细末，过120筛，与米饭等份蜜制为丸，每次3g，每日3枚。本方具有活血化瘀、散结消肿的功效，主治各类疮痈、肿毒、乳瘤。方中鹿角即补肾助阳，又有活血化瘀之功效；真红花，活血之功甚佳，具有破瘀之功；核桃壳在《食疗本草》中载有通润血脉，补虚之功；蜈蚣解毒散结。全方共奏活血化瘀，散结消肿之功。

　　附：火烧疗法系陈老家传法，方法：取芦苇10根，用草绳扎紧治疗时，患者取坐位或卧位，医生用芦苇点着绕疱疹周围一圈，然后重点烤患者带状疱疹的两端部位，1分钟即可。一般1～2次疱疹即消。陈老谓：带状疱疹也称缠腰火丹，火毒也，以火烧之，达以毒攻毒之效。

我和陈瑞山老中医的情缘

　　我的姐夫是已故陈瑞山老中医的孙子，他一直跟随陈老学习中医外科。我小的时候就经常跟着姐夫去陈老家，看到很多患者来治病，以中医中药来治疗疮、痈、肿、毒，具有疗效快，效果好，价格低廉等特点，就特别喜欢。80年代末，余从北京中医学院毕业后，经姐夫介绍，跟随已故中医外科专家陈瑞山老中医学习中医，受益匪浅。陈老在中医外科方面，学验俱丰，闻名于苏北、鲁南地区。看到他家的患者，来自连云港及周边县市，门庭若市，都是一些外科疑难的病。一有时间，我就帮陈老做药丸。他就告诉我丸药的制作方法。那时，我外科经验不多，都是书本上的理论，我本人在医院从事内科工作，就利用周日去陈老家学习。陈老为人温和可敬，医术精湛。经常给我讲外科方面的知识，如疮疡三种治疗方法，如初期采用箍毒消肿，已成脓的采用开刀发泄，溃后去腐生新，在临床中非常实用。将外科疮痈划分为三期：即初期（肿疡期），中期（脓疡期），后期（溃疡期）。以消法、托法、补法三法统治疮疡。如对痈的治疗，早期热毒壅盛时，局部红肿热痛坚硬，治疗重点是解毒消散法，治疗以五味消毒饮为主，着眼于"消"；若消之不应，进入中期，脓成欲溃时，治疗以透脓托毒法，治疗以透脓散为主，着眼于"托、腐"；晚期脓毒溃后，治以补法，分别给予补气、补血、益阴、温阳药来治疗，着眼于"补、收"。外用祛腐生肌散，生肌膏，促进疮口早日愈合。陈老善用小方，取效甚多，做到药少、量少、取效快等特点。比如：乳腺癌的病人，陈老用的药味不多，一般不超过10味，常用方：桃仁3g，炮姜3g，川芎15g，当归24g，甘草3g，僵蚕4g，酒为引，同时吃家传的小金丹，部分病人效果佳。

　　陈老在理论上注重学习，不仅对《黄帝内经》熟读如心，而且特别推崇明代陈实功的《外科正宗》。他说：明代的陈实功先生是明代杰出的临床家，主要成就表现在外治方面，成就斐然，其特点：既善用刀针之法，又注重刀药结合，更注意外治法的辨证论治，并与内治法紧密结合。

　　陈老对外科方的把握也非常深入，如《医宗金鉴·外科心法》中的方药的应用，娴熟老道。如仙方活命饮属于清托剂，为治疗痈疽初起的常用方，本方由三组药组成，金银花、甘草为痈疽之要药，属于清热解毒的一类药；当归、赤芍、乳香、没药，属于活血化瘀一类药；防风、白芷、穿山甲、皂角刺、天花粉、贝母、陈皮等属于消肿散结类药。痈疽不论阴阳疮毒，未成的即消，已成的即溃，具有清热解毒、拔脓生肌、散瘀消肿之功效，乃疮科之圣方。若溃后，不可使用，阴证疮疡也当禁用。

　　神授卫生汤是表里两实之剂，属于外科中的消法。方中金银花、连翘既散在表之风热，又清里热之毒，与防风、白芷、羌活配伍宣热散风而散表实，与大黄、天花粉、石决明相伍泄热攻下而清里实；穿山甲、皂角刺，化瘀通络，散结止痛，治疗痈疽发背，疔疮对口，一切丹瘤恶毒诸证，服之能宣散风热，行瘀活血，消肿解毒，疏通脏腑。对本方的把握点：内有郁热，外感风邪，热毒壅结。表现：恶寒，发热，烦躁不安，口舌生疮，便秘尿赤，舌红，脉滑数。

　　回阳三建汤属于祛寒剂。方中人参、黄芪为君，大补元气；附子回阳补火，峻补元阳，能通行十二经脉，益火之源以消阴翳；人参、茯苓、甘草，健脾益气；当归、川芎、红花补血，活血；苍术、陈皮、厚朴、甘草，燥湿健脾；枸杞子、山茱萸，补益肝肾，木香、独活理气，畅通气机。具有回阳软坚，温化寒实之效。治疗痈疽发背，初期不痛，不肿，不红，不热，坚硬如石，硬如牛皮，脉息沉细，我常用本方治疗乳腺癌有效。

　　他善于总结经验，治疗疮疡，从头到脚，皆有治疗心得。如荆防败毒散治疗头面部外科诸症如颈部淋巴结炎、眼睑蜂窝织炎、眼睑丹毒，皆有良效。因为头面部以风邪多见，不管有无表证，皆可大胆使用。他的常用剂量：荆芥3g，防风3g，羌活3g，独活3g，前胡3g，桔梗3g，柴胡3g，川芎3g，枳壳3g，茯苓3g，甘草1.5g。柴胡清肝汤专治腋痈、腋部淋巴结炎。对于腋痈初起尚未成脓者，无论阴阳表里，俱可服之。他的常用剂量：川芎3g，当归3g，赤芍3g，生地黄3g，柴胡3g，黄芩3g，栀子3g，天花粉3g，防风3g，牛蒡子3g，连翘3g，甘草1.5g。

本方具有凉血清火，疏肝散结之效。防风山栀汤专门治疗臀部多发性疖病。他的常用剂量：防风3g，栀子6g，赤芍6g，大黄5g，黄芩6g，连翘6g，滑石5g，石膏8g，甘草1g，泽泻6g，薄荷2g。内消散，治疗臀部以下疮疡肿毒皆效。他的常用剂量：木瓜3g，川芎3g，当归3g，牛膝3g，生石膏3g，白芍3g，防己3g，黄芩3g，大黄3g，苍术3g，薄荷3g，防风3g，麻黄3g，连翘3g，滑石3g，苍术3g，桔梗3g，荆芥1g，栀子1g，甘草1g。本方具有祛风，清热，化湿之效。因湿性重着，性趋下走，所以下肢疮疡无不与湿有密切关系。此方系陈老经验方。

陈老用方另外的特点是剂量很小。他说：治疗外科病剂量轻，性能上走，能宣通皮毛，让邪毒从表而散。剂量重了，性能下走，但起不到打开毛孔作用。正如清代医家吴鞠通所言："治上焦如羽，非轻不举。"

在实践中特别强调病因的重要性对疮疡的影响，如外感六淫之邪，在春天主要表现风温之毒，多侵犯头面耳鼻喉咙等处，因风性上行而发生疮疡。夏季多暑湿，汗出过多，暑湿生于皮肤，易生痱子，搔破染毒为病。秋天多风燥，皮肤干裂，手足裂口，皮肤易受邪毒。冬天寒邪为主，气血容易凝滞，易发生周围血管病。其次要辨证求因，要有整体观，不能单一而论，要综合分析，找出规律。如病在上肢和头面属于风多，胸腹以气郁、火郁多见，下部以湿热、寒湿多见。陈老经常提到的消法就是用消散的药物使肿疡得到消退，免受溃脓切口之苦，是初期最合理的治疗方法，主要用于未成脓期。如有表的解表，里实的通下，气滞的行气，瘀血者活血通络，可以使早期的疮疡得以消退。化脓的使之范围缩小，不向周围扩散。陈老博采众方，善于吸收古人经验，凡临床有效者，皆取而用之。如治疗破伤风症的玉真散，它来源于宋代许叔微的《普济本事方》，由生南星和防风组成。明代陈实功在许方的基础上增加白芷、天麻、羌活、白附子四味药以加强息风止痉的作用，后世医集如《医宗金鉴》《外科大成》等也多采用陈氏之方。明代龚信《古今医鉴》中有治疗破伤风症的脱凡散，只用蝉蜕一味。遂将蝉蜕一味合用于陈氏玉真散方中，加入蝉蜕9g，效果非凡。又如《外科全生集》载有治手足不仁，风寒湿痹的祛风逐湿散，由马钱子、穿山甲（代）、附子组成。山东民间经验方治瘰疬、流痰，由马钱子、穿山甲（代）、僵蚕组成。陈老认为瘰疬、流痰属于外科阴证，遂二方合用，即在经验方基础上加一味附子，功效甚宏。陈老还重视行气理气法的应用，代表方为逍遥散。行气理气法使气机条达，气血调和以消痞散结。常用理气药物：柴胡、香附、枳壳、青皮、陈皮、木香、乌药、川楝子、延胡索。主要用于结块，不红不肿，病变肝经者或发病与精神因素有关的诸症。主要用于乳部和胸腹部。如乳腺增生、腹部外科肠粘连、肾结石等。治疗肠粘连以活血化瘀，理气止痛法治疗效果很佳，常用三棱30g，莪术30g，配桃红四物汤和四逆散治疗多例，无一例失败。治疗输尿管结石引起的肾绞痛，过去常采用五苓散、猪苓汤来治疗，效果差。陈老说，越利尿越疼痛，所以疼痛的时候是禁用利尿的中药，他主张理气止痛以大量的芍药甘草汤配四逆散，最快的半小时止痛。等疼痛缓解以后再考虑用利尿药。治疗手术以后引起的腹胀，常用敷贴疗法：丁香1.5g，木香1.5g，肉桂1.5g，豆蔻1.5g，麝香0.3g。研成细末，用熟鸡蛋，去鸡蛋黄，切开将药放入一边，用纱布盖上，1~2小时即可放气。陈老的经验取之不尽，用之不完，此文只是他学术经验的一个部分，我们作为中医的继承者，要把陈老的经验好好传承下去并发扬光大，为我们的中医事业贡献自己的力量。

中医外科换药法

换药的原则是止血、止痛、祛腐、生肌、敛疮。中药的外用药剂型有散、丹、膏剂。临床上应该根据外科伤口的具体情况，选择不同的剂型。若创伤出血可用散剂药粉撒在创伤表面，达到止血、止痛、生肌之效，如麻蛇散药粉外撒急性创面，5分钟止血、止痛。若患者自觉疮面干燥疼痛，检查见创面分泌物少，周围干燥，即可用膏剂。消炎止痛膏系余经验方。方药：飞甘石15g，滑石15g，血竭3g，朱砂3g，儿茶3g，乳香1.5g，铅丹6g，冰片0.9g，上药共成细末，过120筛，用凡士林调成20%~30%的油膏。适用范围：各类术后创口疼痛，痔术后肛门坠胀疼痛等。切记：创面分泌物多时禁用。若创面分泌物较多，肉芽颜色灰暗即腐肉未净，此时应用祛腐生新法，以祛腐生新膏外治。方药：当归60g，煅石膏30g，生甘草20g，血竭20g，丹参60g，煅龙骨30g，制没药20g，紫草30g，珍珠粉2g，冰片3g，白芷30g，轻粉20g，白蜡250g，白矾6g，蜈蚣20g，麻油1000ml。

在使用方法上，一定要注意将药物均匀布在创面上，不可把过多的药物堆在创面上。特别是腐蚀性强的药物更应该注意，如九一丹等；若肉芽突起，可用祛腐药蚀法，选用红升丹、白降丹等腐蚀性强的药物；若发现肉芽高突出处经用腐蚀药后，肉芽变平，应该立即停用祛腐药。改用生肌法治疗，如生肌散，组成：煅石膏30g，血竭15g，乳香15g，轻粉15g，冰片3g。如果渗液加龙骨、白芷各3g，久不收口加炙鸡内金3g。在药物敷在伤口上后，须用一条油纱布覆盖，这样有两个作用，一方面保持药物与创面紧密接触而发挥药效；另一方面能起到引流作用，可以防止敷料与创面粘连。

一例象皮腿的治疗实录

[案] 吴某，女，68岁。2012-09-19初诊。

病史：左腿硬肿30年伴疼痛5个月。患者30年前，因下肢感染后引起肿胀疼痛，当时未加重视，自服西药治疗好转。多年来经常发作，下肢逐渐变硬，肿胀疼痛，活动困难。曾经在上海某医院诊治，给予高压氧治疗，效果差，建议手术摘除下肢，患者拒绝，遂来我处要求中医治疗。刻下：左下肢暗红，左腿肿胀大约是右腿的三倍粗，疼痛，活动受限，触之灼热，口不干，但口苦，乏力，大便正常，舌苔白腻脉濡缓无力。

辨证：少阳太阴合病。

治法：疏解少阳，解毒消肿。

方药：小柴胡汤合四味解毒汤加味。

柴胡15g，黄芩10g，半夏10g，党参10g，栀子6g，当归15g，黄芪20g，金银花40g，甘草10g，穿山甲（代）5g，生姜5片，大枣5个。10剂。同时以芒硝500g外敷患处，1日1次。

2012-09-29二诊：药后灼热明显好转，无口苦，上方去栀子，继续服用10剂。

2012-10-08三诊：药后进步，继用上方10剂。

2012-10-18四诊：药后肿胀灼热减，但仍然暗红，上方加忍冬藤30g。10剂。

2012-11-05五诊：患者因为受凉后出现大便稀溏，口不干，无口苦，下肢出现瘙痒较甚，疼痛明显，舌淡苔白腻，脉沉弱。以活络效灵丹、四味解毒汤加味。方药：当归15g，黄芪20g，金银花60g，玄参15g，牛膝15g，甘草10g，丹参20g，乳香5g，没药5g，穿山甲（代）5g，茯苓30g，白鲜皮10g，何首乌

15g。10剂。

2012-11-15六诊：大便1天4次，稀，大便时腹痛，口不干，口苦，腰痛，下肢瘙痒，舌质偏红，脉寸关偏弱。方药：当归15g，黄芪20g，金银花60g，甘草10g，防风6g，白芍10g，白术10g，肉桂3g，黄连5g，仙鹤草30g，忍冬藤20g，蒲公英20g，天葵子10g，赤石脂30g。10剂。

2012-11-27七诊：大便正常，下肢痒好转，舌质紫暗苔薄白，寸关弱。上方加赤芍10g，牡丹皮10g，上方去赤石脂。10剂。

2012-12-05八诊：药后仍然出现腹泻，口苦，柴胡带压痛明显，舌苔薄腻，脉弦沉取无力。方药：柴胡15g，黄芩10g，半夏12g，枳壳10g，白芍10g，大黄5g，当归10g，黄芪24g，金银花60g，肉桂3g，赤石脂30g，党参10g，牡蛎30g，龙胆2g。10剂。

2012-12-17九诊：偶有腹泻，仍然有点口苦，上方龙胆5g，栀子6g。10剂。

2012-12-27十诊：仍感口苦，继用上方。

2013-01-04十一诊：口苦好转，早上有烧心感，大便正常，舌质红，脉较前有力。上方去龙胆，加海螵蛸10g。

2013-01-17十二诊：口不干不苦，烧心好转，大便正常，局部皮肤可见瘙痒，继用上方。

2013-01-28十三诊：下肢皮肤肿胀消退近半，无口干，无口苦，无烧心感，大便正常，舌淡苔白，两尺弱。以阳和汤合四味解毒汤加味。

方药：麻黄3g，熟地黄20g，炮姜6g，白芥子10g，鹿角霜10g，当归10g，黄芪24g，金银花60g，肉桂3g，赤石脂30g，党参10g，甘草6g。10剂。

2013-02-24十四诊：近日因为劳累后下肢又出现红肿，口苦，舌淡苔白，脉弦细数。仍从少阳来治。方药：当归15g，黄芪20g，金银花40g，甘草10g，柴胡15g，黄芩10g，姜半夏10g，党参10g，栀子6g，穿山甲（代）5g，生姜5片，大枣7个。外用：芒硝500g，1日1次。10剂。

2013-03-13十五诊：红肿明显消退，继用上方。10剂。

2013-03-28十六诊：患者疼痛、肿胀消失，下肢皮肤无红肿、灼热。皮肤较硬。以山甲蝎子散善后。穿山甲100g，全蝎100g。打粉，每次3克，1日2次。随访半年，未见复发。

　　[临床心得] 象皮腿是淋巴液流道受阻式淋巴液反流引起的浅层软组织体液积聚及继之产生纤维增生、脂肪硬化、筋膜增厚及肢体变粗的病理状态。表面上看坚硬如象皮，故有象皮病之称。若病发生在腿部，称之为象皮腿。传统中医认为本病内因血热，外因皮肤黏膜破损，风热湿火邪毒乘隙而侵，两势相搏，郁于皮肤而发病。由于淋巴管炎引起淋巴管阻塞，小腿水肿，纤维组织增生，最后形成象皮腿。本例患者初期表现口苦，下肢灼热，舌苔白腻，脉濡缓无力。诊断少阳太阴合病。予以小柴胡汤疏利三焦郁热，四味解毒汤善治疮疡肿毒。栀子清三焦之火，穿山甲通络止痛。外敷芒硝能清热散结消肿。五诊时由于疼痛明显，遂改活络效灵丹合四味解毒汤治疗。六诊出现太阴证，表现大便稀溏，加肉桂、赤石脂、白术等固下。十三诊改阳和汤加味治疗，后期又出现少阳证，方随证变。此病治疗半年余，疗程较长，最后取得了一定疗效。从本病治疗来看，四味解毒汤是治疗本病的基本方，此方金银花配甘草名为银花甘草汤，凡肿毒初起，服之，无不立消。当归配黄芪名为当归补血汤，益气生血，能气旺血行，四药合用，能清热解毒，使毒热随汗出而解。在四味解毒汤的基础上出现少阳之热，和小柴胡汤合用。余在临床中，一直以经方作为龙头，经验方作为龙尾，特殊用药作为画龙点睛。无论内外诸病皆以此为法。

　　注：柴胡带系当代经方家黄煌教授提出，且在临床中操作性较强的提法。是指胸胁两侧、少腹部、腹股沟等部位出现胀、痛等不适症状。此时可辨证使用柴胡剂。

治瘤秘方

　　此方是20世纪60年代一本秘方书中介绍的，处方来源为河北省大兴县一区大刘庄李云台家传秘方，经过实际验证，真实有效。

　　处方：轻粉、白砒、白胡椒、核桃仁、银铀子各等量。

　　主治：各种肉瘤、血瘤、粉瘤、翻花瘤等。

　　用法：银铀子是银店做银首饰时剩下的物品，先把五位药碾细后，用老陈醋调成糊状，涂于瘤体顶部，勿涂在正常皮肤上，干了再加点醋以湿之，一般涂20天左右，瘤子自然萎缩脱落，此时如果患处没有收口而流白水，可在患处

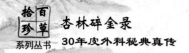

撒点白糖，一般3～5天自然愈合。

用药情况：依法用药后，4～5天，可见患处轻度肿胀，但无疼痛，再经过15天，肿胀可消，瘤体表皮变色，之后自然脱落，不留任何斑痕。

注意：此方有剧毒，切勿入口。

据献方人介绍，此方治愈病人很多，所治疗的病症如：各种肉瘤、血瘤、粉瘤、翻花瘤。相当于现代医学的脂肪瘤、皮脂腺囊肿、血管瘤、皮肤癌等。我珍藏此方20多年，可惜白砒这位药无法买到，所以写出来让同道试用，以观疗效。

中国科学技术出版社医学分社图书书目

ISBN	书　名	作　者
名家名作		
978-7-5046-7359-6	朱良春精方治验实录	朱建平
978-7-5046-8287-1	柴松岩妇科思辨经验录：精华典藏版	滕秀香
978-7-5046-8136-2	印会河脏腑辨证带教录	徐远
978-7-5046-8137-9	印会河理法方药带教录	徐远
978-7-5046-7209-4	王光宇精准脉诊带教录	王光宇
978-7-5046-8064-8	王光宇诊治癌症带教录	王光宇
978-7-5046-7569-9	李济仁痹证通论	李济仁，仝小林
978-7-5046-8168-3	张秀勤全息经络刮痧美容（典藏版）	张秀勤
978-7-5046-9267-2	承淡安针灸师承录（典藏版）	承淡安
978-7-5046-9266-5	承淡安子午流注针法（典藏版）	承淡安
经典解读		
978-7-5046-9473-7	《内经》理论体系研究	雷顺群
978-7-5046-8124-9	新编《黄帝内经》通释	张湖德
978-7-5046-8691-6	灵枢经讲解——针法探秘	胥荣东
978-7-5046-7360-2	中医脉诊秘诀：脉诊一学就通的奥秘	张湖德，王仰宗
978-7-5046-9119-4	《医林改错》诸方医案集	甘文平
978-7-5046-8146-1	《醉花窗》医案白话讲记	孙洪彪，杨伦
978-7-5046-8265-9	重读《金匮》：三十年临证经方学验录	余泽运
978-7-5046-9163-7	《药性歌括四百味》白话讲记①	曾培杰
978-7-5046-9205-4	《药性歌括四百味》白话讲记②	曾培杰
978-7-5046-9277-1	《药性歌括四百味》白话讲记③	曾培杰
978-7-5046-9278-8	《药性歌括四百味》白话讲记④	曾培杰
978-7-5046-9526-0	《药性歌括四百味》白话讲记⑤	曾培杰
978-7-5046-9527-7	《药性歌括四百味》白话讲记⑥	曾培杰
978-7-5046-9528-4	《药性歌括四百味》白话讲记⑦	曾培杰

ISBN	书　名	作　者
978-7-5046-9529-1	《药性歌括四百味》白话讲记⑧	曾培杰
978-7-5046-9487-4	《药性歌括四百味》白话讲记⑨	曾培杰
978-7-5046-7515-6	病因赋白话讲记	曾培杰, 陈创涛
978-7-5236-0013-9	《运气要诀》白话讲记	孙志文
978-7-5236-0189-1	《脾胃论》白话讲解	孙志文
临证经验（方药）		
978-7-5236-0051-1	中成药实战速成	邓文斌
978-7-5236-0049-8	用中医思维破局	陈腾飞
978-7-5046-9072-2	误治挽救录	刘正江
978-7-5046-8652-7	经方讲习录	张庆军
978-7-5046-8365-6	扶阳显义录	王献民, 张宇轩
978-7-5236-0133-4	扶阳临证备要	刘立安
978-7-5046-7763-1	百治百验效方集	卢祥之
978-7-5046-8384-7	百治百验效方集·贰	张勋, 张湖德
978-7-5046-8383-0	百治百验效方集·叁	张勋, 张湖德
978-7-5046-7537-8	国医大师验方秘方精选	张勋, 马烈光
978-7-5046-7611-5	悬壶杂记：民间中医屡试屡效方	唐伟华
978-7-5236-0093-1	悬壶杂记（二）：乡村中医 30 年经方临证实录	张健民
978-7-5046-8278-9	男科疾病中西医诊断与治疗策略	邹如政
978-7-5046-8593-3	百病从肝治	王国玮, 周滔主
978-7-5046-9051-7	基层中医之路：学习切实可行的诊疗技术	田礼发
978-7-5046-8972-6	广义经方群贤仁智录（第一辑）	邓文斌, 李黎, 张志伟
978-7-5236-0010-8	杏林寻云	曹云松
978-7-5236-0223-2	打开经方这扇门	张庆军
临证经验（针灸推拿）		
978-7-5046-9477-5	针刀治疗颈椎病	陈永亮, 杨以平, 李翔, 陈润林